Fisioterapia Comunitaria y Salud Pública

Gestión, administración sanitaria y educación para la salud

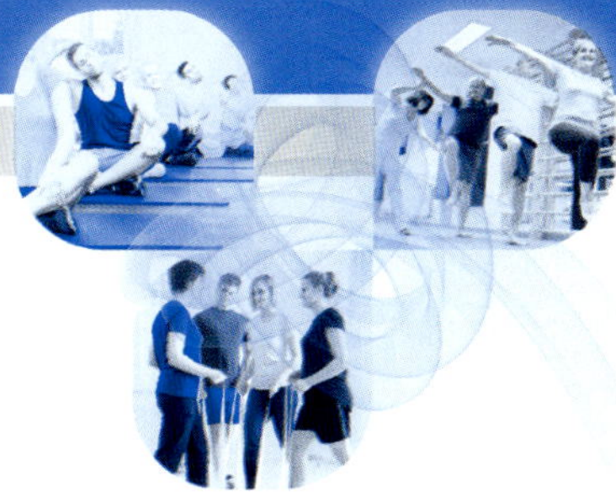

Fisioterapia Comunitaria y Salud Pública

Gestión, administración sanitaria y educación para la salud

Director

Jesús Seco Calvo

Doctor por la Universidad de Salamanca, Doctor por la Universidad de León
Fisioterapeuta. Especialista en Fisioterapia Deportiva
Médico. Especialista en Medicina de la Educación Física y el Deporte
Especialista en Entrenamiento Deportivo
Profesor Titular de Fisioterapia, Universidad de León
Profesor Visitante, Universidad del País Vasco (UPV/EHU)
Instituto Universitario de Investigación de Biomedicina (IBIOMED), León.

Coordinadora

Natalia Burgos Alonso

Profesora Contratada Doctora. Facultad de Medicina y Enfermería,
Departamento de Medicina Preventiva y Salud Pública
Universidad Pública del País Vasco, Leioa, Vizcaya
Licenciada en Farmacia. Doctora por la Universidad del País Vasco
Investigadora en Unidad de Investigación de Atención Primaria
de Bizkaia (UIAPB).

EDITORIAL MEDICA panamericana

Buenos Aires - Bogotá - Madrid - México
www.medicapanamericana.com

EDITORIAL MÉDICA panamericana

Visite nuestra página web:
http://www.medicapanamericana.com

ARGENTINA
Marcelo T. de Alvear 2.145 (C 1122 AAG)
Ciudad Autónoma de Buenos Aires, Argentina
Tel.: (54-11) 4821-2066 / Fax: (54-11) 4821-1214
e-mail: info@medicapanamericana.com

COLOMBIA
Carrera 7a A Nº 69-19 - Bogotá DC- Colombia
Tel.: (57-1) 235-4068 / Fax: (57-1) 345-0019
e-mail: infomp@medicapanamericana.com.co

ESPAÑA
Sauceda, 10, 5ª planta - 28050 Madrid, España
Tel.: (34-91) 131-78-00 / Fax: (34-91) 457-09-19
e-mail: info@medicapanamericana.es

MÉXICO
Av. Miguel de Cervantes Saavedra, n.º 233, piso 8, oficina 801.
Col. Granada Delegación Miguel Hidalgo
CP 11520 - Ciudad de México, México
Tel.: (52-55) 5262-9470/5203-0176 / Fax: (52-55) 2624-2827
e-mail: infomp@medicapanamericana.com.mx

ISBN: 978-84-9110-803-0 (Versión impresa + Versión digital).
ISBN: 978-84-9110-804-7 (Versión digital).

Sauceda, 10, 5ª planta - 28050 Madrid, España
Depósito legal: M-6823-2022
Impreso en España

Autores

Abecia Inchaurregui, Luis Carlos

Profesor Titular, Facultad de Farmacia, Departamento de Medicina Preventiva y Salud Pública, Universidad Pública del País Vasco, Leioa, Vizcaya. Experto en Salud Pública. Experto en Bioestadística.

Burgos Alonso, Natalia

Profesora Contratada Doctora, Facultad de Medicina y Enfermería, Departamento de Medicina Preventiva y Salud Pública, Universidad Pública del País Vasco, Leioa, Vizcaya. Licenciada en Farmacia. Doctora por la Universidad del País Vasco. Investigadora en Unidad de Investigación de Atención Primaria de Bizkaia (UIAPB).

Chillón Martínez, Raquel

Doctora por la Universidad de Sevilla. Profesora Contratada Doctora, Escuela de Enfermería y Fisioterapia, Departamento de Fisioterapia, Área de Fisioterapia, Universidad de Sevilla. Diplomada en Fisioterapia por la Universidad de Sevilla. Doctora, por la Universidad de Sevilla. Profesora Contratada Doctora. Licenciada en Kinesiología y Fisiatría por la Universidad General San Martín de Buenos Aires. Licenciada en Humanidades por la Universidad Pablo de Olavide de Sevilla. Departamento de Fisioterapia, Universidad de Sevilla.

Gómez Jiménez, María Paz

Profesora Asociada, Escuela de Enfermería y Fisioterapia, Departamento de Enfermería y Fisioterapia, Área de Fisioterapia, Universidad de Cádiz. Doctora en Ciencias de la Salud por la Universidad de Cádiz. Grado en Fisioterapia por la Universidad Europea de Madrid. Diplomada en Enfermería por la Universidad de Cádiz. Fisioterapeuta de la Unidad de Rehabilitación Cardiorrespiratoria del Hospital Universitario Puerta del Mar de Cádiz. Profesora Asociada en Ciencias de la Salud de la Facultad de Enfermería y Fisioterapia de la Universidad de Cádiz.

González Gómez, Henar

Centro de Salud La Carihuela. Distrito Sanitario Costa del Sol. Servicio Andaluz de Salud, Unidad de Gestión La Carihuela, Área de Fisioterapia, Torremolinos, Málaga. Diplomada Universitaria en Fisioterapia. Centro de Salud La Carihuela (Atención Primaria). Distrito Sanitario Costa del Sol (Servicio Andaluz de Salud).

Herrera Segurado, José

Diplomado en Relaciones Laborales. Máster en Prevención de Riesgos Laborales con las Especialidades de Seguridad, Higiene Industrial, Ergonomía y Psicosociología Aplicada. Técnico Superior en Prevención de Riesgos Laborales, Área I de León, SACYL.

Martín Valero, Rocío

Doctora por la Universidad de Málaga. Fisioterapeuta Especialista en Fisioterapia Respiratoria. Licenciada en Comunicación Audiovisual. Especialista en Fisioterapia Respiratoria y Neurológica. Profesora del Departamento de Fisioterapia. Facultad Ciencias de la Salud. Universidad de Málaga.

Olmedo Ordás, M. E.

Titulada en Enfermería. Matrona. Especialista en Enfermería del Trabajo. Servicio de Prevención de Riesgos Laborales. Complejo Asistencial Universitario de León (CAULE).

Ordóñez Pascua, César

Facultad de Ciencias de la Salud, Departamento de Ciencias Biomédicas, Área de Toxicología, Universidad de León. Licenciado en Farmacia. Doctor en Veterinaria y Farmacia. Profesor Titular de Bioética y Legislación de la Facultad de Ciencias de la Salud. Campus Ponferrada.

Pastora Bernal, José Manuel

Profesor Sustituto Interino, Escuela de Enfermería, Fisioterapia y Podología, Departamento de Fisioterapia, Universidad de Sevilla.

Paz Lourido, Berta

Diplomada en Fisioterapia, Licenciada en Pedagogía, Licenciada en Comunicación Audiovisual. Máster en Bioética y Humanización de la Asistencia. Dra. por la Universidad de les Illes Balears con Mención Europea. Profesora Titular de Fisioterapia. Facultad de Enfermería y Fisioterapia de la Universidad de les Illes Balears. Instituto Universitario de Investigación en Ciencias de la Salud (IUNICS), Fundación Instituto de Investigación de las Illes Balears (IdISBa). Profesora Titular de Universidad. Departamento de Enfermería y Fisioterapia de la Universidad de les Illes Balears (UIB). Especialista en Fisioterapia manipulativa articular, Especialista en Cooperación al desarrollo y Máster en bioética y humanización de la asistencia. Investigadora Principal del Grupo de Investigación Educación, Comunicación y Calidad en Salud de la UIB. Coordinadora del grupo de Investigación de Historia de la Salud del Instituto Universitario de Ciencias de la Salud IUNICS. Miembro del grupo de Salud Pública de las Illes Balears del IDISBA. Subdirectora del Centro de Postgrado de la UIB. Miembro del Comité de Empresas promotoras de Salut de les Illes Balears. Subdirectora del Observatorio Europeo de Aprendizaje-Servicio en la Educación Superior.

Seco Calvo, J.

Doctor por la Universidad de Salamanca. Doctor por la Universidad de León. Fisioterapeuta. Especialista en Fisioterapia Deportiva. Médico. Especialista en Medicina de la Educación Física y el Deporte. Homologado como especialista en Medicina Familiar y Comunitaria. Especialista en Entrenamiento Deportivo. Profesor Titular Fisioterapia, Universidad de León. Instituto Universitario de Investigación de Biomedicina (IBIOMED). Profesor e Investigador Visitante Universidad del País Vasco (UPV/EHU). Coordinador Programa de Doctorado en Salud, Discapacidad, Dependencia y Bienestar, Universidad de León. Coordinador Grupo Investigación Fisioterapia y Salud. Coordinador Grupo Innovación Educativa en Fisioterapia. Coordinador Grupo Investigación Castilla y León de la Red Española de Investigadores en Dolencias de Espalda (REIDE). Insignia Oval de Oro de la Asociación Española de Fisioterapeutas. León. Doctor por la Universidad de Salamanca. Doctor por la Universidad de León. Fisioterapeuta. Especialista en Fisioterapia Deportiva. Médico. Especialista en Medicina de la Educación Física y el Deporte. Homologado como especialista en Medicina Familiar y Comunitaria. Especialista en Entrenamiento Deportivo. Profesor Titular Fisioterapia, Universidad de León. Instituto Universitario de Investigación de Biomedicina (IBIOMED). Profesor e Investigador Visitante Universidad del País Vasco (UPV/EHU). Coordinador Programa de Doctorado en Salud, Discapacidad, Dependencia y Bienestar, Univ. de León. Coordinador Grupo Investigación Fisioterapia y Salud. Coordinador Grupo Innovación Educativa en Fisioterapia. Coordinador Grupo Investigación Castilla y León de la Red Española de Investigadores en Dolencias de Espalda (REIDE). Insignia Oval de Oro de la Asociación Española de Fisioterapeutas. León.

Colaboradores

Alonso-Cortés Fradejas, Beatriz

Diplomada en Fisioterapia por la Universidad Autónoma de Barcelona. Doctora por la Universidad de A Coruña. Especialista en Fisioterapia en Manual Osteopática por la Escuela de Osteopatía de Madrid y Universidad de Alcalá de Henares (5.º nivel). Máster de Investigación en Cuidados-Universidad Complutense de Madrid. Profesora colaboradora. Facultad de Ciencias de la Salud, Universidad de León (Campus de Ponferrada).

Barbero Martínez, Ismael

Licenciado en Matemáticas. Doctor en Salud Pública por la Universidad del País Vasco. Profesor Universidad. Departamento de Medicina Preventiva y Salud Pública, Universidad del País Vasco (UPV/EHU). Especialista en Metodología de la Investigación. Especialista en Estadística.

Cobreros Mielgo, Raúl

Fisioterapeuta. Especialista en Fisioterapia Cardiovascular. Profesor de Educación Física. Especialista Universitario en Educación para la Salud. Máster en Ejercicio Físico Terapéutico. Profesor Colaborador Fijo, Universidad de León. Vicedecano de Fisioterapia, Campus de Ponferrada, Facultad de Ciencias de la Salud, Universidad de León.

Diez Vega, Ignacio

Doctor por la Universidad Europea de Madrid. Máster en Actividad Física y Salud. Titulado en Ciencias de la Actividad Física y el Deporte y en Fisioterapia. Profesor Ayudante Doctor. Departamento de Enfermería y Fisioterapia. Facultad de Ciencias de la Salud. Universidad de León.

Rivero, Inés

Diplomada en Fisioterapia. Máster en Fisioterapia Manual Osteopática. Diplomada en Salud Pública. Experto Universitario en Fundamentos Clínicos en las Diferentes Etapas del Ciclo Vital. Tutora TFG Universidad Europea Miguel de Cervantes. Fisioterapeuta Atención Primaria Sacyl. Centro de Salud Pilarica. Valladolid.

Rodríguez Pérez, Vicente

Doctor por la Universidad de León. Titulado en Fisioterapia. Titulado en Antropología Social. Profesor Contratado Doctor. Departamento de Enfermería y Fisioterapia. Universidad de Salamanca.

Cuídame y yo seré para ti única en el mundo... —dijo la rosa al principito...
... si me domesticas, tendremos necesidad el uno del otro.
Serás para mí único en el mundo. Seré para ti, única en el mundo.
—Empiezo a comprender —dijo el principito—. Hay una flor... Creo que me ha domesticado.
... ella es la rosa que he regado, puse bajo un globo, que abrigué con el biombo, cuyas orugas maté,
ella es la rosa que escuché quejarse, o alabarse, o aun, algunas veces, callarse.
Porque ella es mi rosa... —dijo el principito.
***Le Petit Prince.* Antoine de Saint-Exupéry, 1943**

A mis estudiantes, A TODOS ELLOS, razón de mi ser como profesor.

A la Comunidad del Campus de Ponferrada, en su vigésimo quinto aniversario.

«Soy un enamorado de mi profesión, que no ha perdido la ilusión que me llevó a ella;
si otra vez tuviera que elegir, la elegiría igualmente.»
Manuel de la Beldad Roldán [† 15/07/2020]
A ti, Manolo, querido, bueno, añorado,
In Memoriam

«Siempre decía [su esposa Mª Carmen] que su marido tenía dos amores, ella y la
fisioterapia, pero que no era celosa. Soy como Pepiño el de la petaca: Me frustra
empezar algo y no terminarlo» José Luis Aristín González. [† 26/12/2021]
A ti, mi querido «salmantino coruñés», pionero de la fisioterapia gallega, austero,
leal con tus amigos, y constante.
In Memoriam

Señor, dame a conocer mi fin
Y cuál es la medida de mis años
Para que comprenda lo caduco que soy
Salmo 38

Prefacio

Con el libro *Fisioterapia Comunitaria y Salud Pública*, tiene el lector en sus manos, como viene siendo habitual en nuestras obras publicadas en esta misma editorial, una obra que desde sus comienzos está pensada, desarrollada, elaborada, escrita y dirigida para los estudiantes de la Titulación de Fisioterapia, y los fisioterapeutas egresados que deseen mantener una adecuada formación continuada. Estrechamente relacionado con el diseño curricular de la asignatura académica *Fisioterapia Comunitaria* que se imparte normalmente en segundo curso de Grado, bien como asignatura propia, bien integrada en otra materia como Legislación, Salud Pública, Administración Sanitaria y Fisioterapia Comunitaria. Por ello el índice de capítulos de esta obra se corresponde con el temario referente a esa materia/asignatura.

La idea de su elaboración nace de la reflexión, actitud mantenida a lo largo de años como docente, siempre necesaria para transmitir conocimiento, y más en la década anterior, en la que hemos asistido a un profundo cambio en la estructura de los estudios de Fisioterapia, consecuencia del proceso del Espacio Europeo de Enseñanza Superior. También es fruto, como las obras previas que hemos ido elaborando sobre los distintos sistemas, y en esta misma editorial, del trabajo en equipo, pero teniendo como eje fundamental facilitar la adquisición de conocimiento y el aprendizaje del estudiante.

Desde hace algún tiempo, venimos observando la dificultad que tienen los egresados en Fisioterapia en actualizar sus conocimientos adquiridos, incluso los básicos, y por ello nos embarcamos en la elaboración de un entorno virtual de aprendizaje que sirviera al fisioterapeuta para preparar las oposiciones a fisioterapeuta, y así se creó PROFISIO®, que es una auténtica Experiencia Virtual de Aprendizaje (EAV®). La experiencia fue muy positiva, y dado que los contenidos creados para elaborar los diferentes temas han resultado ser muy demandados, nos propusimos darles una orientación muy didáctica y que sirviera también para que los estudiantes de Grado en Fisioterapia tuvieran acceso a una información clara, completa, concisa y de calidad (CCCC). Y así surge la edición de este sencillo manual de Fisioterapia Comunitaria.

Los autores son profesores doctores, y acreditan amplia experiencia docente en la titulación de Grado en Fisioterapia. Esa es una de las fortalezas de la obra, que todos los capítulos han sido elaborados por especialistas del tema tratado; otra de sus fortalezas es la propia organización de los capítulos, en los que hemos incorporado numerosos elementos gráficos que completan la redacción del texto y ayudan a la consolidación de los contenidos expuestos; y otra fortaleza es su iconografía, tanto la que se muestra en formato multimedia como la que aparece como figuras y tablas; se ha realizado un esfuerzo para que todos los elementos gráficos sean aportaciones de la práctica clínica de los propios autores y colaboradores, lo que le confiere a esta obra una solidez incontestable.

La obra se compone de 14 capítulos distribuidos y agrupados por temática de contenidos: Fisioterapia domiciliaria, Gestión sanitaria, Calidad en el Sistema Nacional de Salud, Ética sanitaria, Funciones del fisioterapeuta en el ámbito de las Ciencias Sociosanitarias, Fundamentos de la práctica clínica basada en la evidencia, Razonamiento clínico y diagnóstico fisioterápico, Estadística aplicada a las Ciencias de la Salud, Salud Pública y Fisioterapia, Educación para la salud, Conceptos generales de higiene hospitalaria, Papel del fisioterapeuta en la prevención y control de las infecciones nosocomiales, Epidemiología Clínica y Telerrehabilitación y *telehealth*. Y además dos anexos: uno sobre Programas de referencia en Fisioterapia Comunitaria, que recoge una síntesis de las principales propuestas metodológicas al respecto en nuestro entorno, y otro sobre Metodología de la Investigación en Fisioterapia, en concreto sobre los procedimientos estadísticos. Este está presentado en forma de árbol de decisiones según las variables de que se dispone para utilizar, y se decide la prueba a realizar. Se muestra en icono de cámara de vídeo el hipervínculo que redirige al lector a un elemento multimedia a modo de vídeo tutorial interactivo (32 vídeos en total), donde el profesor experto explica sobre una «sabana de datos el procedimiento estadístico seleccionado».

En este contexto, aspectos como la construcción social de la salud y la enfermedad, la contribución de factores sociales y otros factores a la salud, así como las teorías sistémicas, se toman en consideración para conceptualizar la fisioterapia comunitaria. El papel del fisioterapeuta en la comunidad puede incluir un número amplio de estrategias, desde intervenciones terapéuticas con grupos en la comunidad, hasta prevención y procesos de educación para la salud. En cualquier caso, trabajar con comunidades debería dirigir al profesional a un proceso reflexivo, en el que se analicen las condiciones no saludables en las que viven las personas y promover en la comunidad cambios globales e intersectoriales para incrementar los índices de salud de las personas.

Así, como resultados de aprendizaje, los estudiantes serán capaces de:

- Identificar las causas, riesgos y necesidades integrales del individuo en la comunidad en las distintas etapas de su vida, y sus repercusiones sobre la salud, susceptibles de una intervención fisioterapéutica; así como identificar los agentes sociopolíticos responsables de promover estrategias de fisioterapia comunitaria.
- Conocer y valorar la situación socioeconómica del entorno y las personas, los agentes sociales y analizar críticamente las necesidades sentidas y reales, las posibilidades económicas y culturales, teniendo siempre en cuenta los condicionantes políticos, administrativos, sociales, económicos y culturales.
- Diseñar y aplicar programas efectivos y eficaces en fisioterapia terapéutica y preventiva, así como proyectos de promoción de la salud orientados a la comunidad, dentro del ámbito de su competencia, promoviendo la participación de los distintos actores sociales en los programas de prevención y promoción de la salud.

Una obra pensada, fundamentalmente, para estudiantes del Grado en Fisioterapia; aunque también útil para el profesional en ejercicio que desee refrescar su conocimiento; y diseñada para favorecer la adquisición de competencias mediante una formación aplicada basada en la evidencia científica y orientada a la práctica clínica.

Esperamos y deseamos le sirva al lector para aprender y mejorar en su proceso formativo continuo.

Jesús Seco Calvo

Agradecimientos

Este libro lleva por título principal *Fisioterapia Comunitaria*. Significando el término *comunitario*, 'perteneciente o relativo a la comunidad', siendo, por tanto, referencia de *comunidad*, y significando esta 'grupo social del que forma parte una persona', es esta acepción la que me interesa resaltar, pues es lo que orienta que la institución académica sea considerada como «Comunidad universitaria». La comunidad universitaria está integrada por estudiantes, personal docente e investigador, y el de administración y servicios.

Y a ella es precisamente a quien estoy agradecido desde el inicio de mi andadura docente, a toda la comunidad universitaria del Campus de Ponferrada, pues se ha conformado como un elemento fundamental en mi vida y me ha constituido como persona y como docente. Por ello, sirvan estos agradecimientos a quienes me conformaron en ser hoy quien y como soy.

Por ello, agradezco a mis queridas Geli y «sus chicas», Carmen, Loli (la rubia), Loli (la morena), Pili, Visi, Gabi y Cristina; a mis queridas Arancha, Ana Leira y Sonia, de Conserjería; a Canori y María, que se trasladaron; a mi querida Chus «Churrús», Amor y Salomé, de Secretaría; a Aurora, Nieves, Feli y Raquel, que se trasladaron; a mi muy apreciado Pepe y Rosa Cardoza, de laboratorio; a Candelas y Mónica, de la biblioteca; a mi querida amiga Rosa, a Lucía de Cos González-Taladriz y Rocío, que iniciaron el arduo trabajo de dotación, catalogación y tejuelo de una nueva biblioteca de Campus; a Luis Calzado [†]. A Juan Carlos, aunque ya no trabaje con nosotros. Al resto de personal del Campus y a todos sus responsables de gestión, desde sus inicios con José Luis Carretero y Luis Herráez, hasta el actual equipo dirigido por la vicerrectora Pilar Marqués. A todos mis compañeros profesores del área de Fisioterapia: Ana (mi López), Marta, «Pitu», Arrate, Beatriz, Eduardo, Mercedes, Raúl, Ignacio, Óscar, Lorena, Cristina, Marian y Raquel. A todos mis compañeros profesores del resto de áreas y titulaciones: Ana Sahagún, Ana Vázquez, Ana Vega, Baltasar, Carlos Calleja, César, Chelo Morán, Cristina, Dani, De Luis, Elena, Elías, Encina, Ildefonso, Enoc, Félix, Flor, Inés Gago, J. Anadón, Jorge Tizado, José Luis, Luis Anel, Luz, Kike, Inés Casado, Marcos, Pilar del Valle, Rosa Capita, Susana Mtez., Tania, Telvi, Vicente, Víctor Marcelo, etc.

A los nuevos catedráticos José Ramón Rodríguez Pérez y Alfonso Fernández Manso. A mi querido Manuel Cuenya, con quien comparto reflexiones, pasión por la lectura pausada, frases sosegadamente meditadas y recuerdo y nostalgia de la Tebaida. A mi querido Santi, amigo inquebrantable, apoyo constante y referencia continua.

A todos mis apreciados estudiantes:

- Promoción Diplomado en Fisioterapia 2001-04.
- Promoción Diplomado en Fisioterapia 2002-05.
- Promoción Diplomado en Fisioterapia 2003-06.
- Promoción Diplomado en Fisioterapia 2004-07.
- Promoción Diplomado en Fisioterapia 2005-08.
- Promoción Diplomado en Fisioterapia 2006-09.
- Promoción Diplomado en Fisioterapia 2007-10.
- Promoción Diplomado en Fisioterapia 2008-11.
- Promoción Diplomado en Fisioterapia 2009-12.
- Diplomado en Fisioterapia 2010-13 (curso de transición al Grado).
- Promoción Grado en Fisioterapia 2010-14.
- Promoción Grado en Fisioterapia 2011-15.
- Promoción Grado en Fisioterapia 2012-16.
- Promoción Grado en Fisioterapia 2013-17.
- Promoción Grado en Fisioterapia 2014-18.
- Promoción Grado en Fisioterapia 2015-19.
- Promoción Grado en Fisioterapia 2016-20.
- Promoción Grado en Fisioterapia 2017-21.
- Promoción Grado en Fisioterapia, 2018-22 (a quienes sentí mucho no poder darles clase por problemas de salud).
- Promoción Grado en Fisioterapia 2019-23 (mis queridos últimos estudiantes con los que tuve la satisfacción y el privilegio de disfrutar de la docencia, impartiendo Afecciones medicoquirúrgicas).
- Promoción Grado en Fisioterapia 2020-24.
- Promoción Grado en Fisioterapia 2021-25 (mis queridos últimos estudiantes con los que tuve la satisfacción y el orgullo de disfrutar de la docencia, impartiendo Fundamentos en Fisioterapia).

A María Vanesa Gende Varela, alumna nuestra de segundo de Grado de Fisioterapia, fallecida en fatal accidente de tráfico el 08, del 05 del año 2017, cuando iba desde Malpica a sus clases en Ponferrada. D.E.P.

A mis maestros y profesores, que me instruyeron, formaron y educaron.

A Editorial Médica Panamericana, verdadera comunidad editorial, por la confianza depositada en mi persona y a todo el personal que forma parte de ella. Gracias por compartir esta ya larga y dilatada trayectoria personal (ya van ocho obras impresas).

A Lourdes Dafonte, esencia viva y ejemplo permanente de entregarse y de ser comunidad universitaria, en mi añorada Facultad de Medicina y Enfermería de la Universidad del País Vasco, Leioa.

A la Asociación Española de Fisioterapeutas, al Consejo General de Colegios de Fisioterapia de España y a la Conferencia de Decanos de Fisioterapia de Facultades de Fisioterapia, que siempre sentados a una misma mesa, conformamos la verdadera unidad y comunidad de la Fisioterapia española.

A mis compañeros de promoción, porque nos cuidamos, nos custodiamos y mantenemos la ilusión del encuentro. Un abrazo largo, como diría mi Nati.

Y si me faltare alguien, solo es debido a mi senescencia, y no a una intencionalidad, mis disculpas.

Índice de capítulos

Fisioterapia domiciliaria

1

R. Martín Valero y H. González Gómez

OBJETIVOS DEL APRENDIZAJE

- El objetivo de este tema es conocer el papel que realiza el fisioterapeuta con el resto de los profesionales del equipo de atención primaria en un abordaje integral de los problemas de salud y que amplía su campo de trabajo con equipos móviles, respondiendo a la necesidad de ofrecer una atención sanitaria de mayor calidad a las personas limitadas en su domicilio, así como prestar apoyo y formación a los cuidadores y familiares en su labor.

FISIOTERAPIA EN LAS UNIDADES DE HOSPITALIZACIÓN A DOMICILIO

Veremos a continuación los antecedentes, las funciones generales del fisioterapeuta, los criterios de inclusión y exclusión, los niveles y líneas de actuación, el síndrome de inmovilidad y finalmente los aspectos más relevantes de la Ley de Dependencia.

Antecedentes de la fisioterapia domiciliaria

El Departamento de Sanidad de la Generalitat de Cataluña en el año 1987 fue el pionero en poner en marcha un servicio de rehabilitación domiciliario financiado al 100 % por la Administración Pública. En el año 1999, el INSALUD llevó a cabo un proceso de reestructuración de los criterios que regulaban la rehabilitación en su área de influencia, incluyendo la rehabilitación domiciliaria, ambulatoria, respiratoria, cardiológica y logopédica. Toda la normativa se recogió en un documento llamado «**Carrasco**», concierto marco para procedimientos terapéuticos de rehabilitación: CMR-2000, que en la actualidad está siendo utilizado en las comunidades autónomas de Asturias, Castilla y León y Madrid, así como en la Ciudad Autónoma de Ceuta. En el Plan de Rehabilitación de la Comunidad Valenciana (1988, 1991) de la Conselleria de Sanitat ya se contempla, dentro de las líneas de actuación asistencial, la rehabilitación domiciliaria. También en el ámbito público, el Plan de Rehabilitación de Castilla-La Mancha´04 elaboró un documento con el apoyo de la Sociedad Española de Rehabilitación y Medicina Física que contemplaba la atención fisioterápica domiciliaria en uno de sus apartados. En el año 2002, la Junta de Andalucía estableció el Servicio de Fisioterapia y Rehabilitación en Atención Primaria y los Equipos Móviles, integrándolos en el Plan de Apoyo a las Familias Andaluzas, por el que se mejoraba la accesibilidad para los pacientes y sus familias, ofertándolo en el domicilio y estableciendo un conjunto de medidas, servicios y ayudas que se reflejaban en un apoyo a la institución familiar desde una perspectiva global.

Se ha demostrado que la prestación de los servicios adecuados con intervenciones específicas para los pacientes geriátricos es efectiva en la reducción de la mortalidad y en la mejora del estado funcional del paciente, así como en la mejora de su ubicación, comportando además una disminución de la utilización de recursos hospitalarios, servicios institucionales o médicos. De hecho, la utilización de servicios sanitarios por parte de las personas mayores guarda más relación con su estado funcional y físico que con su situación económica, comorbilidad o características demográficas. La identificación de los pacientes tributarios de estos servicios y el desarrollo de estrategias de intervención son, por tanto, claves en la solución de la problemática que afecta a este colectivo.

Funciones generales del fisioterapeuta

El Real Decreto 1030/2006, de 15 de septiembre, por el que se establece la cartera de servicios comunes del Sistema Nacional de Salud y el procedimiento para su actualización, define la actuación del fisioterapeuta. La cartera se vio modificada por el Real Decreto 16/2012, aunque esto no afectó a lo servicios básicos de la cartera, que son los siguientes:

- **Rehabilitación básica**. Corresponde a la cartera de servicios de atención primaria y comprende las actividades de educación, prevención y rehabilitación que son susceptibles de realizarse en el ámbito de atención primaria, en régimen ambulatorio, previa indicación médica y de acuerdo con los programas de cada servicio de salud, incluyendo la asistencia domiciliaria si se considera necesario por circunstancias clínicas o por limitaciones en la accesibilidad.
- **Atenciones y servicios específicos relativos a la mujer, la infancia, la adolescencia, los adultos, la terce-**

Tabla 1-1. Características de la atención domiciliaria del paciente inmovilizado

- Valoración integral de las necesidades del paciente, incluyendo las causas de su inmovilización
- Establecimiento de un plan de cuidados médicos y de enfermería que incluya medidas preventivas, instrucciones para el correcto seguimiento de tratamiento y recomendaciones
- Acceso a los exámenes y procedimientos diagnósticos no realizables en el domicilio del paciente
- Realización y seguimiento de los tratamientos o procedimientos terapéuticos que necesite el paciente
- Información y asesoramiento a las personas vinculadas al paciente, especialmente al cuidador principal

ra edad, los grupos de riesgo y los enfermos crónicos. Corresponde a la cartera de servicios de atención primaria y comprende, además de lo ya indicado con carácter general, las actividades asistenciales, diagnósticas, terapéuticas y de rehabilitación, así como aquellas de promoción de la salud, educación sanitaria y prevención de la enfermedad, que se realizan en el nivel de atención primaria, en aplicación de los protocolos y programas de atención específicos de los distintos grupos de edad, sexo y grupos de riesgo. Las actividades dirigidas a grupos de riesgo se prestan tanto en el centro sanitario como en el ámbito domiciliario o comunitario, dentro de los programas establecidos por cada servicio de salud en relación con las necesidades de salud de la población a la que atienden. En la tabla 1-1 se presentan las características de la atención domiciliaria del paciente inmovilizado.
- **Rehabilitación en pacientes con déficit funcional recuperable**. Corresponde a la cartera de servicios de atención especializada y comprende los procedimientos de diagnóstico, evaluación, prevención y tratamiento de pacientes con déficit funcional, encaminados a facilitar, mantener o devolver el mayor grado de capacidad funcional e independencia posible al paciente con el fin de reintegrarlo en su medio habitual. Se incluye la rehabilitación de las afecciones del sistema musculoesquelético, del sistema nervioso, del sistema cardiovascular y del sistema respiratorio, a través de fisioterapia, terapia ocupacional o logopedia, que tengan relación directa con un proceso patológico que esté siendo tratado en el Sistema Nacional de Salud.

> La atención domiciliaria a las personas mayores inmovilizadas incluye la información, el consejo sanitario, asesoramiento y apoyo a las personas vinculadas al paciente, especialmente al cuidador principal, en el caso de pacientes con discapacidades locomotrices transitorias y seguimiento de pacientes con discapacidades permanentes.

La Asociación Española de Fisioterapeutas establece que el fisioterapeuta tiene las siguientes funciones: asistencial, docencia, investigación y gestión. Asimismo, en la Orden CIN 2135/2008, de 3 de julio, del Ministerio de Ciencia e Innovación, se establecen las competencias del fisioterapeuta en España.

La Asociación Americana de Fisioterapia (*American Physical Therapy Association*, APTA) otorga al fisioterapeuta las siguientes funciones:

- **Prevenir** la enfermedad, lesiones, alteraciones, limitaciones funcionales o discapacidades, incluyendo la promoción y el mantenimiento de la condición física, la salud y la calidad de vida en poblaciones de todas las edades y condiciones.
- **Valorar y explorar** a los pacientes con alteraciones, limitaciones funcionales, discapacidades u otras afectaciones relacionadas con la salud a fin de determinar su diagnóstico, establecer un pronóstico y diseñar una intervención.
- **Aliviar las alteraciones y limitaciones funcionales** mediante el diseño, la ejecución y la modificación de intervenciones terapéuticas, tales como ejercicio terapéutico, terapia manual, técnicas de higiene bronquial en las vías respiratorias, aplicación de agentes físicos y modalidades tanto mecánicas como electroterápicas, educación para la salud o prescripción, fabricación y aplicación de aparatos y/o equipamiento de ayuda, adaptación, sostén y protección.
- Ejercicio y desempeño de **la asistencia, la docencia y la investigación**.

De estas líneas se desprende que todo fisioterapeuta examina, evalúa, diagnostica, pronostica e interviene a nivel de la lesión, la limitación funcional y la discapacidad en el contexto de un proceso patológico más o menos limitante. En el desarrollo de estas funciones es donde surgen las estrategias de intervención que tengan capacidad de desarrollar, registrar y evaluar con carácter periódico las actividades que se lleven a cabo, dando lugar a la creación de protocolos clínicos, programas de salud y programas de prevención.

Por tanto, los fisioterapeutas requieren disponer de los conocimientos y destrezas clínicas necesarias para reducir o eliminar dichas limitaciones o discapacidades, al objeto de que quienes demandan sus servicios logren el mayor grado de calidad de vida posible. De todo ello se extrae que todo protocolo, cualquier programa, cualesquiera pautas de prevención en fisioterapia deben ir precedidos de un examen, evaluación y diagnóstico de fisioterapia.

Criterios de inclusión y exclusión de fisioterapia domiciliaria

La población diana que se atenderá en la fisioterapia domiciliaria será la formada por pacientes discapacitados físicos con imposibilidad de traslado a un centro sanitario para recibir el tratamiento fisioterapéutico, además de las personas cuidadoras principales de dichos pacientes en el entorno no familiar.

Dentro del tratamiento domiciliario se va a tratar a pacientes con déficits susceptibles de reversión total o parcial que necesitan un tratamiento fisioterapéutico y pacientes discapacitados con déficits establecidos, susceptibles de incrementar su capacidad funcional con el debido trata-

Tabla 1-2. Criterios de inclusión y exclusión de sujetos susceptibles de atención domiciliaria

Criterios de inclusión

- Criterio de adecuación: el proceso debe estar incluido en el listado de procesos asistenciales susceptibles de tratamiento fisioterapéutico en domicilio
- Criterios de accesibilidad: el paciente no puede desplazarse a una sala de rehabilitación por barreras arquitectónicas visibles
- Criterios de seguridad: el desplazamiento incrementa los factores de riesgo dada la comorbilidad

Criterios de exclusión

- Contraindicación de tratamiento fisioterapéutico
- No consentimiento expreso del paciente en aceptar el tratamiento propuesto
- No colaboración de la familia y/o cuidadores cuando esta colaboración sea imprescindible para lograr los objetivos del tratamiento
- La propuesta de atención no cumple los criterios de inclusión anteriormente anunciados o no reúne los requisitos exigidos
- Pacientes discapacitados físicos que pueden ser trasladados a salas de terapia fuera de su domicilio

miento. Para ello se han establecido unos criterios de inclusión y exclusión (Tabla 1-2).

Indicaciones y contraindicaciones de la atención domiciliaria

Se describen en este apartado las principales indicaciones y contraindicaciones de la atención domiciliaria.

Indicaciones

La atención domiciliaria está indicada en pacientes con déficits susceptibles de reversión total o parcial que necesitan tratamiento fisioterapéutico y pacientes discapacitados con déficits establecidos, susceptibles de incrementar su capacidad funcional con tratamiento fisioterapéutico. Es preciso tener en cuenta ciertos **criterios de accesibilidad** tales como que el paciente no puede desplazarse a una sala de rehabilitación por barreras arquitectónicas insalvables, así como ciertos **criterios de seguridad**, como que el desplazamiento incrementa los factores de riesgo dada la comorbilidad.

También está indicada en pacientes discapacitados con gran limitación funcional y necesidad de tratamiento postural o movilizaciones para el mantenimiento de su estado físico y calidad de vida, con criterio de adecuación (Índice de Barthel <40).

Las principales indicaciones se resumen en la tabla 1-3.

Tabla 1-3. Principales indicaciones de la atención domiciliaria

Aparato locomotor

- Artritis reumatoide (excluyendo fase de agudización de la inflamación)
- Espondilitis anquilosante (excluyendo fase de agudización de la inflamación)
- Problemas tendinosos en fase subaguda
- Capsulitis articulares
- Secuelas de inmovilizaciones cuando su causa es reversible

Patología traumática y cirugía ortopédica

- Lesiones traumáticas, tendinosas, articulares y nerviosas sobre cualquier segmento del aparato locomotor, incluyendo raquis. Siempre en fase subaguda y nunca en fase aguda o crónica
- Intervenciones ortopédicas en aparato locomotor y sustituciones articulares

Amputados de miembros inferiores

Enfermedades neurológicas

- Accidente vascular cerebral, excepto en fase crónica
- Procesos neurodegenerativos:
  - Ciclos de tratamientos en reagudizaciones que provoquen sobreañadidos susceptibles de mejoría con rehabilitación
  - Parálisis motora de origen central estabilizada, cuando aparezcan problemas sobreañadidos susceptibles de mejoría con rehabilitación
- Sistema nervioso periférico:
  - Lesiones de nervio periférico: no en fase aguda y en tanto existan posibilidades de reinervación o de mejorar la compensación por otros grupos musculares
  - Lesiones de plexo, en tanto existan posibilidades de reinervación o de mejorar la compensación por otros grupos musculares

Enfermedades respiratorias

- Reeducación respiratoria y adaptación al esfuerzo de pacientes con EPOC moderada o leve
- Continuación del tratamiento de pacientes con EPOC grave, cuando hayan realizado la primera fase de tratamiento rehabilitador en el hospital y el especialista que dirige la rehabilitación considere que pueden continuar el tratamiento en domicilio

Enfermedades cardiovasculares

- Linfedemas posmastectomía no cronificados

Contraindicaciones

Las principales contraindicaciones se resumen en la tabla 1-4.

Tabla 1-4. Principales contraindicaciones de la atención domiciliaria

- No consentimiento expreso del paciente en aceptar el tratamiento propuesto
- No colaboración de la familia y/o cuidadores cuando esta colaboración sea imprescindible para conseguir los objetivos del tratamiento
- La propuesta de atención no cumple los criterios de inclusión (proceso no incluido en el listado, ausencia de posibilidad de mejoría, ausencia de barreras o de comorbilidad) o no reúne los requisitos exigidos (ausencia de la información mínima necesaria)
- Pacientes discapacitados físicos que pueden ser trasladados a las salas de terapia

Niveles y líneas de actuación

El Sistema Nacional de Salud, para asegurar su carácter solidario, universal y de máxima calidad de la atención en las situaciones específicas que acontecen al ciudadano, se organiza en niveles asistenciales que aseguran la máxima eficiencia, coordinación y acuerdo entre los distintos profesionales.

El Sistema Nacional de Salud (SNS) está formado por el conjunto de Servicios de Salud de la Administración del Estado y Servicios de Salud de las Comunidades Autónomas (CCAA) en los términos establecidos en la Ley General de Sanidad. Reconoce dos niveles asistenciales básicos: la Atención Primaria (AP) y la Atención Especializada (AE). Es necesario además mencionar la Atención Sociosanitaria (ASS), cuya creación se remonta a 1986 en Cataluña, que fue la primera comunidad autónoma que planificó y ordenó esta modalidad asistencial. Desde el punto de vista conceptual, la ASS está incluida dentro de la AE, aunque presenta suficiente entidad y características específicas para que se la pueda considerar propiamente un tercer nivel asistencial. En la actualidad la ASS se encuentra ya desarrollada en todo el ámbito nacional con diferentes grados de implantación y con especificidades propias de cada comunidad autónoma.

(Modificado de: http://www.msssi.gob.es/estadEstudios/estadisticas/docs/siap/OrganizacionAdministrativaydeGestion.pdf)

Los distintos niveles son:

- **Atención primaria (AP, primer nivel asistencial)**. Gran accesibilidad, equidad y capacidad de resolución de problemas de salud. Sus características permiten un abordaje integral, ya sea desde la promoción de la salud, prevención, diagnóstico, tratamiento o rehabilitación. Es el núcleo vertebrador y base de la asistencia sanitaria.
- **Atención especializada (AE, segundo nivel asistencial)**. Con medios diagnósticos y terapéuticos de mayor complejidad no accesibles desde la atención primaria. Se constituye en centros hospitalarios, de especialidades y alta resolución que ofrecen atención programada y/o urgente en régimen ambulatorio o de ingreso. Permite atender al usuario, hasta que retorne a la atención del equipo de atención primaria, lo que garantiza una asistencia lineal, continua e integral durante todo el proceso.
- **Atención sociosanitaria (ASS, tercer nivel asistencial)**. Su creación data de 1986 en Cataluña, primera comunidad autónoma que estructuró este nivel de asistencia. Incluida en sus inicios dentro de la atención especializada, tiene la suficiente materia para constituir una tercera línea de actuación. Trabaja en los aspectos biopsicosociales, trabajo interdisciplinar y especial atención al cuidador y a la familia. Incluye los servicios de atención temprana. Presenta una desigual implantación según las distintas comunidades autónomas. Se desarrolla en:
  - Régimen ambulatorio:
    - Equipos de cuidado paliativo en domicilio.
    - Equipos especializados en valoración, diagnóstico, tratamiento y seguimiento de pacientes frágiles, terminales, con demencia o con trastornos cognitivos y ancianos de riesgo.
    - Hospitales de día en régimen ambulatorio.
  - Régimen de ingreso en unidades de media o larga estancia.

> Niveles asistenciales:
>
> - Atención primaria (AP): es el primer nivel de atención sanitaria al que accede el ciudadano y en el que un equipo de profesionales realiza una labor de prevención, detección y diagnóstico de enfermedades, su tratamiento, seguimiento, gestión de recursos y acompañamiento hasta el final de la vida.
> - Atención especializada (AE): es el segundo nivel asistencial y ofrece atención específica y especializada en el diagnóstico, tratamiento y rehabilitación de problemas de salud que, por sus características o necesidad de tecnología, no pueden resolverse en el nivel de atención primaria.
> - Atención sociosanitaria (ASS): tercer nivel, basado en un modelo de atención integral y multidisciplinar que garantiza la asistencia a personas mayores, enfermos crónicos con dependencia y personas en la etapa final de la vida. También incluye los servicios de atención temprana.

Síndrome de inmovilidad

Se define el **inmovilismo agudo** cuando aparece un episodio de declive rápido de las funciones motoras, llegando incluso a un estado de inmovilidad absoluta que implique un encamamiento y/o una mínima variabilidad postural en un período de 72 horas.

El **síndrome de inmovilidad** se define como el descenso de la capacidad para desempeñar las actividades de la vida diaria debido al deterioro de las funciones motoras. El grado de afectación, la evolución y el pronóstico de este síndrome van a depender de:

- El estado basal del paciente.
- Las causas desencadenantes, es decir, la etiología.
- La actitud del paciente y su interacción con el entorno. La participación y motivación van a ser esenciales.

Según la Organización Mundical de la Salud, las complicaciones principales de las **úlceras por presión** son las siguientes:

- Osteomielitis.
- Sepsis.
- Anemia.
- Hipoproteinemia.

La clasificación de los estadios de las úlceras por presión se muestra en la tabla 1-5.

Atendiendo a todo lo anteriormente mencionado, una de las características más importantes a tener en cuenta a la hora de programar y desarrollar el tratamiento es la **etiología** desencadenante del síndrome (Tabla 1-6).

Se estima que hasta en el 80 % de los casos intervienen varios factores, combinando los físicos o patológicos con los psicológicos, sociales y ambientales, que cada vez adquieren más importancia gracias a la concienciación, pero que aún no están lo suficientemente investigados o controlados.

El síndrome de inmovilidad se caracteriza por una reducción de la tolerancia a la actividad física que provoca debilidad muscular generalizada y, en los casos más graves, pérdida de automatismos y reflejos posturales. El automatismo

Tabla 1-5. Clasificación de los estadios de las úlceras por presión

Grado	Características
Grado I	Eritema de la piel intacta que no blanquea después de la remoción de la presión En la piel, el calor, el edema o el endurecimiento también pueden ser indicadores
Grado II	Pérdida parcial de piel que compromete la epidermis, la dermis o ambas La úlcera es superficial y se presenta como una abrasión, una burbuja o un cráter
Grado III	Pérdida de piel en su espesura total que compromete daños o una necrosis del tejido subcutáneo que se puede profundizar sin llegar hasta la fascia La úlcera se presenta clínicamente como un cráter profundo
Grado IV	Pérdida parcial de piel que compromete la epidermis, la dermis o ambas

define la capacidad para ser independiente, mientras que los reflejos posturales son aquellos reflejos miotáticos que permiten mantener una cierta postura, generalmente la bípeda.

Ley de Dependencia

La Ley 39/2006, de 14 de diciembre, de Promoción de la Autonomía Personal y Atención a las personas en situación de dependencia, en su art. 6.1 establece que: «El Sistema para la Autonomía y Atención a la Dependencia garantiza las condiciones básicas y el contenido común a que se refiere la presente Ley; sirve de cauce para la colaboración y participación de las Administraciones Públicas, en el ejercicio de sus respectivas competencias, en materia de promoción de la autonomía personal y la atención y protección a las personas en situación de dependencia; optimiza los recursos públicos y privados disponibles, y contribuye a la mejora de las condiciones de vida de los ciudadanos».

Tabla 1-6. Etiología desencadenante del síndrome de inmovilidad

- **Enfermedades que cursan con dolor y rigidez**: osteoporosis, osteoartrosis, neoplasias, traumatismos con o sin fractura o problemas podológicos
- **Enfermedades neurológicas**: demencias en estados avanzados, enfermedad de Parkinson o diferentes tipos de neuropatías como ejemplos.
- **Déficits sensoriales**: principalmente déficit en la vista y el oído
- **Enfermedades que cursan con debilidad generalizada**: como enfermedades endocrinas o metabólicas
- **Afectaciones cognitivoafectivas**: ansiedad, depresión o aislamiento, entre otras
- **Factores iatrogénicos**: aquellos provocados por la propia sanidad, como fármacos, hospitalizaciones prolongadas o inmovilizaciones realizadas de forma inadecuada
- **Inestabilidad en la marcha o miedo a caídas**: provocan una tendencia a cesar la actividad
- **Factores ambientales**: barreras arquitectónicas, inadecuadas o incluso inexistentes ayudas para la deambulación o aislamiento social, es decir, todos aquellos factores extrínsecos al paciente

El art. 6.2 de esta misma ley establece que: «El Sistema se configura como una red de utilización pública que integra, de forma coordinada, centros y servicios, públicos y privados».

El SAAD (Sistema para la Autonomía y Atención a las personas en situación de Dependencia) es el conjunto de servicios y prestaciones económicas destinados a la promoción de la autonomía personal, la atención y protección a las personas en situación de dependencia, a través de servicios públicos y privados concertados debidamente acreditados, y contribuye a la mejora de las condiciones de vida de los ciudadanos.

*Se crea también un **Consejo Territorial del SAAD** que debe garantizar las condiciones básicas y la previsión de los niveles de protección referidos en esta ley y acordará el marco de cooperación entre las instituciones públicas, la intensidad de los servicios del catálogo, condiciones y cuantías de las prestaciones económicas, criterios de participación de los beneficiarios y el baremo para el reconocimiento de la situación de dependencia.*

El objeto de esta ley es regular las condiciones básicas para garantizar la igualdad de los ciudadanos en el derecho de la promoción de la autonomía personal y atención a dependientes.

(Modificado de: https://www.boe.es/buscar/doc.php?id=BOE-A-2006-21990)

Conceptos de la Ley de Dependencia

Los conceptos más relevantes de esta ley son:

- **Autonomía**: es la capacidad de controlar, afrontar y tomar, por propia iniciativa, decisiones personales acerca de cómo vivir de acuerdo con las normas y preferencias propias, así como de desarrollar las actividades básicas de la vida diaria.
- **Dependencia**: es el estado de carácter permanente en que se encuentran las personas que, por razones derivadas de la edad, la enfermedad o la discapacidad, y ligadas a la falta o a la pérdida de autonomía física, mental, intelectual o sensorial, precisan de la atención de otra u otras personas o ayudas importantes para realizar actividades básicas de la vida diaria o, en el caso de las personas con discapacidad intelectual o enfermedad mental, de otros apoyos para su autonomía personal.
- **Actividades básicas de la vida diaria (ABVD)**: son las tareas más elementales de la persona, que le permiten desenvolverse con un mínimo de autonomía e independencia, tales como: el cuidado personal, las actividades domésticas básicas, la movilidad esencial, reconocer personas y objetos, orientarse, entender y ejecutar órdenes o tareas sencillas.
- **Necesidades de apoyo para la autonomía personal**: son las que requieren las personas que tienen discapacidad intelectual o mental para hacer efectivo un grado satisfactorio de autonomía personal en el seno de la comunidad.
- **Cuidados no profesionales**: atención prestada a personas en situación de dependencia en su domicilio por personas de la familia o de su entorno no vinculadas a un servicio de atención profesionalizada.
- **Cuidados profesionales**: prestados por una institución pública o entidad, con o sin ánimo de lucro, o profesional autónomo entre cuyas finalidades se encuentre la

Tabla 1-7. Requisitos necesarios para ser titular de los derechos que otorga la Ley de Dependencia

- Encontrarse en alguno de los grados de dependencia establecidos (si es menor de 3 años tendrá una valoración específica)
- Residir en territorio español durante 5 años, 2 de los cuales deben ser inmediatamente anteriores a la presentación de la solicitud
- Las personas sin nacionalidad española se regirán por la Ley 4/2000, de 11 de enero, sobre derechos y libertades de los extranjeros en España y su integración social, en los tratados internacionales y en los convenios establecidos con su país de origen
- Asimismo, el Gobierno podrá establecer medidas de protección a favor de los españoles no residentes en España y las condiciones de acceso para emigrantes españoles retornados

prestación de servicios a personas en situación de dependencia, ya sean en su hogar o en un centro.
- **Asistencia personal**: servicio prestado por un asistente personal que realiza o colabora en las tareas de la vida cotidiana de una persona en situación de dependencia, de cara a fomentar su vida independiente, promoviendo y potenciando su autonomía personal.
- **Tercer sector**: organizaciones de carácter privado surgidas de la iniciativa ciudadana o social bajo diferentes modalidades que responden a criterios de solidaridad, con fines de interés general y ausencia de ánimo de lucro, que impulsan el reconocimiento y el ejercicio de los derechos sociales.

(Puede consultarse el artículo 2. Definiciones, disponible en: https://www.boe.es/boe/dias/2006/12/15/pdfs/A44142-44156.pdf.)

Establece asimismo una serie de derechos, siendo preciso para ser titular de los mismos cumplir unos **requisitos** (Tabla 1-7).

La atención se debe orientar a la consecución de una mejor calidad de vida y autonomía personal en un marco de efectiva igualdad de oportunidades. La prioridad en el acceso se determina por el grado y nivel de dependencia, y después por la capacidad económica del solicitante (determinada en atención a la renta y patrimonio del mismo). En la Tabla 1-8 se recoge el catálogo de servicios, cuya descripción puede consultarse en el artículo 15 de la ley (véase: https://www.boe.es/boe/dias/2006/12/15/pdfs/A44142-44156.pdf).

Grados de dependencia

Se establecen los siguientes grados:
- **Grado I. Dependencia moderada**: cuando la persona necesita ayuda para realizar varias ABVD, al menos una vez al día o tiene necesidades de apoyo intermitente o limitado para su autonomía personal. Se corresponde con una puntuación final del Baremo de Valoración de los grados y niveles de Dependencia (BVD) de 25 a 49 puntos.
- **Grado II. Dependencia grave**: cuando la persona necesita ayuda para realizar varias ABVD dos o tres veces al día, pero no quiere el apoyo permanente de un cuidador o tiene necesidades de apoyo extenso para su autonomía personal. Se corresponde con una puntuación final del Baremo de Valoración de los grados y niveles de Dependencia (BVD) de 50 a 74 puntos.
- **Grado III. Gran dependencia**: cuando la persona necesita ayuda para realizar varias ABVD varias veces al día y, por su pérdida total de autonomía física, mental, intelectual o sensorial, necesita el apoyo indispensable y continuo de otra persona o tiene necesidades de apoyo generalizado para su autonomía personal. Se corresponde con una puntuación final del Baremo de Valoración de los grados y niveles de Dependencia (BVD) de 75 a 100 puntos.

Tabla 1-8. Ley de Dependencia. Catálogo de servicios

- Servicio de prevención de las situaciones de dependencia y promoción de la autonomía personal
- Servicio de teleasistencia
- Servicio de ayuda a domicilio
- Servicio de centro de día y de noche
- Servicio de atención

Baremos para la valoración

El baremo de valoración de la situación de dependencia establecido por la Ley 39/2006 se encuentra aprobado por el Real Decreto 174/2011, de 11 de febrero. Este baremo establece los criterios objetivos de valoración, los intervalos de puntuación para cada uno de los grados de dependencia y los procedimientos y técnicas a seguir para ello. La valoración se llevará a cabo por los órganos de valoración, formados por profesionales del área social y/o sanitaria. Los órganos de valoración están adscritos a las Delegaciones Territoriales de la Consejería de Igualdad y Políticas Sociales.

Se puede aplicar en cualquier situación de discapacidad a partir de los 3 años de edad.

La determinación del grado y nivel oficial de dependencia se obtiene a partir de la puntuación final obtenida en el **Baremo de valoración de los grados y niveles de dependencia (BVD)** de acuerdo con la siguiente escala:
- De 0 a 24 puntos, sin grado reconocido.
- De 25 a 39 puntos, Grado I nivel 1.
- De 40 a 49 puntos, Grado I nivel 2.
- De 50 a 64 puntos, Grado II nivel 1.
- De 65 a 74 puntos, Grado II nivel 2.
- De 75 a 89 puntos, Grado III nivel 1.
- De 90 a 100 puntos, Grado III nivel 2.

A aquellas personas que fueran valoradas según el baremo del anexo 2 del Real Decreto 1971/1999, de 23 de diciembre, de procedimiento para el reconocimiento, declaración y calificación de grado de discapacidad, se les reconocerá el grado y nivel que corresponda en función de la puntuación específica otorgada por el citado baremo, de acuerdo con la siguiente estadificación:
- De 15 a 29 puntos: grado I de dependencia, nivel 2.
- De 30 a 44 puntos: grado II de dependencia, nivel 2.
- De 45 a 72 puntos: grado III de dependencia, nivel 2.

Criterios de aplicación

En la aplicación de la ley se tendrán en cuenta los siguientes aspectos:

- **Cuestionario y observación directa**. En personas con discapacidad intelectual o enfermedad mental, así como personas con alteración de la capacidad perceptivocognitiva (sordera, ceguera, daño cerebral, etc.) se realizará una entrevista con el propio solicitante y alguien que conozca debidamente su situación.
- Se tendrán en cuenta **informes de salud** de la persona y su entorno, así como de ayudas técnicas, ortesis y/o prótesis.
- El baremo se aplicará en el **entorno habitual**. Ciertas actividades se valorarán dentro y fuera del domicilio (por ejemplo, comer y beber, desplazarse fuera del hogar, etcétera).
- Se valorará la necesidad de **apoyo de otra persona**, aunque ya la esté recibiendo.
- Se valorará la realización por sí mismo de las actividades de la vida diaria y la necesidad de apoyo o supervisión en el grupo especial antes citado (enfermos mentales, sordos, ciegos, etcétera).
- Para valorar la **capacidad** de realizar las actividades por sí mismos se debe tener en cuenta tanto la capacidad de ejecución física como la capacidad mental y/o de iniciativa, siempre que existan deficiencias permanentes. En enfermedades que cursan con brotes, se tendrá en cuenta la frecuencia, duración y gravedad de los mismos, pero la valoración se hará en situación basal.
- Existe una tabla que recoge los criterios de aplicabilidad para la valoración, dependiendo de la edad y situaciones especiales.

Las actividades y tareas a valorar se recogen en la tabla 1-9.

Baremos para menores de 3 años. Los baremos que se establecen para menores de 3 años son los siguientes:
- Se valorarán situaciones de salud crónicas, prolongadas o de larga duración.
- Son de carácter no permanente, por lo que deben revisarse a los 6, 12, 18, 24 y 30 meses. A los 36 meses se deben volver a valorar, pero ya con el baremo para mayores de 3 años.
- Se establecen tres grados de dependencia sin niveles. La puntuación final es de 1 a 3 puntos.
- La valoración se realiza mediante observación directa en el entorno habitual de la persona.

Tabla 1-9. Actividades y tareas a valorar en la evaluación del grado de dependencia

- Comer y beber
- Regulación de la micción y/o defecación
- Lavarse
- Otros cuidados corporales
- Vestirse
- Mantenimiento de la salud
- Transferencias corporales:
  - Sentarse
  - Tumbarse
  - Ponerse de pie
  - Transferir el propio cuerpo mientras se está sentado
  - Transferir el propio cuerpo mientras se está acostado
- Desplazarse dentro del hogar
- Desplazarse fuera del hogar
- Tareas domésticas:
  - Preparar comidas
  - Hacer la compra
  - Limpiar y cuidar de la vivienda
  - Lavar y cuidar la ropa
- Tomar decisiones

> Dependencia: estado de carácter permanente en que se encuentran las personas que, por razones derivadas de la edad, la enfermedad o la discapacidad, y ligadas a la falta o la pérdida de autonomía física, mental, intelectual o sensorial, precisan de la atención de otra u otras personas o ayudas importantes para realizar las ABVD o, en el caso de las personas con discapacidad intelectual o enfermedad mental, de otros apoyos para su autonomía personal.

PROTOCOLIZACIÓN DEL TRATAMIENTO FISIOTERÁPICO

Es relevante establecer una previa conceptualización al respecto, así como ver las principales características, para luego estudiar los tipos de protocolo.

Conceptos y características de un protocolo

Se entiende por protocolo una construcción ordenada sobre un tema específico que permite definir una pauta de actuación unificada, consensuada entre los profesionales que van a utilizarla, metodológicamente sencilla y eficiente, y capaz de crear un formato de registro de datos que permita evaluar su aplicación y los resultados obtenidos, con objeto de mejorar la calidad asistencial.

Los protocolos son un instrumento de diseño de calidad asistencial que ayuda a asegurar una calidad mínima, a mejorar la calidad y evaluarla. Son explícitas normas de actuación que permiten disminuir la variabilidad entre los profesionales ayudándoles a tomar decisiones en la práctica clínica diaria.

Las características generales que debe reunir un buen protocolo clínico quedan recogidas en la tabla 1-10.

Los protocolos, al igual que las guías de práctica clínica (que son el conjunto de recomendaciones basadas en una revisión sistemática de la evidencia y en la evaluación de los riesgos y beneficios de las diferentes alternativas, con el objetivo de optimizar la atención sanitaria a los pacientes), constituyen una rama de la revisión científica aplicada al cuidado de pacientes. Su elaboración sigue el modelo científico clásico de acumulación de la evidencia, transparencia del método y reproducibilidad.

En la tabla 1-11 se resumen las utilidades que tienen los protocolos.

La protocolización surge como una necesidad para una mejora de la calidad de la asistencia sanitaria mediante la cual se asegura un diagnóstico, tratamiento y seguimiento correctos de los pacientes. La relación y las nociones básicas para entender la protocolización se presentan en la tabla 1-12.

Tabla 1-10. Características generales que debe reunir un buen protocolo clínico

- **Validez**. Un protocolo es válido si su seguimiento conduce a mejores resultados de salud. Se mide mediante la sensibilidad y la especificidad
- **Exactitud**. Cuando otro grupo de expertos llega a las mismas conclusiones con las mismas evidencias científicas y el mismo método
- **Reproducibilidad**. Los profesionales lo aplican de manera constante en las mismas circunstancias clínicas y lo interpretan.
- **Aplicabilidad clínica**. Explicita tan claramente como sea posible la población de pacientes a la que va dirigido y a la que debe y no debe aplicarse
- **Flexibilidad clínica**. Identifica las excepciones más conocidas y frecuentes a las recomendaciones
- **Claridad**. Utiliza un lenguaje no ambiguo, define claramente los términos empleados, y la forma de presentación es lógica y fácil de comprender y seguir
- **Proceso multidisciplinario**. En su construcción han intervenido representantes de todos los grupos profesionales que se espera utilicen el protocolo en la práctica habitual o que resulten afectados por su puesta en práctica
- **Calendario de revisión**. Se debe establecer un calendario detallado con las fechas y las fases a cubrir en cada una de ellas
- **Documentación**. Descripción meticulosa del procedimiento seguido, evidencias científicas utilizadas, hechos y razonamientos aceptados, métodos analíticos utilizados y participantes

Un protocolo es una construcción ordenada sobre un tema específico que permite definir una pauta de actuación unificada, consensuada entre los profesionales que van a utilizarla, metodológicamente sencilla y eficiente, y capaz de crear un formato de registro de datos que permitan evaluar su aplicación y los resultados obtenidos, con objeto de mejorar la calidad de la asistencia.

Tipos de protocolos

Existen tres tipos de protocolos clínicos, aunque en muchas ocasiones podemos encontrarlos con elementos intercalados de más de uno de ellos.

Tabla 1-11. Resumen de las utilidades de los protocolos clinicoasistenciales

- Diseñar la calidad de la práctica (prevenir los problemas de la calidad)
- Ayudar a los profesionales y a los pacientes en la toma de decisiones clínicas, es decir, poder compartir las decisiones entre los mismos
- Educar a los individuos o a los grupos
- Asegurar una calidad mínima de la atención
- Evaluar la calidad de la atención sanitaria
- Disminuir la variabilidad de la práctica clínica
- Simplificar y facilitar la toma de decisiones en la clínica
- Disminuir la incertidumbre y aumentar la probabilidad de acertar
- Eliminar actuaciones superfluas
- Facilitar el uso adecuado de los recursos y reducir los costes sanitarios
- Reducir el riesgo ante posibles reclamaciones legales

Tabla 1-12. Cuadro diferencial: protocolo y protocolización

Protocolo	Protocolización
Una metodología	Un método
Una herramienta	Una técnica
Un instrumento	Una manera de actuar
Un documento	Un proceso

Protocolos de proceso diagnóstico

Establecen de forma escalonada las exploraciones a realizar ante un síntoma o síndrome determinado hasta llegar al diagnóstico correcto, a la conclusión de que no existe patología objetivable o a la remisión del paciente hacia otro nivel asistencial.

En el protocolo de valoración del paciente para evaluar la fuerza muscular deberán realizarse ejercicios pasivos, activos y resistidos por cada grupo de músculos, y una vez valorados, se intentará que mejoren.

Protocolos de tratamiento y control

Establecen las pautas terapéuticas y de seguimiento de determinadas enfermedades diagnosticadas y suelen iniciarse con la definición de los criterios de inclusión en el protocolo. Existe una gran proporción de consultas generadas por pacientes con patología crónica o recurrente diagnosticada con anterioridad, por lo que son los que se utilizan con mayor frecuencia al poder aplicarse en cualquier tipo de patología.

Un protocolo de actuación dentro de la fisioterapia tiene como principal objetivo lograr que los pacientes puedan desenvolverse con independencia en su entorno y hacer esto usando los recursos existentes para lograr la calidad de vida.

Protocolos de investigación

A pesar de que los tipos de protocolo citados anteriormente pueden ser utilizados para la investigación, en este caso se hace referencia al resumen escrito de un proyecto, en el que están contenidos sus objetivos y metodología, la población diana con los criterios de inclusión y exclusión, el tipo de muestreo, el análisis de datos y el cuestionario dirigido a la recogida de estos. Son un tipo de guías para la práctica que deben ser: completas, incluyendo todas las indicaciones posibles del procedimiento; específicas, describiendo claramente la indicación indicada o no; detalladas, describiendo los hallazgos que permiten separar una indicación de otra; claras, indicando las circunstancias en que un procedimiento es adecuado, inadecuado o dudoso; incluir los factores a tener en cuenta en la decisión de recomendar un procedimiento determinado (riesgo y gravedad).

Los protocolos de investigación son guías para la práctica y deben ser completas, específicas, detalladas, manejables y han de incluir los factores a tener en cuenta en la decisión de recomendar un procedimiento determinado.

VALORACIÓN Y OBJETIVOS

En la atención domiciliaria es relevante establecer qué es lo más relevante a valorar y por tanto cuáles son los objetivos.

En el anciado es de especial relevancia la valoración de la fragilidad (https://www.segg.es/media/descargas/GBP-CG_Fragilidad_y_nutricion_en_el_anciano.pdf).

La utilidad clínica fundamental de las medidas basadas en la ejecución es la detección de sujetos en riesgo de deterioro funcional. Las pruebas más validadas y empleadas en nuestro medio son:

- *Short Physical Performance Battery* (SPPB).
- Test de «Levántate y anda» cronometrado (*Timed Up and Go Test*, TUG).
- La velocidad de la marcha.
- *Short Physical Performance Battery* (SPPB o Test de Guralnik).

Caídas

El envejecimiento se ve asociado a una mayor probabilidad de padecer caídas, siendo estas uno de los grandes síntomas geriátricos y que provocan un problema para la salud pública con grandes consecuencias económicas y médicas (Tabla 1-13).

Tabla 1-13. Factores intrínsecos de caídas en la población anciana

- Factores fisiológicos del envejecimiento que favorecen las caídas (cambios asociados al envejecimiento):
  - Que alteran la estabilidad postural y la marcha:
    - Alteraciones en la marcha y postura del anciano
    - Cifosis dorsal exacerbada
    - Creciente rigidez musculoesquelética
    - Deformaciones en pies (*hallux rigidus*, etc.)
    - Disminución de neuronas dopaminérgicas en ganglios basales
    - Disminución del control muscular
    - Inseguridad al andar, con ligero desequilibrio
    - Merma de los reflejos posturales
    - Pérdida de dendritas en células de Betz del córtex motor
  - Que producen síncopes y mareos:
    - Dificultades:
    - Auditivas
    - Visuales
    - Alteraciones:
      - Neuroendocrinas: reducción de renina y aldosterona (fragilidad ante deshidratación)
      - De barorreceptores
      - Disminución del flujo sanguíneo cerebral
- Enfermedades que favorecen las caídas
- Medicamentos que pueden influir en las caídas:
  - Inductores del sueño
  - Ansiolíticos
  - Relajantes musculares, etc.

Tabla 1-14. Caídas. Factores de riesgo relacionados

- Factores intrínsecos
  - Alcohol
  - Cardiopatía
  - Debilidad de los músculos de la cadera
  - Desacondicionamiento físico
  - Enfermedades que alteran la marcha o el equilibrio (Parkinson, demencias, depresión, artritis, etc.)
  - Fármacos
  - Hipotensión postural
  - Infección, desequilibrio hidroelectrolítico
  - Neuropatías periféricas
  - Problemas podológicos
  - Trastorno visual o vestibular
- Factores extrínsecos
  - Alfombras o tapetes arrugados
  - Calzados inadecuados
  - Desconocimiento del lugar
  - Escaleras inseguras
  - Ir al baño o bañarse
  - Mala iluminación
  - Mobiliario inestable
  - Suelo desnivelado
  - Suelo resbaladizo

La Organización Mundial de la Salud define caída como «la consecuencia de cualquier acontecimiento que precipita al individuo contra el suelo en contra de su voluntad».

En la tabla 1-14 se muestran los factores de riesgo relacionados con las caídas.

La caída no es una enfermedad en sí misma, y en general es la expresión de múltiples patologías, tanto crónicas como agudas, que pueden afectar al paciente mayor, y que generalmente se sobreimponen sobre los cambios que sufre el paciente asociados a su edad.

La caída es el evento caracterizado por la pérdida de estabilidad postural con un desplazamiento del centro de gravedad hacia un nivel inferior, generalmente el suelo, sin una previa pérdida de conocimiento y sin pérdida del tono postural, ocurriendo de una manera no intencionada.

Pueden ser el primer indicador de un problema grave, ya que son una de las primeras causas de lesiones, incapacidad, institucionalización y muerte.

Además de preguntas acerca de los antecedentes de caídas a las personas con antecedentes de caída sin lesiones, se debe realizar la prueba ***Timed Up and Go***, que mide en segundos el tiempo en el que el paciente se levanta de la silla con brazos, camina 3 metros y vuelve a la silla. La mayoría lo hace en menos de 10 segundos; entre 10 y 20 segundos los ancianos más frágiles y más de 20 segundos los que tienen mayor riesgo de caída. También se pueden emplear la **Escala de Tinetti** de marcha y equilibrio y la **Escala de Riesgo de Caídas de J. H. Downton**, que predice alto riesgo de caídas si el resultado es mayor de 2 puntos.

En personas mayores no institucionalizadas se recomienda el **ejercicio físico** regular dirigido a mejorar la fuerza muscular para prevenir las caídas con un grado de recomendación A. El ejercicio físico debe ser prescrito por personal cualificado.

Existe un grado de recomendación B sobre la realización de ejercicios físicos regulares para fortalecer la musculatura dentro de un programa multifactorial según la Guía de Práctica Clínica sobre Osteoporosis, aunque la evidencia es insuficiente para recomendarlo como única actividad para prevenir las caídas en las personas mayores. Se debe preguntar a las personas mayores sobre las caídas en el último año. A aquellas que se cayeron es importante preguntarles también sobre frecuencia y lugar de caída, así como otras características relativas a la caída.

Escalas de valoración del autocuidado

El **Índice de Barthel** es un cuestionario diseñado para medir la capacidad individual de realizar las ABVD. Mide la autonomía por medio de un cuestionario con 10 ítems, donde nueve miden la autonomía y seis miden el índice de movilidad. El rango de posibles valores está entre 0 y 100, con intervalos de 5 puntos.

El resultado numérico es inversamente proporcional al nivel de dependencia: a menor proporción, mayor dependencia, y a mayor proporción, más independencia. Los puntos de corte sugeridos por algunos autores para facilitar la interpretación son los siguientes:

- 0-20: dependencia total.
- 21-60: dependencia grave.
- 61-90: dependencia moderada.
- 91-99: dependencia escasa.
- 100: independencia total.

Los aspectos que tiene en cuenta la escala son: comer, lavarse/bañarse, vestirse, arreglarse, deposición, micción, ir al retrete, trasladarse del sillón a la cama y viceversa, deambulación y subir y bajar escaleras.

La **Escala de Lawton y Brody** es una escala de evaluación de las AIVD que valora la capacidad en los ocho ítems siguientes: utilizar el teléfono, hacer compras, preparar la comida, administrar su economía, cuidado en casa, lavar la ropa, uso de medios de transporte e independencia en la toma de medicamentos. De este modo, por cada ítem que el paciente pueda realizar de manera independiente se otorgará un punto, de tal manera que: 0 puntos significan máxima dependencia y 8 puntos es equivalente a independencia total.

La **Escala *Life Skills Point*** valora la funcionalidad del paciente y es aplicable a pacientes con trastornos psiquiátricos cuando estos no se encuentran en estado de crisis. Presenta cuatro subescalas. Una puntuación alta, bien en una subescala o bien a nivel global de las cuatro subescalas, indicaría un alto nivel de funcionalidad del paciente. La puntuación de cada escala sería la suma de todos los ítems que la componen, que son los siguientes: los autocuidados, el comportamiento social interpersonal, la comunicación, la vida autónoma y el comportamiento social no personal.

La **Conducta de Prevención de Caídas** se trata de una serie de indicadores heteroadministrados que ayudan a valorar áreas de riesgo para las caídas. Consta de 19 ítems con un rango de puntuación de 1 a 5, sin una puntuación total, por lo que será necesario valorar individualmente cada indicador. Los indicadores vienen recogidos en la tabla 1-15.

Tabla 1-15. Conducta de Prevención de Caídas. Indicadores

- Colocación de barreras para prevenir caídas y pasamanos si es necesario
- Uso de barandillas para agarrarse, de alfombrillas de goma para la bañera o ducha, de zapatos con cordones bien ajustados, uso correcto de dispositivos de ayuda, uso de gafas oculares, uso de medios de traslado seguros, uso apropiado de taburetes o escaleras y de precauciones a la hora de tomar medicamentos que aumenten el riesgo de caídas
- Provisión de ayuda personal
- Proporcionar la iluminación adecuada
- Eliminación de objetos, derramamientos y abrillantadores en el suelo
- Fijación de alfombras
- Reorganización para eliminar la nieve y el hielo de las superficies de paso
- Adaptación de la altura adecuada del váter, la silla y la cama
- Agitación e inquietud controladas

Aunque existen muchas escalas que evalúan el riesgo de caídas, la **Escala de Dowtown** es la más fiable para determinar si el paciente precisa o no de atención primaria en función del riesgo que esté presente. Es una escala que valora el riesgo de caída, principalmente en personas de edad avanzada, con deterioro cognitivo o relacionado con el sistema nervioso central. En esta escala se evalúan los siguientes apartados: las caídas previas, los medicamentos, los déficits sensitivomotores, el estado mental, la deambulación y la edad.

La **Escala de Norton** evalúa a la población general hospitalizada y que vive en comunidad, ya que mide el riesgo de úlceras por presión (UPP) de un paciente. Se trata de un cuestionario heteroadministrado de cinco ítems cuya puntuación oscila del 1 al 4 para cada uno, con un rango total de la escala de 1-20. Un total de 14 puntos o más bajo indica que el paciente es de riesgo y que deben adoptarse medidas preventivas. Se debe tener en cuenta que cuanto más bajo sea el total de puntos, el riesgo es mayor. Los ítems son los siguientes: estado físico general, estado mental, actividad, movilidad e incontinencia.

La **Escala EMINA©** se basa principalmente en los factores de riesgo que pueden ocasionar un empeoramiento, rápida evolución o dificultades para el tratamiento en pacientes con UPP ya instauradas. Se basa en los siguientes parámetros: la nutrición, el nivel de incontinencia (urinaria y/o fecal), la humedad de la piel, la percepción sensorial cutánea, la actividad física y la movilidad. Valora al paciente con una puntuación de 0 (menor riesgo) a 3 (mayor riesgo, pacientes en estados comatosos, precisan de atención hospitalaria). Estudios recientes demuestran que esta escala es la más fiable y eficaz.

La **Escala de Braden** es la más usada para determinar el riesgo de aparición de UPP en pacientes encamados. Puesto que es utilizada para la misma patología, los patrones usados para la valoración son los mismos que los de la Escala EMINA©, con la diferencia de que en la Escala de Braden se incluye la posición del paciente, el nivel de roce en zonas de riesgo de aparición de UPP (maléolos, zona sacra, etc.) y el riesgo de lesión (este riesgo se refiere a la situación en la que, cuando para movilizar al paciente, es inevitable el roce de la piel con la cama). Si el paciente consigue una puntuación en la Escala de Braden por debajo de 13 tiene un alto riesgo de sufrir UPP. Si el paciente obtiene entre 13 y 14 puntos, existe un riesgo moderado. Si el paciente obtiene una puntuación superior de 14, significa que existe un bajo riesgo de UPP.

La **Escala de Morse** valora el riesgo de caída en los hospitales. Consta de seis ítems: si el ítem tiene como respuesta un «sí» se valorará con 25 puntos, y si la respuesta es «no» se valorará con 0 puntos. De esta manera, la puntuación máxima sería de 125 puntos, de modo que se establece:

- Paciente con puntuación menor de 24: sin riesgo.
- Paciente con puntuación de 25-50: bajo riesgo.
- Paciente con puntuación mayor de 50: alto riesgo.

La **Escala de Tinetti** valora el equilibrio y la marcha en el paciente. Consta de 22 ítems, dividida en dos subescalas: equilibrio estático y equilibrio durante la marcha. La puntuación de los ítems de cada subescala sería: normal, adaptada y anormal. Si el paciente tiene tres o más anormalidades, se correlaciona con personas de mayor edad que realizan menos ejercicio físico y que tienen mayor número de antecedentes de caídas.

A continuación se muestran una serie de **cuestionarios para el trabajo clínico**. Su impresión permite su utilización con el paciente (ver cuestionarios). Algunos cuestionarios son autoadministrables, es el paciente el que debe cumplimentarlos y posteriormente entregarlos a su fisioterapeuta; otros son heteroadministrables, es decir, es el fisioterapeuta quien debe realizar las preguntas y anotar las respuestas. La interpretación de cada uno de ellos está sujeta a las indicaciones de cada cuestionario. Es importante tener esto en cuenta, ya que no serían válidas las interpretaciones si no se realizan siguiendo estas instrucciones.

Los cuestionarios disponibles se agrupan en diferentes patrones:

Patrón 1. Percepción/manejo de la salud:

- Cuestionario de salud general de Goldberg.
- Test de fragilidad en salud: Barber. Medio rural.
- Test de fragilidad en salud: Barber. Medio urbano.
- Dependencia de la nicotina: Test de Fagerström.
- Test de motivación para dejar de fumar: Richmond.
- Detección del consumo alcohol: Cuestionario CAGE camuflado.
- Detección del alcoholismo: Cuestionario Malt.
- Cuestionario de detección del juego patológico.

Patrón 2. Nutricional/metabólico:

- Test de riesgo de úlcera por presión: Norton.
- Test de riesgo de úlcera por presión: Braden.
- Escala de riesgo de úlceras por presión: EMINA©.
- Estadios de úlceras por presión (UPP).
- Instrumento para la monitorización de la evolución de una úlcera por presión (PUSH).
- Clasificación de úlceras vasculares: Wagner.
- Riesgo nutricional: «Conozca su salud nutricional».
- Escalas de evaluación del estado nutricional.
- Cuestionario para el cribado de anorexia y bulimia: SCOFF.

Patrón 3. Eliminación:

- Cuestionario de valoración de incontinencia urinaria: Hombres.
- Cuestionario de valoración de incontinencia urinaria: Mujeres.

Patrón 4. Actividad/ejercicio:

- Cuestionario mundial sobre actividad física (GPAQ) de la OMS.
- Autonomía para las actividades de la vida diaria: Barthel (I).
- Autonomía para las actividades de la vida diaria: Barthel (II).
- Autonomía para las actividades de la vida diaria: Barthel modificado por Granger.
- Valoración de las actividades de la vida diaria: Índice de Katz.
- Actividades instrumentales de la vida diaria: Escala de Lawton y Brody.
- Cuestionario de actividades instrumentales en Alzheimer.
- Escala de actividad en población oncológica: Karnofsky.
- Escala sobre el perfil de habilidades de la vida cotidiana: *Life Skill Profile* o LSP.
- Clasificación funcional de la *New York Heart Association* (NYHA) para la insuficiencia cardíaca congestiva.
- Escala de disnea: MRC modificada.
- Conducta de prevención de caídas.
- Escala de riesgo de caídas múltiples en la comunidad.
- Cuestionario de riesgo de caídas en hospital: Morse.
- Escala de valoración del equilibrio y la marcha: Tinetti.

> El Documento de Consenso sobre la prevención de fragilidad y caídas en la persona mayor propone las pruebas de ejecución que valoran marcha y movilidad como mejor método para detectar fragilidad en atención primaria hoy en día, entre las que se encuentran:
>
> - Velocidad de la marcha.
> - Test de Guralnik.
> - *Test Timed Get Up and Go* (TUG).
>
> El **Índice de Fragilidad de Rockwood** es un constructo de fragilidad elaborado sobre la base de los datos aportados por el *Canadian Study of Health and Aging* (CSHA). Consiste en la acumulación de déficits a diferentes niveles y contiene 70 aspectos que incluyen enfermedades, condiciones de salud, síndromes geriátricos o medidas de discapacidad.

Patrón 5. Sueño/descanso:

- Cuestionario de Oviedo del sueño.

Patrón 6. Cognitivo/perceptual:

- Cribado de deterioro cognitivo: Test de Pfeiffer versión española.
- Cribado de demencias: Set-Test de Isaacs.
- Cribado de demencias: Test del informador.
- Cuestionario de dolor español: CDE.

- Escala de valoración del dolor en neonatología.
- Escala de coma de Glasgow.
- Escala de nivel de sedación: Ramsay.

Patrón 7. Autopercepción/autoconcepto:
- Cribado de ansiedad depresión: Escala de Goldberg.
- Escala de ansiedad de Hamilton.
- Escala de depresión geriátrica: Test de Yesavage.
- Test de cribado para trastornos de la alimentación: SCOFF.
- Escala de riesgo suicida de Plutchick.
- Cuestionario de depresión: Montgomery-Asberg.

Patrón 8. Rol/relaciones:
- Percepción de la función familiar: Cuestionario APGAR familiar.
- Cuestionario de apoyo social percibido: Duke-UNC.
- Riesgo social: Escala de valoración sociofamiliar.
- Escala de sobrecarga del cuidador: Zarit.
- Índice de esfuerzo del cuidador.
- Cribado para detectar la violencia contra la mujer.

Patrón 9. Sexualidad/reproducción:
- Cuestionario evaluador de la función sexual de la mujer.
- Cuestionario de cribado para la disfunción eréctil: SQUED.
- Índice internacional de función eréctil.

Patrón 10. Adaptación/tolerancia al estrés:
- Cuestionario de afrontamiento ante el dolor crónico (CAD).
- Escala de desesperanza de Beck.
- Inventario Texas revisado de duelo.
- Escala de manías de Young.

En la tabla 1-16 se recogen las principales escalas de valoración.

Objetivos de la valoración

Son los siguientes:
- Conocer el estado fisioterapéutico del enfermo al iniciar el tratamiento.
- Establecer los objetivos de tratamiento a corto y largo plazo.
- Objetivar los cambios reales del enfermo a consecuencia del tratamiento y la progresión de la patología.
- Considerar los registros del fisioterapeuta como instrumentos necesarios desde los aspectos de gestión, legales y éticos; es decir, el fisioterapeuta deberá recoger toda la información posible, ordenarla, dirigirla y hacer de ella un arma para el tratamiento, mejoría y evolución del paciente y su patología.

Criterios de actuación en la valoración

Los criterios a seguir en una valoración son los siguientes:
- Debe atender a una prescripción médica verbal o escrita.
- Debe ser objetiva para permitir el uso de otros terapeutas desde un punto de vista diagnóstico y terapéutico.

Tabla 1-16. Principales escalas de valoración

Función	Escala
Nivel de consciencia	• Escala de Glasgow
Nivel de sedación	• Escala de Ramsay
Valoración cuantitativa de tono muscular	• Escala de Ashworth
Riesgo de úlceras por presión	• Escala de Braden
Valoración cognoscitiva	• Escala del Rancho Los Amigos • *Mini-Mental Test*
Valoración funcional	• Medida de la Independencia Funcional (FIM) • Índice de Barthel • Escala ASIA • Escala de Impacto del Ictus (más selectiva que el Índice Barthel para discriminar entre pacientes con discapacidades leves) • Escala de Incapacidad de la Cruz Roja Internacional • Escala de Valoración Funcional de Karnofsky
Independencia para las actividades de la vida diaria	• Escala de Lawton y Brody • Índice de Katz
Actividades instrumentales de la vida diaria	• Escala de Lawton y Brody
Cambios en la ejecución de las actividades diarias	• Escala de Blessed
Movilidad articular	• Test AMA
Fuerza muscular	• Escala de Gradación Motora
Sobrecarga del cuidador	• Escala de Zarit • Índice de Estrés del Cuidador
Evolución del paciente después del alta	• Test del Informador
Valoración global del estado mental	• *Short Portable Mental State Questionnaire* (SPMSQ) de Pfeiffer
Presencia de disnea	• Índice de Disnea Basal de Mahler • Escala de Disnea de Borg • Escala de Disnea del *Medical Research Council* (MCR)
Úlceras por presión	• Escala de Norton
Intensidad del dolor	• Escala Visual Analógica del dolor (EVA)
Clasificación de la lesión medular	• Escala de Frankel
Relación entre el nivel de lesión medular y las funciones conservadas	• Escala ASIA para la exploración neurológica del lesionado medular

- Destreza profesional en la valoración: el fisioterapeuta debe conocer las funciones normales para detectar los déficits; por ejemplo, conocer la marcha normal. Esto permite tratar al paciente de manera individualizada.
- Buena capacidad de observación.
- Utilizar herramientas fiables y validables.

La evaluación debe ser objetiva, comparativa, simétrica, sistemática y secuencial.

MANEJO DEL PACIENTE RESPIRATORIO EN FASE CRÓNICA: PAUTAS DOMICILIARIAS

Hoy día, las posibilidades que ofrece la atención domiciliaria son numerosas, tanto en el paciente estable como en la agudización, así como los diferentes tratamientos de uso domiciliario, fisioterapia, incluso hasta los cuidados paliativos. Prueba de ello es la publicación de la monografía de la SEPAR (2011) *Manual de Atención domiciliaria del paciente con Enfermedad Pulmonar Obstructiva Crónica* (EPOC) (disponible en: https://issuu.com/separ/docs/manual22), cuya consulta se recomienda para profundizar en estos conceptos.

El manejo domiciliario del paciente respiratorio crónico, o lo que es lo mismo, la denominada hospitalización a domicilio (HAD), se define como una alternativa asistencial a la hospitalización convencional que consiste en un modelo organizativo capaz de dispensar a un paciente en su domicilio, los cuidados médicos y de enfermería en número e intensidad comparables a los que se le proporcionarían en el marco de la hospitalización convencional.

Los principales aspectos de **educación sanitaria** a tener en cuenta son:

- Control del buen cumplimiento de la medicación.
- Adiestramiento en la técnica del tratamiento broncodilatador.
- Revisión de terapias respiratorias domiciliarias: oxigenoterapia domiciliaria, etcétera.

El programa de educación debería incluir:

- Reducción de factores de riesgo:
  - Cese del hábito tabáquico.
  - Evitar ambientes contaminados.
- Instruir al paciente sobre el conocimiento de la enfermedad.
- Signos de alerta. Resulta fundamental que, bien el paciente, o bien el cuidador sepan interpretar los distintos signos y síntomas que sugieran una exacerbación de su enfermedad para solicitar asistencia precoz y evitar la progresión de la misma: Estos son:
  - Cambios en el color, cantidad, olor y viscosidad del esputo.
  - Mayor dificultad para movilizar secreciones, aliento fétido.
  - Aumento de la tos, disnea y/o frecuencia respiratoria.
  - El tratamiento habitual para su problema respiratorio no es efectivo y/o debe tomarlo con más frecuencia.
  - Presencia de sudoración, escalofríos, fiebre.
  - Ruidos respiratorios anormales.
  - Cambios en el nivel de conciencia (confusión, irritabilidad).
- Seguimiento del tratamiento prescrito.
- Atención al estado nutricional. Seguir una dieta equilibrada y adecuada.
- Correcta higiene del sueño.
- Ejercitación tanto de extremidades inferiores como superiores y tipo *endurance* (aeróbico) y de fuerza.

En general, el ejercicio debe realizarse como mínimo 3 veces/semana y durante, al menos 20 minutos seguidos. Si no fuera posible, se indicaría el entrenamiento interválico, que alterna períodos cortos de trabajo con períodos de reposo; está recomendado para pacientes muy sintomáticos con gran intolerancia al esfuerzo, ya que les facilita su cumplimiento.

En lo referente a la intensidad, generalmente se establece una intensidad de trabajo que oscila entre el 60-80% del consumo máximo de oxígeno (VO2max) alcanzado por el paciente en una prueba de esfuerzo inicial, aunque eso puede variar en función del esfuerzo percibido por parte del propio paciente.

Habitualmente, para un entrenamiento de fuerza se recurre a los ejercicios de levantamiento de pesas con cargas elevadas (al 70-85% del peso máximo que se puede movilizar en una única maniobra) y pocas repeticiones.

Además de lo anteriormente descrito, existen una serie de recomendaciones y ejercicios que el paciente puede realizar en su domicilio y que le ayudarán a realizar las actividades cotidianas (véase: https://issuu.com/separ/docs/manual22 pags 59-63).

BARRERAS ARQUITECTÓNICAS Y AYUDAS TÉCNICAS PARA EL DESARROLLO DE LAS ACTIVIDADES DE LA VIDA DIARIA

La OMS, ya en 2001, en la CIF, indicó que las personas con discapacidad, como lo son las que presentan demencia, tienen un hándicap que es derivado no de su propio deterioro funcional en sí, sino por el entorno, tanto social como personal, que es inaccesible por las barreras arquitectónicas que ofrece.

La Ley 39/2006 o Ley de Dependencia crea el sistema para la Autonomía y Atención a la Dependencia, mediante el cual, toda persona con discapacidad recibirá la prestación social debida y necesaria para el desarrollo de su autonomía.

Se diferencian cuatro ámbitos principales en los que es posible el desarrollo de medidas para una correcta accesibilidad:

- **Urbanística**. Se refiere a la accesibilidad en vías y espacio libres de uso público.
- **En la edificación**, se refiere a la accesibilidad y características del interior de los edificios o instalaciones.
- **En los medios de transporte**, se relaciona con las características accesibles o no, de los diferentes medios de transporte.
- **En la comunicación**, aquella accesibilidad que pueda caracterizar las diferentes formas de expresión y recepción de mensajes.

El Centro de Referencia Estatal de Autonomía Personal y Ayudas Técnicas (CEAPAT), dependiente del IMSERSO, ha publicado una serie de monografías al respecto, que son de gran interés, y que plantean las estrategias y directrices a seguir para la supresión de barreras arquitectónicas en todos los ámbitos; destacan:

- Accesibilidad, seguridad y diseño para todos en el transporte (2016). Disponible en: http://www.ceapat.es/InterPresent2/groups/imserso/documents/binario/reto_transp.pdf.
- Accesibilidad cognitiva (2015). Disponible en: http://www.ceapat.es/InterPresent2/groups/imserso/documents/binario/reto_diez_acc_cog.pdf.
- Ciudades amigables con la edad, accesibles e inteligentes (2014). Disponible en: http://www.ceapat.es/InterPresent2/groups/imserso/documents/binario/ciudadesinteligentes.pdf.
- Diseño para Todos en Viviendas y Entornos (2014). Disponible en: http://www.ceapat.es/InterPresent2/groups/imserso/documents/binario/viviendaentorno.pdf.
- Accesibilidad en compras públicas (2014). Disponible en: http://www.ceapat.es/InterPresent2/groups/imserso/documents/binario/compraspublicas.pdf.
- Adaptación de la vivienda en la población dependiente: necesidades, soluciones y costes (2007). Disponible en: http://www.ceapat.es/InterPresent2/groups/imserso/documents/binario/adaptacindelaviviendaenlapobla.pdf.
- Y en colaboración con la Fundación Manantial, la Guía de productos de apoyo para personas con trastorno mental (2012). Disponible en: https://www.fundacionmanantial.org/salud-mental/.

Garantizar la accesibilidad significa garantizar que estas actividades puedan ser desarrolladas por cualquier usuario sin que se encuentre con ningún tipo de barreras. Estas actividades se resumen en cuatro grandes grupos:

- Deambulación.
- Aprehensión.
- Localización.
- Comunicación.

Son conocidos como los **requisitos DALCO** y vienen definidos en las normas:

- UNE 170001-1:2007 Accesibilidad global. Criterios para facilitar la accesibilidad al entorno. Parte 1: requisitos DALCO.
- UNE 170001-2:2007 Accesibilidad global. Criterios para facilitar la accesibilidad al entorno. Parte 2: sistema de gestión de la accesibilidad global.
- UNE 41500 IN Accesibilidad en la edificación y el urbanismo. Criterios generales de diseño.
- UNE 41510 Accesibilidad en el urbanismo.
- UNE 41520 Accesibilidad en la edificación. Espacios de comunicación horizontal.
- UNE 41523 Accesibilidad en la edificación. Espacios higiénico-sanitarios.

En lo referente a la vivienda, la norma UNE 17000 regula los requisitos relativos a las acciones de deambulación, aprehensión, localización y comunicación que han de satisfacerse para garantizar la accesibilidad universal de los entornos, productos o servicios y facilitar con ello la accesibilidad universal al entorno construido. Estos están disponibles en: https://www.une.org/encuentra-tu-norma/busca-tu-norma/norma?c=N0040254.

En lo que respecta a las ayudas técnicas, en la revisión de la norma del año 2007 se cambió el término «ayuda técnica» por el de «producto de apoyo». Uno de los objetivos de esta nueva denominación es acercarse más al usuario-consumidor de productos de apoyo y defender sus derechos e intereses. Se ha puesto en marcha la red iProA, Foro de Centros de Información y Asesoramiento en Productos de Apoyo, al que se han incorporado todos los centros de las distintas Comunidades Autónomas que realizan labores de información y asesoramiento en productos de apoyo.

Los hay de muchos tipos:

- Para las actividades de la vida diaria.
- Para la comunicación, sistemas alternativos y aumentativos de comunicación.
- Para la movilidad, tales como grúas para el domicilio, grúas de piscina, andadores, bastones, sillas de ruedas, etcétera.
- Para el aseo y cuidado personal. Por ejemplo asientos para la bañera, asientos/elevadores para el váter, accesorios para calzarse, peinarse, sillas de ducha, etcétera.
- Ortesis y prótesis.

El CEAPAT dispone de un «Catálogo de productos de apoyo», que es un servicio en línea que recopila información sobre productos de las tecnologías de apoyo (ayudas técnicas) fabricados o distribuidos en España, así como los datos de contacto de las entidades que los comercializan; está disponible en: http://www.ceapat.es/ceapat_01/cat_apo/catalogo/index.htm.

PUNTOS CLAVE

- La atención domiciliaria a las personas mayores inmovilizadas incluye la información, el consejo sanitario, asesoramiento y apoyo a las personas vinculadas al paciente, especialmente al cuidador principal, en el caso de pacientes con discapacidades locomotrices transitorias y seguimiento de pacientes con discapacidades permanentes.
- Niveles asistenciales:
  - Atención primaria (AP): es el primer nivel de atención sanitaria al que accede el ciudadano y en el que un equipo de profesionales realiza una labor de prevención, detección y diagnóstico de enfermedades, su tratamiento, seguimiento, gestión de recursos y acompañamiento hasta el final de la vida.

(Continúa)

PUNTOS CLAVE (*Cont.*)

- Atención especializada (AE): es el segundo nivel asistencial y ofrece atención específica y especializada en el diagnóstico, tratamiento y rehabilitación de problemas de salud que, por sus características o necesidad de tecnología, no pueden resolverse en el nivel de atención primaria.
- Atención sociosanitaria (ASS): tercer nivel, basado en un modelo de atención integral y multidisciplinar que garantiza la asistencia a personas mayores, enfermos crónicos con dependencia y personas en la etapa final de la vida.

• El síndrome de inmovilidad se caracteriza por una reducción de la tolerancia a la actividad física que provoca debilidad muscular generalizada y, en los casos más graves, pérdida de automatismos y reflejos posturales. El automatismo define la capacidad para ser independiente, mientras que los reflejos posturales son aquellos reflejos miotáticos que permiten mantener una cierta postura, generalmente la bípeda.

• Dependencia: estado de carácter permanente en que se encuentran las personas que, por razones derivadas de la edad, la enfermedad o la discapacidad, y ligadas a la falta o la pérdida de autonomía física, mental, intelectual o sensorial, precisan de la atención de otra u otras personas o ayudas importantes para realizar las ABVD o, en el caso de las personas con discapacidad intelectual o enfermedad mental, de otros apoyos para su autonomía personal.

• Un protocolo es una construcción ordenada sobre un tema específico que permite definir una pauta de actuación unificada, consensuada entre los profesionales que van a utilizarla, metodológicamente sencilla y eficiente, y capaz de crear un formato de registro de datos que permitan evaluar su aplicación y los resultados obtenidos, con objeto de mejorar la calidad de la asistencia.

• En el protocolo de valoración del paciente para evaluar la fuerza muscular deberán realizarse ejercicios pasivos, activos y resistidos por cada grupo de músculos, y una vez valorados, se intentará que mejoren.

• Un protocolo de actuación dentro de la fisioterapia tiene como principal objetivo lograr que los pacientes puedan desenvolverse con independencia en su entorno y hacer esto usando los recursos existentes para lograr la calidad de vida.

• Los protocolos de investigación son guías para la práctica y deben ser completas, específicas, detalladas, manejables y han de incluir los factores a tener en cuenta en la decisión de recomendar un procedimiento determinado.

• La evaluación debe ser objetiva, comparativa, simétrica, sistemática y secuencial.

BIBLIOGRAFÍA

Grupo de trabajo de la Guía de Práctica Clínica sobre la atención integral a las personas con enfermedad de Alzheimer y otras demencias. Guía de Práctica Clínica sobre la atención integral a las personas con enfermedad de Alzheimer y otras demencias. Plan de Calidad para el Sistema Nacional de Salud del Ministerio de Sanidad, Política Social e Igualdad. Agència d'Informació, Avaluació i Qualitat en Salut de Cataluña; 2010. Guías de Práctica Clínica en el SNS: AIAQS Núm. 2009/07. Disponible en: http://www.guiasalud.es/GPC/GPC_484_Alzheimer_AIAQS_compl.pdf [último acceso: mayo 2018].

López-Liria R, Padilla Góngora D, Catalán Matamoros D, Sousa Coutinho M, da Silva Miranda A, Correia Brito A. Los servicios de fisioterapia domiciliaria en el sistema sanitario público de la Península Ibérica. Revista Iberoamericana de Fisioterapia y Kinesiología. Madrid: Elsevier; 2009.

Montagut Martínez F, Flotats Farré G, Lucas Andreu E, editores. Rehabilitación domiciliaria. Principios, indicaciones y programas terapéuticos. 2ª ed. Madrid: Elsevier; 2015.

Servicio Andaluz de Salud. Rehabilitación y fisioterapia en atención primaria. Guía de procedimientos. Sevilla: Servicio Andaluz de Salud, Consejería de Salud, Junta de Andalucía; 2013. Disponible en: https://ws027.juntadeandalucia.es/contenidos/publicaciones/datos/136/pdf/manualderehabilit.pdf [último acceso: mayo 2018].

Valero Alonso D. Síndrome de inmovilidad: fisioterapia en el domicilio. Jano. 2006;1.611:43-6. Disponible en: http://www.jano.es/ficheros/sumarios/1/0/1611/43/1v0n1611a13089818pdf001.pdf [último acceso: mayo 2018].

Gestión sanitaria

N. Burgos Alonso

2

OBJETIVOS DEL APRENDIZAJE

- Estudiar los sistemas sanitarios, especialmente el sistema sanitario español.
- Analizar los conceptos de centros asistenciales, las áreas de salud y sus diferentes niveles.
- Conocer los sistemas de información usados en el ámbito sanitario.
- Conocer la calidad del Sistema Nacional de Salud, su concepto, componentes y evaluación de los procesos.

SISTEMA SANITARIO: SISTEMA DE SALUD Y SISTEMA SANITARIO

La Organización Mundial de la Salud (OMS) define el sistema de salud como el «conjunto de organizaciones, instituciones y recursos cuyo objetivo principal es mejorar la salud en los hogares, lugares de trabajo, lugares públicos y las comunidades, así como el medioambiente físico y psicosocial. Los sistemas sanitarios están formados por profesionales que actúan y medidas utilizadas con la finalidad de mejorar, mantener y recuperar la salud colectiva o individual de los ciudadanos».

Mediante las políticas sanitarias y gracias a dotaciones, medios e instalaciones se promueven normas y leyes regulatorias, así como programas y procedimientos, consiguiendo prevenir enfermedades, promover y reestablecer la salud. Para ello se necesita personal, financiación, información, suministros, transportes y comunicaciones, así como una orientación y dirección general.

Los **elementos básicos de los sistemas de salud** son:

- **Población**, o demandantes de la asistencia sanitaria.
- **Prestación de servicios**, el conjunto de servicio de un determinado sistema.
- **Dotación** de personal sanitario.
- **Productos** médicos, vacunas y tecnologías: se debe dar un acceso equitativo a productos médicos esenciales, vacunas y tecnologías de calidad garantizada.
- **Financiación** de los sistemas de salud: debe ser sostenible, se debe atender las necesidades individuales sin agotar los recursos que podrían ser necesarios para el resto de la población, por tanto, se debe racionalizar el gasto.
- **Sistema de información sanitaria**: procurar una producción, análisis, difusión y utilización de información fiable y oportuna.
- **Liderazgo y gobernanza**: el Gobierno es el responsable de la salud de la población y de su bienestar. Debe promover políticas, creando normas y leyes para regular los sistemas de salud.

Los principios básicos de los sistemas de salud aparecen recogidos en la figura 2-1.

Tipos de sistemas sanitarios

El modelo sanitario es el esquema de referencia gubernamental para la ordenación del conjunto de servicios destinados a promover, mantener o restablecer la salud.

Se distinguen cinco modelos sanitarios, que se describen a continuación.

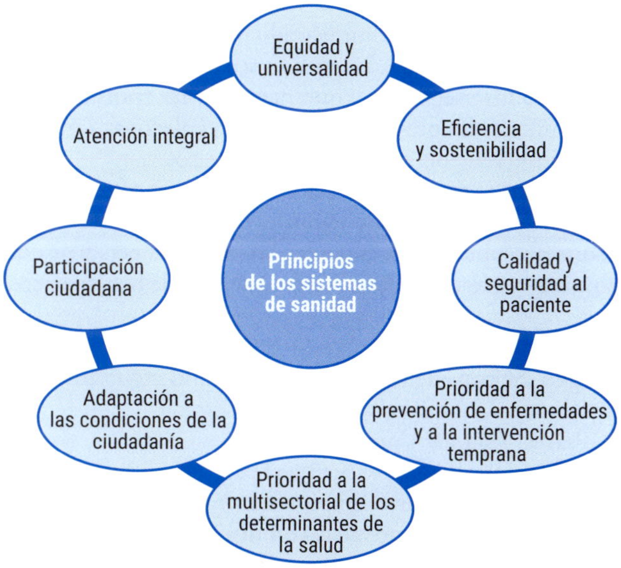
Principios de los sistemas de sanidad
Equidad y universalidad
Eficiencia y sostenibilidad
Calidad y seguridad al paciente
Prioridad a la prevención de enfermedades y a la intervención temprana
Prioridad a la multisectorial de los determinantes de la salud
Adaptación a las condiciones de la ciudadanía
Participación ciudadana
Atención integral

Figura 2-1. Principios básicos de los sistemas de salud.

Sistema Nacional de Salud

Origen. Surge en 1948 en Gran Bretaña, inspirado en el informe Beveridge (1942). Este modelo tiene como filosofía el derecho social de obtener el estado de bienestar, independientemente de sus medios económicos, siendo el Estado el responsable de la salud de sus habitantes.

Países. Reino Unido, Suecia, Noruega, Dinamarca, Irlanda, Italia, Grecia, España y Portugal.

Población. Cobertura universal. Se mantiene el mismo grado de protección para todos los ciudadanos independientemente del nivel socioeconómico.

Financiación. Se financia mediante los presupuestos generales del estado a través de la recaudación de impuestos obligatorios. Se recauda en función de la renta; por tanto, aquellas personas que más dinero tienen más aportan.

Gestión. El Gobierno es el encargado del ordenamiento del sistema, de realizar y aprobar leyes y de asegurar la calidad del servicio.

Ventajas y desventajas. La ventaja es que es universal, que todos los habitantes están cubiertos, no existe discriminación por nivel socioeconómico. Por otro lado, existe una limitada elección de profesionales asistenciales y largas listas de espera.

Seguros sociales

Origen. En 1883 el canciller alemán Von Bismarck promulgó una legislación sociosanitaria favorable hacia los trabajadores. Su filosofía reside en la concepción de la persona como sujeto de producción: si tiene salud, creará mayor riqueza.

Países. Francia, Bélgica, Alemania, Holanda, Luxemburgo y Suiza.

Población. Comenzó ofreciéndose solo a aquellas personas con actividad laboral, pero hoy en día cubre tanto a sus familias como a personas jubiladas o en paro, comprendiendo casi a la totalidad de la población.

Financiación. Cotizaciones obligatorias de los trabajadores.

Gestión. La provisión de servicios suele ser pública y privada. El dinero es administrado por entidades denominadas «cajas de salud». La gestión se efectúa por representantes de los asegurados, que negocian las transacciones económicas y las prestaciones de forma colectiva. También existe intervención estatal en algunos casos.

Ventajas y desventajas. La ventaja es que ofrece mayor libertad para elegir los profesionales de salud, y la desventaja es que no cubre a toda la población. Aquellas personas que no están cubiertas tienen acceso a sistemas de beneficencia.

Modelo liberal

Origen. Se considera la asistencia de salud como una parte del mercado. No existe regulación estatal.

Países. Estados Unidos.

Población. El usuario realiza el pago al proveedor directamente, o bien por servicio o contratando pólizas mediante aseguradoras privadas con distintas coberturas, dependiendo del coste de dichas pólizas.

Financiación. Individual, privada, no obligatoria.

Gestión. Está sujeta a las leyes de mercado y depende de la oferta y la demanda. La responsabilidad es individual.

Ventajas y desventajas. Los proveedores solo invierten en lo que les produce mayor ganancia económica. Los grandes perjudicados son aquellas personas que por su nivel socioeconómico no pueden acceder a los servicios de salud, por lo que se produce una discriminación en la población.

Modelo de beneficencia

Depende de la caridad, no es obligatorio aportar dinero. Normalmente coexiste con otros modelos, aunque en algunos países puede ser el modelo principal.

Modelo estatalizado

Modelo de gobiernos comunistas; se gestiona completamente desde el Estado de forma centralizada. La financiación y la gestión y provisión de servicios es totalmente pública.

Sistema sanitario español

La Ley 14/1986, de 25 de abril, o Ley General de Sanidad, creó las bases para el funcionamiento del Sistema Nacional de Salud. Sus objetivos fundamentales residen en dar una cobertura universal a la ciudadanía mediante servicios sanitarios gratuitos. Su financiación es pública. La ley refleja los derechos y deberes para la población, la prestación de servicios, cómo se mantiene y se evalúa su calidad.

Paulatinamente se produjo una división de las responsabilidades y las funciones entre el Gobierno central y las autonomías, una descentralización.

División de funciones

Las funciones se dividen entre el Gobierno central y las autonomías:

- **Gobierno central.** Son las siguientes:
  - Coordinación general entre el Estado y las comunidades autónomas.
  - Reglamentación de los medicamentos y productos sanitarios.
  - Registro alimentario e industrial.
  - Control sanitario del medioambiente.
  - Registro de centros y servicios. Sanidad exterior.
  - Formación sanitaria especializada.
  - Responsables de la calidad y de alta inspección.
- **Comunidades autónomas.** Son las siguientes:
  - Planificación sanitaria, gestión y regulación de los servicios regionales.
  - Creación de planes de salud.
  - Autorización de centros sanitarios.
  - Gestión y provisión de los servicios.

Financiación

El Estado financia directamente los servicios fundamentales a los ciudadanos partir de los impuestos que recauda.

También existe el aseguramiento privado voluntario, que en 2015 suponía un 18,9 % de la población (UNESPA).

Las comunidades autónomas gestionan los recursos, que se negocian previamente con el Estado y se aprueban en los presupuestos generales del estado. La financiación de las comunidades autónomas se rige por la Ley 21/2001, por la que se regulan las medidas fiscales y administrativas. Para contribuir a parte de esta financiación de las competencias sanitarias se acordó la cesión parcial del impuesto sobre el valor añadido (IVA) y los impuestos especiales de la cerveza, el vino y bebidas fermentadas, bebidas azucaradas, además de la totalidad de los impuestos a la electricidad.

Al existir diferencias de riqueza en diferentes áreas geográficas, se utiliza el Fondo de Compensación Territorial y el Fondo de Cohesión Sanitaria para garantizar la solidaridad entre comunidades.

Cobertura

Todos los ciudadanos con nacionalidad española tienen acceso a la sanidad, así como los extranjeros empadronados en España o menores de 18 años. Todos los extranjeros tienen derecho a la asistencia sanitaria de urgencia y las mujeres embarazadas derecho a la asistencia al embarazo, parto y posparto.

Estructura

Las competencias del Sistema Nacional de Salud corresponden al Ministerio de Sanidad, Consumo y Bienestar Social, y a los gobiernos autonómicos, así como en algunos casos a las diputaciones y/o ayuntamientos. La estructura del Sistema Nacional de Salud español viene recogida en la figura 2-2. Así, por ejemplo, en lo que respecta a la contratación de personal, la selección de personal-estatutario-fijo se realizará con carácter general a través del sistema concurso-oposición.

- El objetivo de los sistemas sanitarios es conseguir la protección y promoción de salud con la máxima cobertura posible mediante una financiación sostenible.
- El Sistema Nacional de Salud español es descentralizado, tiene una cobertura universal, se financia a través de impuestos y lo gestiona el Estado.

CENTROS ASISTENCIALES

Estudiaremos las áreas de salud y los hospitales.

Áreas de salud

La estructura fundamental del sistema sanitario español se denomina **área de salud**. Esta se divide en zonas básicas de salud y dispondrá (o estará vinculada) al menos a un hospital central. El área de salud atenderá por regla general entre 200.000 y 250.000 habitantes (exceptuando Baleares y Canarias) y cada provincia tendrá como mínimo un área.

En estas áreas de salud se desarrollará:

- **Atención primaria.**
- **Asistencia especializada.**

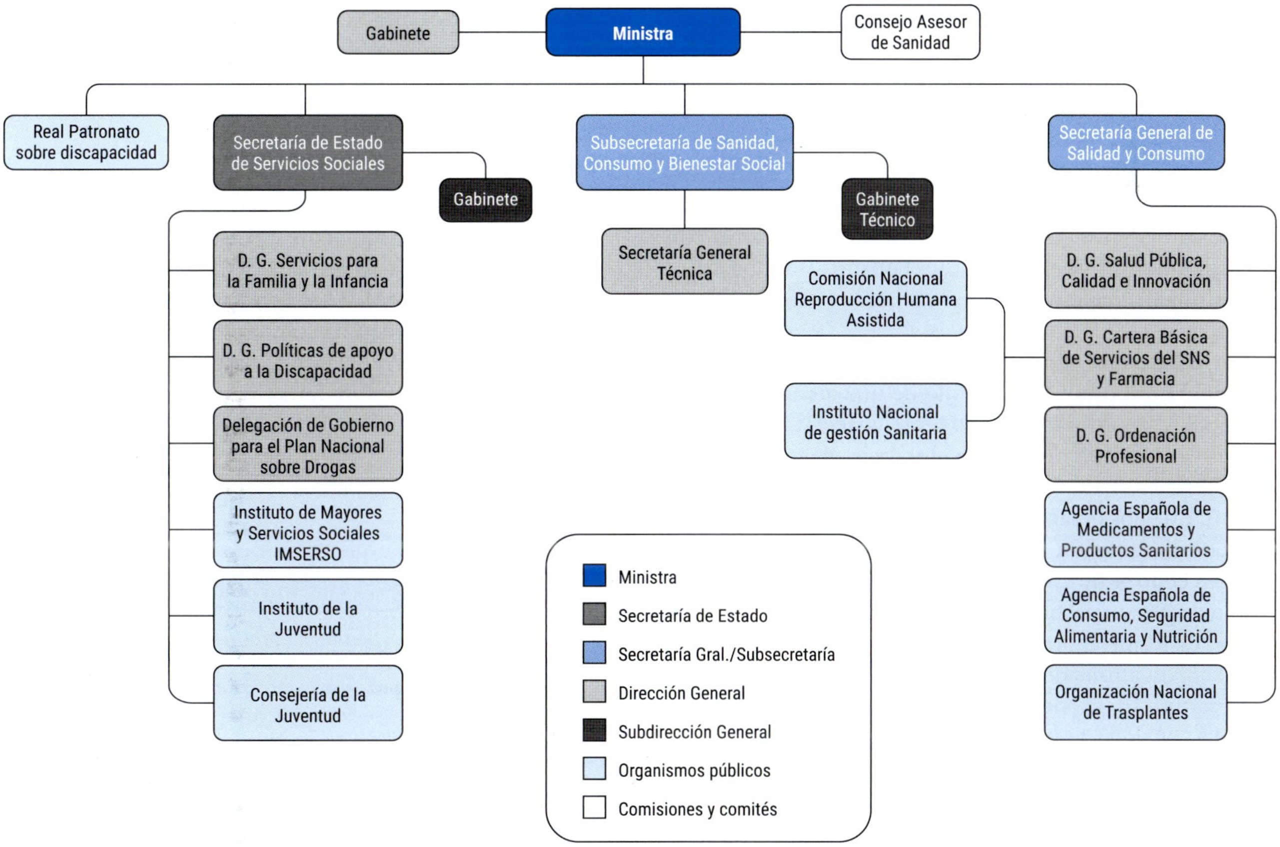

Figura 2-2. Estructura del Sistema Nacional de Salud español. Fuente: Ministerio de Sanidad, Servicios Sociales e Igualdad: https://www.msssi.gob.es/organizacion/ministerio/organizacion/home.htm

- **Promoción** de la salud y **prevención** de la enfermedad.
- Programas de **protección** a los grupos de riesgo.
- Protección de la salud, mediante **medidas preventivas** de riesgo para la salud donde se incluyen controles alimentarios, control de productos farmacéuticos y del medioambiente.
- **Información** tanto específica para profesionales como divulgativa para la ciudadanía.
- **Docencia** e **investigación científica**.

Zonas básicas de salud. La división en zonas básicas de salud depende de la población y del área geográfica. Los habitantes que se atienden pueden variar entre 5.000 y 25.000, excepto en el medio rural, que puede ser menor.

La asistencia sanitaria queda dividida en dos tipos de niveles asistenciales: atención primaria y especializada.

- **Área de Salud**: es aquella circunscripción administrativa que agrupa un conjunto de centros y de profesionales de atención primaria bajo su dependencia organizativa y funcional.
- **Zona básica de salud**: es aquella delimitación geográfica que sirve de referencia para la actuación del equipo de atención primaria.

Atención primaria

La OMS define la atención primaria como «la asistencia sanitaria esencial accesible a todos los individuos y familias de la comunidad a través de medios aceptables para ellos, con su plena participación y a un costo asequible para la comunidad y el país».

La atención primaria constituye normalmente el punto de acceso al sistema sanitario, donde se accede habitualmente con cita previa y solo es necesario presentar la tarjeta sanitaria. La estructura física de la atención primaria se denomina centro de salud, donde se encuentran las consultas y los servicios asistenciales. En zonas con pocos habitantes puede existir un consultorio, donde los profesionales prestan servicios en horas o días determinados.

Los **centros de salud** son «estructuras físicas y funcionales que posibilitan el desarrollo de una atención primaria de salud coordinada globalmente, integral, permanente y continuada, y con base en el trabajo en equipo de los profesionales sanitarios y no sanitarios que actúan en el mismo. En ellos desarrollan sus actividades y funciones los Equipos de Atención Primaria».

Estos centros de salud no solo se utilizan para realizar la asistencia personal, sino que también facilitan el trabajo en equipo de los profesionales de la zona, y permiten mejorar no solo la organización, sino finalmente la salud de la zona.

El equipo básico de salud está conformado en todas las CC. AA. por una serie de profesionales, entre los cuales se encuentra el fisioterapeuta. Además, en algunas CC. AA., como Baleares, Canarias, Madrid, etc., se han creado, desarrollado y puesto en marcha las llamadas Unidades de Apoyo de los Equipos de Atención Primaria de Salud para dar una mejor prestación a los ciudadanos, entre las que se encuentran las de fisioterapia, odontología, de atención a la mujer y urgencias, entre otras.

Tabla 2-1. Componentes de los equipos de atención primaria

- Médicos de familia
- Médicos pediatras
- Enfermería y auxiliares de enfermería
- Matronas
- Fisioterapeutas
- Odontólogos
- Trabajadores sociales
- Personal de administración

Los componentes de los equipos de atención primaria se recogen en la tabla 2-1. Las funciones principales en la atención primaria se reflejan en la tabla 2-2.

Atención especializada

Como se ha mencionado anteriormente, el acceso al sistema sanitario se realiza principalmente a través de la atención primaria, pero el equipo de atención primaria, debido a la especificidad del problema, puede derivar al paciente a la atención especializada. No es la única forma de acceso a este nivel asistencial, también es posible acceder por asistencia de urgencias.

Hay tres tipos de **estructuras físicas**:

- **Centros ambulatorios**, donde se atiende en consultas externas. No existe la internalización de enfermos. También constan de servicio de urgencia, servicios diagnósticos y/o de rehabilitación.
- **Hospitales pequeños**, de menos de 100 camas. No solo se asiste a los enfermos hospitalizados, sino que también se realiza el seguimiento de estos en consultas externas. Consta de dos quirófanos, sala de parto, sala de dilatación, farmacia, rehabilitación, anestesia y reanimación y urgencias.
- **Grandes hospitales,** de 300 camas. Constan de servicio de hospitalización y consulta externa, al menos seis quirófanos, sala de parto, sala de dilatación, farmacia, rehabilitación, banco de sangre, anatomía patológica, microbiología, unidad de cuidados intensivos, anestesia y reanimación y urgencias. En la tabla 2-3 se relacionan las especialidades hospitalarias.

En lo que respecta a las funciones principales de la atención especializada, en la tabla 2-4 se enumeran las más relevantes.

Tabla 2-2. Funciones principales en la atención primaria

- Asistencia sanitaria a demanda, programada y urgente
- Asistencia en consulta o domicilio
- Procedimientos diagnósticos y terapéuticos
- Prescripciones e indicaciones médicas
- Participación en programas de salud
- Prevención de la enfermedad
- Rehabilitación básica
- Atención paliativa
- Atención a mujeres embarazadas y tras el parto
- Atención bucodental
- Docencia e investigación

Tabla 2-3. Especialidades hospitalarias

- Angiología y cirugía cardiovascular
- Dermatología medicoquirúrgica y venereología
- Odontología, cirugía oral y maxilofacial
- Ginecología y obstetricia o tocología
- Oftalmología
- Otorrinolaringología
- Urología
- Traumatología
- Cirugía general y del aparato digestivo
- Pediatría
- Cirugía plástica, estética y reparadora
- Cirugía torácica
- Neurocirugía
- Proctología
- Psiquiatría
- Medicina intensiva
- Análisis clínicos
- Anatomía patológica
- Bioquímica clínica
- Farmacología clínica
- Genética médica
- Inmunología
- Medicina nuclear
- Microbiología y parasitología
- Neurofisiología clínica
- Radiodiagnóstico o radiología

Hospital

El hospital es un centro de internamiento clínico. Pueden ser tanto de carácter público como privado. Los hospitales privados están vinculados al Sistema Nacional de Salud, deben cumplir los mismos requisitos que los hospitales públicos y están sujetos a inspecciones y a evaluaciones de calidad. Así, la Ley General de Sanidad, en su capítulo III, ofrece las directrices generales de la regulación del hospital.

No solo ofrecen asistencia, sino que los hospitales universitarios ofrecen también servicio docente. Asimismo participan en programas de promoción de la salud, prevención de enfermedades y realizan estudios de investigación.

Existe internamiento clínico, pero el seguimiento de los pacientes se puede realizar tanto en consultas externas como domiciliarias en algunos casos.

Los indicadores hospitalarios son importantes para planificar una buena gestión. Se utilizan para evaluar el desempeño del hospital, con base en su organización, en los recursos involucrados y en la metodología de trabajo. Los principales indicadores hospitalarios quedan recogidos en la tabla 2-5.

Tabla 2-4. Funciones principales de la atención especializada

- Asistencia ambulatoria en consulta
- Asistencia en internamiento
- Atención de urgencia
- Pruebas y exámenes diagnósticos
- Tratamiento y operaciones quirúrgicas
- Rehabilitación
- Prótesis
- Dispensación de fármacos
- Alimentación, nutrición enteral y parenteral
- Docencia e investigación

Tabla 2-5. Indicadores hospitalarios

Recursos	• Nº de hospitales • Total personal: – Personal sanitario: ▪ Médicos ▪ Enfermería ▪ Otros sanitarios – Personal no sanitario • Camas
Actividad asistencial	• Ingresos • Estancias • Altas • Consultas externas intrahospitalarias • Urgencias • Intervenciones quirúrgicas • Partos
Actividad económica	• Gasto total: – Gastos corrientes: ▪ Gastos de personal ▪ Otros gastos corrientes – Inversión • Ingreso total: – Ingresos corrientes ▪ Ventas ▪ Subvenciones ▪ Ingresos de capital
Indicadores de estructura	• Médicos/100 camas ocupadas • Personal de enfermería/100 camas ocupadas • Camas/1.000 habitantes
Indicadores de actividad	• Estancias/1.000 habitantes • Ingresos/1.000 habitantes • Urgencias/1.000 habitantes • Intervenciones quirúrgicas/1.000 habitantes • Consultas externas/1.000 habitantes
Indicadores de funcionamiento	• Índice de ocupación • Estancia media • Índice de rotación • Índice de mortalidad bruta • Índice de necropsias • Índice de cesáreas • Presión de urgencias • Urgencias ingresadas
Indicadores económicos	• Gasto/habitante (€) • Gasto/PIB (%)

PIB: producto interior bruto.

- El Sistema Nacional de Salud español establece dos niveles asistenciales: atención primaria, donde prestan atención los equipos de atención primaria de los centros de salud, y atención especializada, donde prestan atención los profesionales especialistas de ambulatorios y hospitales.
- Las áreas de salud son las estructuras fundamentales del Sistema Nacional de Salud español.

GASTO Y COSTE SANITARIO

El objetivo del sistema de salud es proporcionar una estructura sostenible económicamente que promueva, proteja, mantenga y recupere la salud de sus ciudadanos. Los recursos son finitos y debe existir un equilibrio en los costes para mantener el nivel de salud poblacional.

En esta línea se crearon los denominados «**Mapas de Cuidados**», que son planes asistenciales aplicados a enfermos con una determinada patología y un curso clínico predecible con una atención coordinada. Estos **mapas o vías clínicas** aglutinan varias de las dimensiones de calidad asistencial:

- Aspectos de los profesionales sanitarios:
  - Calidad científico-técnica.
  - Coordinación entre profesionales sanitarios.
- Aspectos de los enfermos:
  - Información.
  - Participación.
  - Ajuste de las expectativas.
- Aspectos de los responsables de dirección y gestión:
  - Eficiencia en el gasto.
  - Optimización de costes.

> Los **Mapas de Cuidados** o vías clínicas son:
> - Una herramienta organizativa multidisciplinar para la gestión de los episodios agudos.
> - Planes asistenciales que se aplican a enfermos con una determinada patología y que presentan un curso clínico predecible.

Las **variables** que influyen en el **gasto sanitario** son:

- **Demografía de la población**. La edad de la población influye progresivamente: si la población está muy envejecida, como ocurre en los países desarrollados, el coste se incrementa. Respecto al flujo migratorio, aunque existe la falsa creencia de que a mayor inmigración mayor incremento del coste, la realidad demuestra que no ocurre así, ya que son las personas más jóvenes y sanas y en edad de trabajar las que tienden a emigrar.
- **Estado de salud de la población**. Las enfermedades crónicas pueden aumentar los costes en comparación con las agudas.
- **Hábitos de vida de la población, consumo de medicamentos y drogas ilegales**. Dependiendo del país pueden afectar de manera negativa incrementando el gasto.
- **Terapias tecnológicas innovadoras y nuevos fármacos**. Incrementan el coste sanitario.
- **Cambios culturales**. Antiguamente se tendía a cuidar el enfermo en casa, pero debido al aumento de la esperanza de vida y a la incorporación de la mujer al mundo laboral, se tiende a ingresar a personas mayores en hospitales de día o residencias de ancianos, lo que incrementa el gasto.

Las principales medidas para contener el gasto se recogen en la tabla 2-6.

Tabla 2-6. Medidas para contener el gasto sanitario

- Control de fármacos que cubre la Seguridad Social. Procurar dar mayor cobertura a fármacos genéricos o de menor coste
- Realización de estudios de coste-efectividad o coste-utilidad para tomar decisiones de coberturas
- Introducción del copago de fármacos, especialmente en aquellos que son para mayores de 65 años, donde se cubre el 100 %
- Apostar por medidas de prevención en los planes de salud

SISTEMAS DE INFORMACIÓN DE ÁMBITO SANITARIO

Primeramente, es preciso explicar el concepto de tarjeta sanitaria (tomado de https://www.saludcastillayleon.es/ciudadanos/es/serviciosonline/tarjeta-sanitaria/informacion-procedimiento).

La tarjeta sanitaria es el documento administrativo que acredita determinados datos de su titular y le facilita el acceso a las prestaciones del Sistema Nacional de Salud. Es una tarjeta personal e intransferible que debe tener cada miembro de la familia, sea cual sea su edad, y con independencia de si es titular o beneficiario.

Con carácter general, la vigencia de la tarjeta sanitaria es indefinida. Cuando sus titulares sean extranjeros, su validez coincidirá con la vigencia que figure en la Tarjeta de Identificación de Extranjero (TIE), para el caso de extranjeros no comunitarios, o la que conste en el Certificado de Registro de Ciudadano de la Unión Europea, para el caso de extranjeros comunitarios. Estos deberán actualizar en su centro de salud la fecha de caducidad de su permiso de residencia cada vez que lo renueven.

Es importante que, en el momento de cumplir 14 años, cuando los menores obtienen el DNI, se comunique este dato cuanto antes al centro de salud que le corresponda.

Consideraciones generales

- La tarjeta sanitaria debe presentarse siempre que se accede a los servicios sanitarios.
- En los desplazamientos dentro del territorio nacional deberá llevar consigo su tarjeta sanitaria.
- El Servicio de Salud de cada CC. AA. entrega a los usuarios la tarjeta de forma gratuita.

Situaciones provisionales de asistencia sanitaria

Se facilitará un documento específico para el acceso a la asistencia en los siguientes casos:

- A los usuarios que se encuentren desplazados durante un período mayor de un mes.
- A las embarazadas extranjeras que no tengan reconocido el derecho a la asistencia sanitaria, para la asistencia al embarazo, parto y posparto.
- A los extranjeros menores de 18 años que no tengan legalizada su residencia en España. Los datos de consignación obligatoria para la emisión del formulario: nombre y apellidos, fecha de nacimiento y sexo, se obtendrán del pasaporte propio o familiar o, si no fuera posible, se precisará informe del trabajador social de Área.
- También los solicitantes de adopción internacional que hayan recibido informes preliminares del niño, con el fin de asignarles pediatra en su centro de salud y que le facilite una valoración de los mismos (consulta preadopción).

- Otros colectivos: solicitantes de protección internacional y víctimas de trata de seres humanos.

Veamos a continuación, en primer lugar el sistema de clasificación de los pacientes y en segundo término los indicadores de medición del producto hospitalario.

Sistema de clasificación de los pacientes

Se compone de los elementos que se describen seguidamente.

Registros

Son el resultado de la función de apuntar o anotar la información sobre un individuo. Aportan información no solo a nivel individual, sino también información importante para la población general, especialmente dependiendo del tipo de registro.

El registro se define como el «sistema de información que proporcione de forma periódica datos relacionados con recursos sanitarios, frecuencia de casos de una enfermedad, utilización de servicios y tecnologías sanitarias, nivel y evolución de factores de riesgo de enfermedad o percepción de la población sobre el sistema sanitario».

Se registran datos sobre población y sus características, estado de salud, determinantes de la salud, sistema sanitario y gasto sanitario.

La autorización para recoger los datos de registros de información sanitaria aparece en la Ley 16/2003, de 28 de mayo, de cohesión y calidad del Sistema Nacional de Salud, en su art. 53: Sistema de información del Sistema Nacional de Salud, y en su art. 58, apartado 5.

- **Historia clínica**: datos individuales de una persona. Se recoge información social y médica. La completa el profesional sanitario y es confidencial (Tabla 2-7).
- **Registro de población adscrita**: información demográfica sobre la población empadronada, sexo y edad (**padrón y censo**).
- **Registro de morbilidad y mortalidad**: accesible en el Instituto Nacional de Estadística.

Tabla 2-7. Datos recogidos en la historia clínica

- Nombre y apellidos
- Teléfono y dirección
- Sexo y edad
- Número del paciente (por ejemplo, número de la Seguridad Social)
- Antecedentes clínicos y alergias
- Embarazo, número de hijos en el caso de las mujeres
- Valoración clínica
- Pruebas realizadas y/o solicitadas
- Resultados de las pruebas
- Fecha y evolución de las visitas
- Evolución de la enfermedad
- Pautas y tratamientos
- Cambios de pauta y/o tratamientos
- Acceso a la historia clínica de otros especialistas médicos/enfermería, etc.
- Datos del médico responsable que ha cumplimentado la historia
- Apartado libre para anotar observaciones

- **Registros específicos hospitalarios**:
  - Hoja de ingreso: datos de filiación; la completa el personal administrativo.
  - Informe médico de urgencias: resultados de las exploraciones realizadas en servicio de urgencias; lo completan los profesionales médicos.
  - Hoja de orden de tratamiento: la receta médica; hoy en día está siendo sustituida por la receta electrónica.
- Otros registros: el número de registros es amplio; en el siguiente vínculo se ofrece el acceso a los registros existentes a fecha de enero de 2020 en el Ministerio de Sanidad: https://www.mscbs.gob.es/estadEstudios/estadisticas/inforRecopilaciones/atlas/atlasDatos.htm.

Encuestas

Las encuestas se pueden realizar de dos formas:

- **Entrevista (telefónica o presencial)**. Se pregunta por factores de riesgo, patologías, etc., y luego se clasifican las respuestas.
- **Cuestionario**. Redactado en forma de interrogatorio acerca de las variables que se investigan. Tiene la ventaja de que supone menor coste que una encuesta con entrevistador. El cuestionario puede ser enviado por correo electrónico o en formato papel. La desventaja es que se pierde mucha información y que hay preguntas que pueden entenderse mal y no hay nadie que resuelva las dudas en el momento de contestarlo. El cuestionario autoadministrado puede ser confidencial, por lo que el encuestado se siente más libre para contestar la verdad que si estuviese frente a un entrevistador.

Clasificación de los pacientes

Para realizar los registros de forma adecuada es importante clasificar a los pacientes correctamente y de forma uniforme entre todos los profesionales. Para ello, existen diversas clasificaciones que agrupan a los pacientes según su patología. La más utilizada es la **Clasificación Internacional de Enfermedades, 10ª revisión** (CIE-10):

- **CIE-10**. Establecida por la OMS, clasifica a los pacientes en 17 secciones con subapartados dependiendo de la patología. Más información en la web oficial del ministerio: http://www.msssi.gob.es/estadEstudios/estadisticas/normalizacion/CIE10/Diagnost_CIE10ES_2017.pdf.
- **Clasificación Internacional de Atención Primaria (CIAP)**. Dirigida a médicos de atención primaria. Elaborada por colegios, academias y asociaciones de médicos, que constituyeron la WONCA (*World Organization of National Colleges, Academies and Academic Associations of General Practitioners/Family Physicians*).
- **Centro Internacional de Problemas de Salud de Atención Primaria (CIPSAP)**.
- **Clasificación Internacional de Procesos en Atención Primaria (CIPAP)**.
- ***North American Nursing Diagnosis Association* (NANDA)**. Utilizada en enfermería para el diagnóstico enfermero para el cuidado de las enfermedades.

Indicadores de medición del producto hospitalario

Los indicadores de interés son diversos. Veámoslos de forma sucinta.

Grupos relacionados de diagnóstico (GRD)

Constituyen un sistema de clasificación de pacientes que permite relacionar los distintos tipos de pacientes tratados en un hospital con el coste que representa su asistencia. Incluyen:

- Diagnóstico principal (código de la CIE-10-MC).
- Procedimientos (tratamiento quirúrgico, diagnóstico principal).
- Edad.
- Situación al alta.
- Complicaciones y comorbilidades (código de la CIE-10-MC).

Conjunto mínimo de datos básicos (CMBD)

Consiste en la recuperación y almacenamiento de información clínica y administrativa que permita dar respuesta a la creciente demanda de información sanitaria, a la vez que establece criterios de comparabilidad y compatibilidad utilizando datos normalizados con definiciones.

Entre sus **ventajas** se incluyen:

- Información sobre la morbimortalidad del hospital.
- Datos básicos de financiación.
- Técnicas para que el hospital trabaje de forma más eficiente.
- Información uniforme de diferentes hospitales.

Los **datos** del CMBD son:

- Identificación del hospital.
- Identificación del paciente.
- Fecha de nacimiento.
- Sexo.
- Residencia.
- Financiación.
- Fecha del ingreso.
- Circunstancia del ingreso.
- Diagnósticos (principal, otros).
- Procedimientos quirúrgicos y obstétricos.
- Otros procedimientos.
- Fecha del alta.
- Circunstancia del alta.
- Identificación del médico responsable del alta.

Otros indicadores de medición del producto hospitalario

Otros indicadores son:

- **Grupos de visita ambulatoria (AVG)**: aplicado al sistema ambulatorio.
- **Grupos de utilización de recursos (RUG)**: aplicado a enfermos crónicos.
- ***Patient management categorie*s (PMC)**: desarrolladas por el *Patient Young* en el *Health Care Research Department of Blue Cross* en Pensilvania. Son 843 categorías que se construyen a partir del informe de alta.

> Los sistemas de información principales son los registros y las historias clínicas. La clasificación de pacientes facilita la elaboración de registros.

PROCESO ADMINISTRATIVO: FASES

Las funciones de la gestión sanitaria se dividen en cuatro apartados: planificación, organización, dirección y evaluación. Este proceso administrativo es la consecución de actuaciones que se realizan para alcanzar las metas u objetivos de un organismo institucional o formación empresarial.

Planificación

El estudio de la planificación requiere diversos componentes a analizar.

Definición de planificación

La planificación es un proceso preparatorio. Se encarga de definir objetivos y priorizarlos. Para priorizarlos se tienen en cuenta la gravedad del problema, su prevalencia, la alarma social que causa y su conexión con otros problemas, así como la eficacia y eficiencia de la solución al problema.

Concepto de planificación

Se fundamenta en las normas o guías específicas establecidas. Posteriormente se crea un protocolo. En esta fase se concretan al detalle los objetivos, se establecen las estrategias, el tiempo en que se llevará a cabo, el lugar, los profesionales que realizarán las actividades y los recursos con los que se cuenta. Su finalidad es unificar la forma de actuación de cada profesional y organización, reduciendo la posibilidad de error.

En ocasiones, y tras pasar por un consenso político, se pueden crear programas concretos de promoción de la salud o prevención de la enfermedad.

Análisis de las necesidades de salud

Un aspecto previo antes de definir la población a la que va a ser dirigido un programa es conocer nuestra población, sus necesidades y priorizarlas. A veces estas necesidades se conocen por las demandas que se reciben de los propios usuarios o individuos pertenecientes a la población. Otras veces se reciben de los profesionales de la salud o expertos tras observar las necesidades clínicas en la práctica diaria. Por último, las necesidades también pueden ser identificadas por un observador externo.

Para valorar esas necesidades se puede utilizar tanto un **método epidemiológico**, cuantificando los problemas de salud de la población (enfermedades, factores de riesgo, determinantes), o bien un **método de salud pública**, definiendo la causalidad y/o la gravedad de la enfermedad, así como el impacto de su solución. También podemos basarnos en el modelo social, fundamento en las prioridades socioculturales de la población.

Se tienen en cuenta, por un lado, la importancia, frecuencia o magnitud del problema, y por otro, la eficacia y eficiencia de la solución, considerando los recursos disponibles.

Organización

La organización comprende el estudio de las líneas de comunicación y los métodos organizativos.

Líneas de comunicación

Las líneas de comunicación se explican detalladamente en el tema «Educación para la salud».

Métodos organizativos

Existen dos métodos organizativos: estructura en red y calendario de operaciones:
- Mediante la **estructura en red** se forman gráficos donde se diseña el camino que siguen las operaciones o actuaciones. Dentro de este tipo de modelos está el algoritmo decisional, el diagrama de flujo o la red PERT (*Program Evaluation and Review Technique*), entre otros.
- Mediante el **calendario de operaciones** se indica en cada actividad una fecha de finalización. Dentro de esta técnica están el diagrama de Gantt o el de Milestone.

Dirección

Se analizan las funciones y los principios de la dirección.

Liderazgo y dirección

Las **funciones de la dirección** son las siguientes:
- Comunicar objetivos claros y realistas al equipo u organización, facilitando su cumplimiento.
- Identificar áreas de conflicto real o potencial, prevenirlas y conocer las estrategias necesarias para afrontarlas.
- Proporcionar los medios a la organización y coordinar las tareas.
- Organizar reuniones planificadas fomentando la comunicación y participación de todos los miembros del equipo, actuando de moderador y facilitando un clima de discusión adecuado y operativo.
- Revisar periódicamente el funcionamiento del equipo, efectuando los cambios necesarios.
- Favorecer la comunicación de los componentes del equipo con el paciente y su familia, informando de los objetivos y del plan de cuidados establecidos para que participen en el mismo.

Principios de la dirección

Los **principios de la dirección** son los siguientes:
- Motivación y estimulación de la colaboración y la participación.
- Comunicación.
- Orientación.
- Planeación y organización.
- Coordinación de actividades.
- Supervisión.
- Toma de decisiones.

Evaluación

La evaluación comprende el estudio de la finalidad, los tipos y los medios.

Concepto y finalidad

Hay que explicitar qué, para qué, cómo y cuándo se realiza la evaluación. En la planificación se estipula en qué momento o momentos se evalúa el programa o intervención. Se recogen los datos económicos, subjetivos y/o de eficacia necesarios, tanto antes de implantar la intervención como después, para poder así compararlos. Es importante analizar tanto los resultados esperados como aquellos inesperados, ya sean positivos o negativos.

Se debe evaluar siempre antes de comenzar el proceso, a veces también durante el mismo, por si se pueden incorporar cambios, y al finalizarlo. Posteriormente, tras su ins-

Tabla 2-8. Tipos de valoración económica

Evaluación	Objetivo	Método	Indicador
Eficacia	¿El nuevo programa/intervención ofrece mayor beneficio/perjuicio a nivel individual?	Ensayos clínicos aleatorios	• RR • NNT
Efectividad	¿En la práctica, el nuevo programa/ intervención ofrece mayor beneficio/perjuicio en la población?	Estudios observacionales, estudios de cohortes	• RR • OR • Efectividad = (1 – OR) × 100
Eficiencia	¿Es el nuevo programa/ intervención el que ofrece mayor efectividad a menor coste?	Análisis de minimización de coste	Coste del nuevo programa/intervención menos el coste del antiguo programa/intervención
		Coste-efectividad	Qué coste supone el nuevo programa/intervención y qué beneficio se consigue
		Coste-utilidad	Qué coste supone la intervención y qué beneficio se consigue medido en calidad de vida
		Coste-beneficio	Qué coste supone el problema con la situación actual frente al coste que supondría con el nuevo programa/intervención

NNT: número necesario de pacientes a tratar para reducir un evento; OR: *odds ratio*; RR: riesgo relativo.

tauración se repetirá el proceso, pues la población y sus necesidades son cambiantes y las intervenciones y programas se deben adaptar a estos cambios.

Tipos de evaluación

Cuando se ponen en práctica tanto programas de promoción como de prevención de la salud, el último paso es evaluarlos. Hay tres tipos de valoración: de la eficacia, efectividad o eficiencia. El término **eficacia** se emplea para resultados a nivel individual y **efectividad** cuando se evalúan resultados en términos reales en el conjunto de la población. Por último, la **eficiencia** tiene en cuenta el coste que ha supuesto, por lo que se dice que una intervención o programa es eficiente cuando se consiguen los mejores resultados a menor coste.

Medios de evaluación. Aspectos económicos

En la tabla 2-8 se recogen los distintos tipos de evaluación y estudios.

- La planificación es fundamental para la correcta gestión de los sistemas sanitarios y para adaptarse a las necesidades de la población.
- La evaluación de los programas valora la eficacia, la efectividad y la eficiencia.

PUNTOS CLAVE

- El objetivo de los sistemas sanitarios es conseguir la protección y promoción de salud con la máxima cobertura posible mediante una financiación sostenible.
- El Sistema Nacional de Salud español es descentralizado, tiene una cobertura universal, se financia a través de impuestos y lo gestiona el Estado.
- El Sistema Nacional de Salud español establece dos niveles asistenciales: atención primaria, donde prestan atención los equipos de atención primaria de los centros de salud, y atención especializada, donde prestan atención los profesionales especialistas de ambulatorios y hospitales.
- Las áreas de salud son las estructuras fundamentales del Sistema Nacional de Salud español.
- Los sistemas de información principales son los registros y las historias clínicas. La clasificación de pacientes facilita la elaboración de registros.
- La planificación es fundamental para la correcta gestión de los sistemas sanitarios y para adaptarse a las necesidades de la población.
- La evaluación de los programas valora la eficacia, la efectividad y la eficiencia.
- Para evaluar la calidad se deben tener en cuenta las dimensiones de calidad y la estructura, el proceso y los resultados de los programas de calidad. Para evaluar la calidad se utilizan principalmente las auditorías.

BIBLIOGRAFÍA

Fernández-Crehuet J, Gesta JJ, Delgado M, et al., directores. Piédrola Gil. Medicina preventiva y salud pública. 12ª ed. Barcelona: Elsevier Masson; 2015.

Hernández-Aguado I, Lumbres B. Manual de epidemiología y salud pública para grados en ciencias de la salud. 3ª ed. Madrid: Editorial Médica Panamericana; 2018.

Martín Zurro A, Cano Pérez J. Atención Primaria. 7ª ed. Barcelona: Elsevier Masson; 2014.

Martínez Rodríguez A, coordinadora. Fisioterapia en Atención Primaria. Madrid: Síntesis; 2008.

Pineaud R, Daveluy C. La planificación sanitaria. 2ª ed. Barcelona: Masson; 1990.

Calidad en el Sistema Nacional de Salud

3

N. Burgos Alonso y J. Seco Calvo

OBJETIVOS DEL APRENDIZAJE

- Estudiar los sistemas sanitarios, especialmente el sistema sanitario español.
- Analizar los conceptos de centros asistenciales, las áreas de salud y sus diferentes niveles.
- Conocer los sistemas de información usados en el ámbito sanitario.
- Conocer la calidad del Sistema Nacional de Salud, su concepto, componentes y evaluación de los procesos.

En lo que respecta a la calidad, veamos los aspectos más relevantes.

DISEÑO E IMPLANTACIÓN

La **calidad** se define como el «conjunto de propiedades inherentes a algo que permiten juzgar su valor». Sin embargo, juzgar el valor del sistema de salud cuando hablamos de bienes intangibles, de sujetos, personas, etc., es muy complejo. Buscamos la calidad en el sistema de salud para poder mejorar la asistencia de forma constante y que se pueda adaptar a las circunstancias, siempre cambiantes. Se deben reconocer los problemas que tiene el sistema, explorar las diversas herramientas y estrategias para resolver estos problemas y evaluar el resultado, tratando así de mejorar la calidad del sistema.

Existen otras definiciones relacionadas con la calidad del sistema de salud. La OMS establece lo siguiente: «La calidad de la asistencia sanitaria es asegurar que cada paciente reciba el conjunto de servicios diagnósticos y terapéuticos más adecuado para conseguir una atención sanitaria óptima, teniendo en cuenta todos los factores y los conocimientos del paciente y del servicio médico, y lograr el mejor resultado con el mínimo riego de efectos iatrogénicos y la máxima satisfacción del paciente con el proceso».

Donabedian (1966) clasifica la calidad del mundo sanitario como:

- **Calidad individual**: es el usuario el que define la calidad de la atención sanitaria; intervendrían sus expectativas y la valoración sobre los costes, los beneficios y los riesgos que existen.
- **Calidad absoluta**: no solo se valora la satisfacción del usuario, sino también la de los profesionales que forman parte de la atención sanitaria.
- **Calidad social**: desde esta perspectiva habría que valorar el beneficio o utilidad netos para toda una población, el modo de distribución del beneficio a toda la comunidad y procurar producir, al menor coste social, los bienes y servicios más valorados por la sociedad.

La calidad debe ser medible para poder observar los resultados de las estrategias que se impulsan para su mejora. En la tabla 3-1 se pueden observar diferentes dimensiones de la calidad.

EVALUACIÓN DE ESTRUCTURA, PROCESO Y RESULTADOS

Se debe evaluar la situación actual, después reconocer si hay algún problema, preguntarse cómo se puede mejorar, buscar programas y aplicarlos, volviendo finalmente a evaluarlos.

Los **programas** constan de cuatro puntos: concepción, planificación, programación y ejecución.

Según el modelo de Donabedian, para ejecutar estos programas se debe tener en cuenta la **estructura** que necesitaríamos, es decir, los recursos de personal, instalaciones y de equipamiento; conocer el **proceso** que se va a llevar a cabo, esto es, las actividades concretas que van a realizar los profesionales; y finalmente, conocer el **resultado** obtenido para poder evaluarlo.

Estructura

Es fundamental conocer de qué recursos disponemos, tanto económicos como de personal, instalaciones, material, equipamiento, antes de proponer alguna actividad. Se debe conocer la cantidad y las características de estos recursos.

La estructura se evalúa fundamentalmente mediante la acreditación del Ministerio de Sanidad, Servicios Sociales e Igualdad.

Tabla 3-1. Dimensiones de la calidad

Dimensión	Objetivo	Método de evaluación
Accesibilidad	Facilidad para obtener la atención sanitaria	Se evalúan las barreras organizativas, geográficas, físicas, psicológicas, económicas y culturales
Equidad	Obtener la misma atención sanitaria para la misma necesidad	Se evalúa el grado de salud en diferentes sectores de la población, especialmente en los más vulnerables
Científico-técnica	Capacidad de los proveedores y profesionales	Se evalúa la capacidad profesional, el nivel de conocimiento, así como las comunicaciones y relaciones entre el paciente y los profesionales
Efectividad	Se busca mejorar la salud de la población	Se evalúa el grado de salud deseado
Eficiencia	Se busca el mayor beneficio posible a menor coste posible	Se evalúa el grado de salud respecto al coste
Adecuación	El margen de beneficio esperado es mayor al de las consecuencias	Se evalúa la atención y el resultado
Satisfacción del paciente y cumplimiento (aceptabilidad)	Mejorar la satisfacción del paciente y el cumplimiento de la pauta o tratamiento	Se evalúa si se cumplen las expectativas del paciente y en qué grado acepta y cumple el tratamiento prescrito
Seguridad	Se busca la ausencia de riesgos	Valoración de riesgos

Proceso

Se analiza el proceso que van a llevar a cabo los profesionales, los métodos utilizados para la mejora del servicio. Se debe plasmar qué se debe hacer, por qué y cuál es el objetivo que se quiere alcanzar. Una de las herramientas más utilizadas es la historia clínica, donde se busca los datos completos del paciente.

El proceso se evalúa fundamentalmente mediante las auditorías.

Resultados

Se deben valorar los resultados para saber si hemos alcanzado nuestros objetivos, nuestra mejora del problema, y poder así realizar los cambios que sean necesarios si así se requiere.

Los resultados se evalúan fundamentalmente mediante encuestas de opinión, tanto a profesionales como a pacientes, indicadores clínicos, indicadores epidemiológicos, estadísticas hospitalarias y tasa de morbimortalidad.

Se pueden obtener resultados a nivel individual o a nivel poblacional. En la atención primaria se tiende a buscar programas preventivos o de promoción de la salud para mejorar la salud poblacional.

MEJORA CONTINUA DE LA CALIDAD

Para obtener una mejora continua se debe tener en cuenta los diferentes métodos de gestión de calidad:

- **Acreditación**. Un organismo externo independiente valora la calidad del servicio a partir de normas. Por ejemplo, la norma ISO 9004 o las directrices que ofrece la *Joint Commission on Accreditation of Healthcare Organizations* o la *European Foundation for Quality Management*. Es el centro o institución el que de forma voluntaria se ofrece para ser evaluado y conocer así si cumple lo requisitos para obtener esta certificación.
- **Comisiones**. También se puede obtener la evaluación de la calidad mediante la valoración realizada por comisiones dentro de los centros: comisión ética, de farmacia, de docencia, etcétera.
- **Calidad total**. Búsqueda de la excelencia integral (requerido en la acreditación de la *European Foundation for Quality Management*). Se compone de cinco agentes (Tabla 3-2) y cuatro resultados (v. Tabla 3-3).

MÉTODOS DE LA EVALUACIÓN DE LA CALIDAD. AUDITORÍAS

Son agentes independientes que mediante procedimientos escritos y evidencias objetivas evalúan la calidad del sistema. Estos pueden ser:

- De **primera parte**: la propia organización realiza la auditoría.
- De **segunda parte**: la propia organización realiza la auditoría a sus proveedores.
- De **tercera parte**: un organismo independiente valora no solo la organización, sino sus proveedores y usuarios (un organismo de certificación).

Pueden valorarse tanto el paciente como el profesional. Los análisis pueden ser **retrospectivos**, es decir, una vez que

Tabla 3-2. Agentes de los que se compone la calidad

- Liderazgo
- Personas
- Política y estrategia
- Alianzas y recursos
- Procesos

Tabla 3-3. Resultados de la calidad

- Personal
- Usuarios
- Sociedad
- Resultados clave

el paciente o los pacientes hayan sido dados de alta, se realiza la evaluación de la calidad de proceso. Esto resulta más rápido y económico, pero si hay un error y hay que corregir el proceso, el o los pacientes dados de alta no se beneficiarán del cambio. El análisis puede ser también **concurrente**: se realiza mientras se lleva a cabo la atención al paciente, lo que permite detectar errores en el proceso y corregirlos al momento, pero resulta más complejo y se necesita más tiempo.

En lo que respecta a la auditoría, las fases correspondientes se reflejan en la tabla 3-4.

PROGRAMAS DE CALIDAD

Los programas de calidad son programas que realizan las instituciones sanitarias para poner en marcha procesos o actividades que garanticen la calidad. Estos pueden ser **internos**, realizados por los propios profesionales, o **externos**, mediante la acreditación de centros.

Los pasos para realizar un **programa interno** son:

1. **Identificación del problema.** Se identifica uno o varios problemas en la unidad o institución a valorar. Tras la identificación, si existe más de un problema a mejorar, estos se priorizan según la trascendencia, importancia y/o coste de la resolución del problema.
2. **Elaboración de criterios** basados en estándares de calidad obtenidos de bibliografía previamente recogida.
3. **Diseño de estudios** de evaluación.
4. **Evaluación de resultados.** Medición periódica y planificada para detectar los problemas de calidad, si se han alcanzado las metas propuestas y si se mantienen dichos estándares.
5. **Corrección del diseño.** Si no se ha alcanzado dicha meta, se corrige el diseño y se entra en el ciclo de mejora. Se vuelve a realizar el diseño.
6. **Mantenimiento y monitorización.** Consiste en la medición planificada y periódica con el objetivo de detectar si existe algún problema posteriormente. El sistema sanitario, los pacientes y los profesionales, así como la cultura y la sociedad, cambian permanentemente y hay que adaptarse y actualizar el sistema. Por ello, es imprescindible adaptar estos programas de calidad también.

Tabla 3-4. Fases de una auditoría

- **Planificación**: se definen objetivos y se realiza un plan de auditoría
- **Preparación**: cuándo, cómo y quién lo va a auditar
- **Ejecución**: trabajo de campo
- **Informe**: registro escrito del trabajo de campo (si el organismo no está de acuerdo con el informe, puede presentar alegaciones)
- **Seguimiento**: comprobar periódicamente si mantienen los elementos para la certificación positiva

7. **Seguimiento.** El proceso de seguimiento del programa de calidad ha de verificar que se ha realizado lo previsto en la planificación del plan cíclico, que aparecen detalladas las conclusiones y deficiencias resultantes de controles anteriores, bien sean internos (seguimiento en sí) o externos (auditores), que quedan recogidas las quejas, reclamaciones y denuncias recibidas, y finalmente, que aparecen reflejadas las no conformidades puestas de manifiesto en la ejecución del programa.

> Para evaluar la calidad se deben tener en cuenta las dimensiones de calidad y la estructura, el proceso y los resultados de los programas de calidad. Para evaluar la calidad se utilizan principalmente las auditorías.

GESTIÓN DE RIESGOS

(Tomado de: Agra Varela Y. Seguridad del paciente y gestión del riesgo. Madrid: Escuela Nacional de Sanidad; 2014. Disponible en: http://e-spacio.uned.es/fez/eserv/bibliuned:500964/n14.9_Seguridad_del_paciente_y_gestion_de_riesgos.pdf).

Se entiende por **gestión del riesgo** en atención sanitaria las actividades clínicas y administrativas realizadas para identificar, evaluar y reducir el riesgo de producir daño al paciente, a los profesionales, a los visitantes al centro y a la organización.

Tabla 3-5. Principales herramientas utilizadas en la identificación del riesgo

- **Herramientas para la gestión proactiva de riesgos**:
  - Análisis de peligros y puntos críticos (APPC)
  - Análisis jerárquico de tareas
  - Análisis modal de fallos y efectos (AMFE)
  - Control estadístico de proceso y gráficos de control
  - Cuestionario de autoevaluación de la seguridad del sistema de utilización de los medicamentos en los hospitales
  - Eliminación de actividades que no generan valor
  - Herramientas de factores humanos
  - Matriz de riesgos
  - Rondas de seguridad
- **Herramientas para la gestión reactiva de riesgos**:
  - Análisis causa-raíz (ACR) o causa-origen
  - Análisis de causalidad de un evento adverso
  - Análisis retrospectivo de eventos adversos mediante MRF2 (*Modular Review Form*; versión española del Formulario modular para revisión retrospectiva de casos del estudio ENEAS de 2005)
  - Árbol de fallos
  - Diagrama de Ishikawa o de «espina de pez»
  - Diagrama de Pareto
  - *Global Trigger Tool*
- Protocolo de Londres
- Reuniones informativas sobre SP (seguridad y prevención) en los cambios de turno (más información en: https://www.uniondemutuas.es/wp-content/uploads/2017/03/guiainfointegroadministracion.pdf)
- Sistema de notificación y aprendizaje para la seguridad del paciente (SiNASP) (más información en: https://sinasp.es/SiNASP_InformacionGeneral.pdf)

Tabla 3-6. Principios básicos del Sistema de Notificación y Aprendizaje para la Seguridad del Paciente (SiNASP)

Principio	Características
Voluntariedad	• La notificación de incidentes relacionados con la seguridad del paciente en el sistema de notificación es totalmente voluntaria • Sin embargo, se anima encarecidamente a los profesionales a participar en el sistema, colaborando así en el aprendizaje y la mejora de la seguridad del paciente
No punibilidad	• El objetivo del sistema es el aprendizaje y la mejora, y nunca la fiscalización o el control de profesionales individuales • Entendiendo que la participación e implicación de los profesionales es un factor clave para el éxito de cualquier sistema de notificación, un factor crítico de éxito de estos sistemas es que no tengan una orientación punitiva • Por este motivo, este sistema y la información que recoja está totalmente separado de cualquier sistema de sanciones, tanto a nivel de centro sanitario como fuera de este
Confidencialidad	• Toda la información contenida en el sistema es confidencial y solo los profesionales involucrados en la gestión del sistema o en la investigación de incidentes tendrán acceso a la información • Dichos profesionales se comprometen a mantener y proteger los datos antes de acceder a la información • Con el fin de garantizar la seguridad y confidencialidad de la información, durante la fase de diseño del sistema se ha realizado un importante esfuerzo en la seguridad de la aplicación informática que gestiona el sistema • No se facilitarán a ninguna persona ni organización detalles de casos individuales, únicamente se facilitarán análisis de datos agregados y recomendaciones para la mejora extraídas del análisis de casos
Notificación anónima o nominativa con anonimización de los datos (o de-identificación)	• La notificación puede ser anónima (no se identifica al notificante) o nominativa (el notificante indica su nombre) • Teniendo en cuenta que la finalidad principal del sistema de notificación es el aprendizaje, se recomienda la notificación nominativa para poder realizar análisis en profundidad de los casos relevantes • Para las notificaciones nominativas, con el fin de evitar que esta información se utilice para algún otro fin aparte del análisis de los incidentes, el sistema está diseñado para anonimizar (eliminar los datos relativos a la identidad del notificante) automáticamente en un período de 15 días • Los datos que se eliminan automáticamente son: – Fecha y hora en que ocurrió el incidente – Nombre y dirección de email del notificante (si se ha identificado) – Categorías profesionales de las personas implicadas
Orientación sistémica	• Entendiendo que la aparición de incidentes relacionados con la seguridad del paciente depende, en gran medida, de múltiples factores contribuyentes relacionados con el sistema, el análisis y las recomendaciones deben adoptar un enfoque sistémico y centrarse en mejoras hacia el sistema más que hacia la persona • Si bien los incidentes son precedidos por algún tipo de «acción insegura» en la que alguien comete un error, para entender cómo ocurrió es necesario ir más allá y examinar las «condiciones latentes» del sistema que han permitido la aparición de la acción insegura
Análisis para el aprendizaje y la implementación de mejoras a nivel local	• Aunque parte de la información que recoge el sistema se agrega y analiza a niveles superiores (Comunidad Autónoma y Ministerio de Sanidad), el SiNASP tiene una orientación eminentemente local • Teniendo en cuenta que el objetivo del sistema es el aprendizaje, la implicación de los profesionales del propio centro en el análisis de las notificaciones será fundamental para alcanzar dicho aprendizaje y para garantizar que se promueven los cambios necesarios en el sistema para prevenir eventos similares en el futuro

Tomado de: https://sinasp.es/Sinasp_GuiaNotificante.pdf.

La gestión del riesgo debe implicar a todos los profesionales y requiere la adopción de una **actitud proactiva** y el uso de una metodología que permita identificar problemas, analizar sus causas y desarrollar acciones que prevengan o disminuyan su repetición.

Los **riesgos identificados** se deben analizar tanto desde una perspectiva proactiva, para poder identificar y prevenir riesgos potenciales, como reactiva, analizando los incidentes que han sucedido para que no se repitan:

- **Sistemas proactivos**. Son aquellos sistemas que se adelantan al problema que puede producirse. El valor de esta forma de reaccionar es que, aunque puede que el problema nunca se manifieste, cuando sucede ya existe un plan de acción para abordarlo.
- **Sistemas reactivos**. Son aquellos sistemas que esperan a que ocurra el problema para darle una solución. El in-

Tabla 3-7. ESTRATEGIA 8. Mejorar la seguridad de los pacientes atendidos en los centros sanitarios del SNS. Objetivos

- Objetivo 8.1. Promover y desarrollar el conocimiento y la cultura de seguridad de los pacientes entre los profesionales y los pacientes, en cualquier nivel de atención sanitaria
- Objetivo 8.2. Diseñar y establecer sistemas de información y notificación de incidentes relacionados con la seguridad de pacientes
- Objetivo 8.3. Implantar prácticas seguras en el Sistema Nacional de Salud
- Objetivo 8.4. Promover la investigación en seguridad de los pacientes
- Objetivo 8.5. Participación de los pacientes en la estrategia de seguridad de pacientes
- Objetivo 8.6. Reforzar la participación de España en todos los foros sobre seguridad de pacientes de las principales organizaciones internacionales

Tabla 3-8. ESTRATEGIA 8. Mejorar la seguridad de los pacientes atendidos en los centros sanitarios del SNS. Proyectos vinculados a los objetivos

Objetivo 8.1

1. Organizar la V Conferencia Internacional en Seguridad de Pacientes, en el marco de la Presidencia Europea, y sobre el tema «Infección relacionada con la atención sanitaria y resistencia antimicrobiana»
2. Difundir las actividades y logros de la Estrategia, a través de publicaciones en revistas científicas, congresos científicos nacionales e internacionales, en la página electrónica del MSPS y en el boletín de noticias electrónico de la Agencia de Calidad
3. Colaborar en la organización y financiación de Talleres, Mesas Redondas y otros eventos sobre seguridad de pacientes (SP) en foros de sociedades científicas para promover la difusión de conocimientos y experiencias
4. Desarrollar la III Edición del Máster en seguridad de los pacientes y calidad asistencial
5. Consolidar los recursos formativos on-line en gestión de riesgo sanitario y prevención de eventos adversos, mediante la realización de cursos y la elaboración de una base de datos de buenas prácticas
6. Realizar un estudio para conocer el clima de seguridad de los profesionales de atención primaria

Objetivo 8.2

1. Evaluar los indicadores de seguridad de pacientes de la OCDE
2. Desarrollar, implementar y evaluar un sistema de notificación y aprendizaje de incidentes en el SNS y analizar la compatibilidad con los ya existentes
3. Mantener el sistema de notificación y aprendizaje de incidentes por medicamentos

Objetivo 8.3

1. Financiar proyectos innovadores en las CCAA y evaluar su impacto
2. Promover prácticas seguras relacionadas con:
   a. Prevención de la infección relacionada con la asistencia sanitaria (IRA) especialmente: desarrollo y evaluación de la Campaña de Higiene de Manos del SNS en colaboración con la OMS y expansión del proyecto «Bacteriemia Zero» a otras unidades clínicas
   b. Uso seguro de los medicamentos
   c. Procedimientos seguros en cirugía y anestesia
3. Realizar un estudio piloto para la prevención de las neumonías ligadas a la ventilación mecánica en cuidados intensivos
4. Promover las prácticas seguras en pediatría, comenzando por las unidades neonatales

Objetivo 8.4

1. Promover y financiar líneas prioritarias de investigación en seguridad de pacientes a través de las convocatorias de investigación del Instituto de Salud Carlos III
2. Promover estudios, y divulgarlos, sobre evidencia científica en la práctica clínica para profesionales, pacientes y gestores
3. Promover estudios con universidades, agencias, sociedades científicas y otras instituciones, para la promoción de líneas de trabajo y proyectos relacionados con la seguridad de los pacientes

Objetivo 8.5

1. Continuar fomentando la participación de pacientes a través del establecimiento de mecanismos de comunicación y participación
2. Extender la Red de ciudadanos formadores en seguridad de pacientes y evaluar su impacto
3. Promover la formación y participación de los pacientes y familiares en las CC. AA. a través de la financiación de proyectos

Objetivo 8.6

1. Participar en proyectos y grupos de trabajo de las principales organizaciones internacionales (OMS, OCDE, UE, OPS, Consejo de Europa, etc.) para analizar y proponer líneas de actuación en esta materia
2. Participar en grupos de trabajo internacionales para el desarrollo de proyectos relacionados con el estudio de efectos adversos, la implantación de prácticas clínicas seguras y la prevención de la infección relacionada con la asistencia

> conveniente de esta forma de proceder es que cuando se presenta el desafío ha de actuarse con rapidez y sufrir el riesgo de toda improvisación para la que no siempre se cuenta con los recursos adecuados.

Visto lo cual, en la identificación del riesgo se deben utilizar las herramientas que se indican en la tabla 3-5.

ESTRATEGIA 8. MEJORAR LA SEGURIDAD DE LOS PACIENTES ATENDIDOS EN LOS CENTROS SANITARIOS DEL SNS

La seguridad en la atención sanitaria es uno de los componentes principales de la calidad y además un derecho de las personas (v. Tabla 3-6). El daño que pueda producirse en la atención sanitaria tiene consecuencias para las personas y los servicios, y supone un aumento de los costes. Por lo tanto, prevenir el daño debe ser un objetivo principal de todos los agentes implicados.

Para ello es necesario que los servicios reconozcan los errores que se produzcan, no con ánimo culpabilizador, sino de aprendizaje a partir de ellos. Esto supone un cambio de cultura en la organización sanitaria y en las relaciones entre el sistema sanitario y las personas usuarias del mismo.

En la tabla 3-7 se reflejan los objetivos, y en la tabla 3-8, los proyectos vinculados a los objetivos.

Dentro del Plan de Calidad para el Sistema Nacional de Salud se encuentra el Fomento de la Excelencia Clínica, el cual en su «ESTRATEGIA 8: Mejorar la seguridad de los pacientes atendidos en los centros sanitarios del SNS» establece:

- **1**. Promover y desarrollar el conocimiento y la cultura de seguridad del paciente entre los profesionales en cualquier nivel de atención sanitaria.
- **96**. Difundir los resultados del Estudio Nacional de Efectos Adversos.
- **97**. Realizar un estudio sobre la percepción de los profesionales del Sistema Nacional de Salud hacia la seguridad de pacientes.
- **98**. Establecer una línea prioritaria de investigación básica y aplicada en seguridad de Pacientes a través del Fondo de Investigaciones Sanitarias.
- **99**. Realizar una Conferencia Internacional sobre Seguridad de Pacientes en el Sistema Nacional de Salud para analizar los avances y compartir con las Comunidades Autónomas, profesionales y expertos el diseño de nuevas estrategias en este campo.
- **100**. Suscribir la declaración conjunta con la OMS para impulsar la Alianza Mundial sobre Seguridad de los Pacientes.
- **101**. Diseñar y ofertar a los profesionales herramientas de gestión clínica y seguridad.
- **102**. Realizar una campaña de comunicación sobre seguridad de pacientes.
- **103**. Elaborar una propuesta de medidas de mejora en materia de efectos adversos.

Realizar un estudio para conocer el clima de seguridad de los pacientes de atención primaria **no es un proyecto** perteneciente al objetivo «Promover y desarrollar el conocimiento y la cultura de seguridad de los pacientes entre los profesionales y los pacientes, en cualquier nivel de atención sanitaria», incluido dentro del Plan de Calidad para el Sistema Nacional de Salud.

El plan en general y la estrategia 8, en detalle, se pueden consultar en la web: http://www.mspsi.es/organizacion/sns/planCalidadSNS/pdf/pncalidad/PlanCalidad2010.pdf.

PUNTOS CLAVE

- El objetivo de los sistemas sanitarios es conseguir la protección y promoción de salud con la máxima cobertura posible mediante una financiación sostenible.
- El Sistema Nacional de Salud español es descentralizado, tiene una cobertura universal, se financia a través de impuestos y lo gestiona el Estado.
- El Sistema Nacional de Salud español establece dos niveles asistenciales: atención primaria, donde prestan atención los equipos de atención primaria de los centros de salud, y atención especializada, donde prestan atención los profesionales especialistas de ambulatorios y hospitales.
- Las áreas de salud son las estructuras fundamentales del Sistema Nacional de Salud español.
- Los sistemas de información principales son los registros y las historias clínicas. La clasificación de pacientes facilita la elaboración de registros.
- La planificación es fundamental para la correcta gestión de los sistemas sanitarios y para adaptarse a las necesidades de la población.
- La evaluación de los programas valora la eficacia, la efectividad y la eficiencia.
- Para evaluar la calidad se deben tener en cuenta las dimensiones de calidad y la estructura, el proceso y los resultados de los programas de calidad. Para evaluar la calidad se utilizan principalmente las auditorías.

BIBLIOGRAFÍA

Fernández-Crehuet J, Gesta JJ, Delgado M, et al., directores. Piédrola Gil. Medicina preventiva y salud pública. 12ª ed. Barcelona: Elsevier Masson; 2015.

Hernández-Aguado I, Lumbres B. Manual de epidemiología y salud pública para grados en ciencias de la salud. 3ª ed. Madrid: Editorial Médica Panamericana; 2018.

Martín Zurro A, Cano Pérez J. Atención Primaria. 7ª ed. Barcelona: Elsevier Masson; 2014.

Martínez Rodríguez A, coordinadora. Fisioterapia en Atención Primaria. Madrid: Síntesis; 2008.

Pineaud R, Daveluy C. La planificación sanitaria. 2ª ed. Barcelona: Masson; 1990.

Ética sanitaria

4

C. Ordóñez Pascua

OBJETIVOS DEL APRENDIZAJE

- Adquirirá conocimiento sobre la conceptualización de los principios básicos: ética, moral y deontología
- Adquirirá conocimiento sobre los aspectos éticos y legales de la investigación en fisioterapia.
- Adquirirá conocimiento sobre la conceptualización y los tipos de responsabilidad en el ámbito sanitario: civil sanitaria, penal sanitaria, la responsabilidad patrimonial y de las autoridades de las administraciones públicas y la responsabilidad disciplinaria
- Adquirirá conocimiento sobre la responsabilidad deontológica y conocerá todos los aspectos fundamentales del Código deontológico.

DEFINICIÓN Y PRINCIPIOS BÁSICOS. ÉTICA, MORAL, DEONTOLOGÍA Y BIOÉTICA

A lo largo de nuestras vidas estamos constantemente siguiendo caminos y tomando decisiones sobre lo que es bueno o malo, aconsejable o no, correcto e incorrecto. Las leyes que rigen en una comunidad, en un país o en un entorno nos marcan los límites que no debemos traspasar y/o las sanciones a las que nos exponemos en caso de su incumplimiento.

Ética

Etimológicamente «ética» proviene del griego *ethos*, que significa 'manera de hacer las cosas, costumbre o hábito', más el sufijo *-ico*, que significa 'relativo a'. La ética se puede definir como la disciplina filosófica que estudia la moral y la manera de juzgar la conducta humana; por tanto, podríamos decir que la ética sanitaria es el estudio de la conducta humana en el ámbito de las profesiones sanitarias.

El concepto de «buen profesional» es sin duda complejo, pero en las profesiones sanitarias conlleva, además de la realización de las acciones que corresponden a la profesión con la debida destreza y conocimiento, el respeto al cliente/paciente en cuanto a sus creencias, opiniones que hacen referencia a su salud, hábitos, etc., y un compromiso ético.

La ciencia avanza y las profesiones sanitarias deben ser acordes con los tiempos, por lo que un buen profesional también deberá preocuparse por recibir una formación continua y actual que le permita desarrollar su trabajo con plenas garantías.

Como señala Victoria Camps, «la ética de las virtudes es la más apropiada para poner de manifiesto la necesidad de proyectar una serie de valores éticos que orienten realmente la manera de actuar del profesional de la salud». El aprendizaje de las virtudes es un saber práctico que se adquiere ejerciéndolo y creando un ambiente adecuado que sirva para formar la personalidad del profesional.

Moral

El término «moral» designa lo que tiene que ver con las reglas referidas a la conducta y el comportamiento de los hombres como grupo social, y que prescriben o codifican dicho comportamiento. El objeto de la ética en su concepción material es la moral.

Deontología

La deontología se puede definir como el conjunto de principios morales que implican deber y que han de regir la práctica profesional, en nuestro caso la fisioterapia. La plasmación de estos principios en normas concretas se hace a través de los códigos deontológicos, que en las profesiones sanitarias son de gran importancia.

Bioética

Por último, en época más reciente surgió el término «bioética», que podemos considerar como una rama de la ética encargada del estudio de la conducta humana en el campo de la biomedicina a la luz de valores y principios morales.

La bioética principalista se basa en el intento de cumplimiento de los cuatro principios básicos que forman parte de esta bioética y que fueron enunciados por Beauchamp y Childress en 1979 en su libro *Principles of biomedical ethics* (v. Tabla 4-1).

La deontología es la parte de la ética que trata de los deberes y principios que conciernen a una profesión. El código deontológico es la guía para actuar sobre la base de valores y necesidades sociales.

Tabla 4-1. Principios básicos de la bioética principalista

Principio	Establece
Autonomía	Cada sujeto ha de poder decidir, de forma voluntaria e informada, sobre aquellas intervenciones a que puede ser sometido
Beneficencia	En la medida de lo posible, las intervenciones y las investigaciones deben maximizar el beneficio para los sujetos de estudio. Este principio obliga a que los grupos de comparación en un estudio experimental deban ser tratados con las mejores terapias disponibles en el momento de la investigación, no pudiéndose utilizar placebos cuando existen tratamientos estándar eficaces
No maleficencia	La prioridad en toda intervención o investigación es no cometer daño o perjuicio a los sujetos de estudio. Este principio deriva del antiguo precepto hipocrático «*primum non nocere*»
Justicia	Los riesgos y beneficios derivados de las investigaciones se deben repartir de forma razonable en la sociedad. El criterio de reparto puede atender a las necesidades de los sujetos, a la protección frente a riesgos en los más débiles o susceptibles a los mismos, etc.

ASPECTOS ÉTICOS Y LEGALES DE LA INVESTIGACIÓN. INVESTIGACIÓN CON HUMANOS E INVESTIGACIÓN CON ANIMALES DE EXPERIMENTACIÓN

Se aborda el estudio de los principios éticos y legales de la investigación con humanos y con animales de experimentación.

Aspectos éticos y legales de la investigación con humanos

En términos prácticos, los **principios bioéticos** comúnmente aceptados en la investigación biomédica con seres humanos son cuatro: respeto a la persona o **autonomía**, **no maleficencia**, **beneficencia** y **justicia**.

El **consentimiento informado** es un requisito previo necesario para cualquier investigación que conlleve la participación de seres humanos. Desde un punto de vista ético, el objetivo no debe ser obtener el consentimiento informado, sino la manera de obtenerlo. Este proceso ha de reunir las siguientes características: **información suficiente**, asegurarnos de la comprensión de esa información por parte del receptor y **voluntariedad a la hora de su aceptación**, teniendo que estar el sujeto capacitado legalmente para su firma o siendo su representante legal el que lo suscriba en caso de que exista incapacidad del sujeto.

Privacidad, confidencialidad, intimidad y anonimato. La protección de datos de los pacientes es un bien amparado por nuestras leyes y forma parte de los derechos básicos de los pacientes, y obviamente de los deberes del personal sanitario. En general, la información de tipo epidemiológico se hace pública preservando los datos de los sujetos concernidos, es decir, de forma anónima. Cualquier tratamiento estadístico de dichos datos debe hacerse salvaguardando los datos de los pacientes y cumpliendo la legislación que en torno a estos temas rige en nuestro país, como la **Ley Orgánica 5/1992, de 29 de octubre**, de regulación del tratamiento automatizado de los datos de carácter personal (LORTAD) (BOE nº 262, 31/10/1992) o la Ley Orgánica 12/1989, de la Función Estadística Pública (BOE nº 112, 11/5/1989).

El título tercero de la **Ley 29/2006, de 26 de julio**, de garantías y uso racional de los medicamentos y productos sanitarios, se desarrolla a través del Real Decreto 561/1993, por el que se establecen los requisitos para la realización de ensayos clínicos con medicamentos; es el marco legislativo que regula la investigación experimental con seres humanos en España. Este decreto está compuesto de cuatro títulos: el primero se dedica a consideraciones generales y principios básicos; el segundo, a intervenciones administrativas sobre ensayos clínicos con medicamentos; el tercero trata de los comités éticos de investigación clínica, y el cuarto sobre el cumplimiento de normas de buena práctica clínica y de las inspecciones de la buena práctica clínica.

Por otro lado, la legislación en nuestro país señala que cualquier protocolo de investigación donde haya participación de seres humanos debe ser evaluado antes de su inicio por un **Comité de Ética de Investigación Clínica (CEIC)**, del que se debe obtener una evaluación favorable. Estos CEIC son acreditados por las comunidades autónomas, y están compuestos por al menos 7 personas, de las que dos deben ser ajenas a las profesiones sanitarias y una ha de ser licenciada en derecho, de modo que se garantice la multidisciplinariedad de su composición.

> No es función de los comités de ética asistencial analizar problemas socioeconómicos y justicia social.

Cualquier protocolo de investigación que se realice con seres humanos en España requiere la aprobación del CEIC.

Otra cuestión diferente son los **Comités de Ética Asistencial (CEA)**, cuyas funciones son:

1. Analizar, asesorar y facilitar el proceso de toma de decisiones clínicas en las situaciones que creen conflictos éticos entre sus intervinientes: el personal sanitario, los pacientes o usuarios, las familias y las instituciones.
2. Colaborar en la formación en bioética de los profesionales del hospital y del área de salud, y muy en particular en la de los miembros del Comité.
3. Proponer a la institución los protocolos de actuación para las situaciones en que surgen conflictos éticos y que se presentan de manera reiterada u ocasional.

Entre las funciones especificadas por algunas legislaciones y normativas se incluye, incluso como la primera y principal función de los CEA, proteger los derechos de los pacientes.

Tabla 4-2. Principio de las tres erres: fundamentos

Principio	Fundamento
Reducción	Estrategia encaminada a utilizar el mínimo número de animales necesario para alcanzar el objetivo propuesto
Refinamiento	Incluye la mayoría de aquellos procedimientos que afectan a la vida del animal de experimentación y permiten aliviar o reducir el posible dolor o malestar
Reemplazo	Utilización de técnicas alternativas que puedan aportar el mismo nivel de información que el obtenido con animales y que no impliquen la utilización de estos

Aspectos éticos y legales de la investigación con animales

Muchos han sido los avances producidos en materia legislativa en el uso de animales de experimentación en España y en general en Europa en las últimas décadas. La necesidad o no de su uso para la experimentación con fines científicos continúa en el aire, y cada vez suman más adeptos las corrientes que abogan por la restricción total del uso de animales. Son innegables los avances científicos que se han conseguido con la utilización de animales de experimentación y la recopilación de datos imposibles de obtener por otras vías, pero también hemos de reflexionar sobre si ese uso ha sido en algunas ocasiones abusivo e innecesario.

Los términos **«métodos alternativos»** y el **«principio de las tres erres»** (formulado en 1959 por Russel y Burch) son los antecedentes de las actuales legislaciones en torno a estos temas (Tabla 4-2).

En el entorno europeo, la base de la legislación actual sobre animales de experimentación es el vigente **Convenio ETS 123 del Consejo de Europa**, con las enmiendas correspondientes, que ha inspirado las directivas posteriores. En el citado convenio se recoge la limitación de la utilización de animales, su sustitución por métodos alternativos y la protección de los animales ante experimentos que puedan causarles dolor, sufrimiento o angustia, reduciéndolos al mínimo.

El **Real Decreto 1201/2005, de 10 de octubre**, sobre protección de los animales utilizados para experimentación y otros fines científicos (BOE nº 252, 21/10/2005, p. 34367), transpone y desarrolla la Directiva 86/609/CEE. Este Real Decreto regula, entre otros aspectos, las condiciones en que se pueden utilizar animales de experimentación, el registro de establecimientos de cría, suministradores y usuarios de animales de experimentación, los requisitos de las instalaciones y equipos de los mismos, tanto humanos (con especial hincapié en cuál debe ser su formación) como materiales. Establece asimismo la creación tanto de comités éticos de bienestar animal en los centros de titularidad estatal, como de la comisión ética estatal de bienestar animal.

Posteriormente, en 2007 se promulgó la **Ley 32/2007, de 7 de noviembre**, para el cuidado de los animales, en su explotación, transporte, experimentación y sacrificio, que fue modificada por la Ley 6/2013, de 11 de junio, para incorporar a nuestro derecho directivas europeas que afectaban a dicha norma. Con esta ley se completa la normativa nacional ya existente en la materia, incorporando al ordenamiento jurídico algunos aspectos de la normativa comunitaria en materia de protección animal, incluyendo la tipificación de infracciones y sanciones.

Comprende en su ámbito de aplicación tanto las explotaciones (incluyendo los centros donde se alojan animales de experimentación) como los medios de transporte y de sacrificio. Con objeto de poder comprobar el cumplimiento de la normativa, se regulan las inspecciones y se establecen las competencias inspectoras, por las que se determina que las administraciones públicas, en el ámbito de sus competencias, son las encargadas de realizar los controles necesarios para asegurar el cumplimiento de la normativa, así como de las disposiciones de las comunidades autónomas en esta materia, correspondiendo a la Administración General del Estado las inspecciones sobre los aspectos de la protección animal en materia de importación y exportación de animales y en los centros que dependen de ella. También se contempla la posibilidad de adoptar medidas provisionales de carácter cautelar en casos de grave riesgo para la vida de los animales. Además, se tipifican las distintas clases de infracciones, clasificándolas como leves, graves o muy graves, dependiendo de los criterios, por una parte, de riesgo o daño para los animales, y por otra, del grado de intencionalidad, estableciendo las sanciones que pueden aplicarse, que podrían consistir en un apercibimiento o en multas con importes comprendidos entre los 600 y los 100.000 euros. Asimismo, **se modifica la Ley 8/2003, de 24 de abril**, de sanidad animal, para prever en la imposición de las sanciones por la comisión de infracciones la posibilidad de una graduación más proporcional, teniendo en cuenta los casos en los que existe una cualificada disminución de la culpabilidad del imputado.

También se contempla el establecimiento, por parte del Ministerio de Educación y Ciencia, de un procedimiento excepcional para la acreditación de la formación y experiencia de los investigadores que trabajan con animales de experimentación.

> La aparición de los métodos alternativos y el principio de las tres erres sentaron las bases de una nueva ética en la experimentación animal.

CONCEPTO Y TIPOS DE RESPONSABILIDAD EN EL ÁMBITO SANITARIO

Se entiende por responsabilidad la obligación de responder por las consecuencias de nuestros actos cuando han sido origen de un daño en personas o cosas. Significa reparar, satisfacer o compensar aquel daño.

En los últimos años se han incrementado notablemente las **reclamaciones** contra las actuaciones de los profesionales sanitarios. Las razones de este aumento son variadas. Por un lado, hay una mayor tecnificación del ejercicio de la profesión, el estado de los conocimientos científicos ha variado en los últimos 20 años a una velocidad vertiginosa y sigue evolucionando constantemente, de forma que conocimientos y normas que pudieran ser considerados aún hoy como revolucionarios pueden quedarse anticuados mañana. Por otro lado, hay una disminución del temor que en otras épocas han podido producir determinadas profesiones y una mayor exigencia social en todos los órdenes, lo que hace que la medicina, y la sanidad en general, sea una profesión en el punto de mira de la sociedad; además, existe una mayor información de los casos a través de la prensa y de la televisión, así como de las indemnizaciones que se consiguen en algunos pleitos ganados a los sanitarios.

Eventos adversos derivados de la práctica sanitaria

La labor profesional en el ámbito sanitario entraña una responsabilidad y conlleva unos riesgos a los que el profesional va a estar expuesto a lo largo de toda su vida profesional.

Un **evento adverso** es considerado una situación inesperada, lesiva para el usuario y producto de la relación de este con el personal sanitario. La aparición de un suceso de este tipo puede dañar la relación con el usuario y supone un indicador negativo de la calidad de la asistencia. La seguridad del paciente debe ser considerada como un elemento fundamental en la calidad de la práctica clínica.

La calidad asistencial está íntimamente ligada a la seguridad clínica. Por este motivo, los eventos adversos (EA) son una preocupación tanto para las administraciones que gestionan los sistemas de salud como para los profesionales sanitarios. En este sentido se han llevado a cabo diversos estudios sobre los eventos adversos ligados a la hospitalización y a la atención primaria, de entre los que destacan:

- Estudio **SYREC** (2007) (Estudio de Incidentes y Eventos Adversos en Medicina Intensiva. Seguridad y Riesgo en el Enfermo Crítico), que fue realizado por la Sociedad Española de Medicina Intensiva, Crítica y Unidades Coronarias (SEMICYUC) y el Ministerio de Sanidad y Política Social.
- Estudio **EVADUR** (2009) (Estudio de Eventos Adversos ligados a la Asistencia en los Servicios de Urgencias de Hospitales Españoles), realizado por el grupo de trabajo Evadur de la Sociedad Española de Medicina de Urgencias y Emergencias (SEMES).
- Estudio **EARCAS** (2010-2011) (Estudio de Eventos Adversos en Residencias y Centros Asistenciales Sociosanitarios) de la Agencia de Calidad del Sistema Nacional de Salud del Ministerio de Sanidad, Política Social e Igualdad.
- Estudio **ENEAS** (Estudio Nacional sobre los Efectos Adversos ligados a la Hospitalización), realizado a través de un convenio entre la Universidad Miguel Hernández y el Ministerio de Sanidad y Consumo (informe final disponible en: https://www.seguridaddelpaciente.es/resources/contenidos/castellano/2006/ENEAS.pdf).
- Estudio **APEAS** (Estudio sobre la Seguridad de los Pacientes en Atención Primaria de Salud), realizado desde la Agencia de Calidad del Sistema Nacional de Salud del Ministerio de Sanidad y Consumo.
- Estudio **IBEAS** (estudio sobre la prevalencia de efectos adversos en hospitales de Latinoamérica), realizado por el Ministerio de Sanidad y Política Social en 2010 (disponible en: http://www.msc.es/organizacion/sns/planCalidadSNS/docs/INFORME_IBEAS.pdf).

Según las conclusiones de los estudios anteriormente mencionados, se identificaron los siguientes efectos adversos:

- Relacionados con los cuidados.
- Relacionados con la medicación.
- Relacionados con la infección nosocomial.
- Relacionados con un procedimiento.
- Relacionados con el diagnóstico.
- Otros.

La producción de un evento adverso puede derivar en la exigencia de distintos tipos de responsabilidades al profesional, que estudiaremos a continuación.

> Los eventos adversos dentro de la práctica profesional pueden entrañar responsabilidad civil, legal, disciplinaria y/o deontológica.

Responsabilidad civil sanitaria. Definición, requisitos y tipos

La responsabilidad civil sanitaria es la obligación de responder por los daños causados dentro de la práctica sanitaria. Por lo tanto, esa responsabilidad puede ser exigida al profesional cuando como consecuencia de una acción o una omisión se haya producido un daño, estando obligado a repararlo, para lo cual se establece una sanción que tiene por objeto indemnizar por el daño causado.

Un mismo hecho puede entrañar más de un tipo de responsabilidad, por lo que puede también generar responsabilidad penal, administrativa, etcétera.

Dentro de la **responsabilidad civil**, el Código Civil español señala **dos tipos**:

- Una **responsabilidad civil contractual**, que viene recogida en el capítulo de la naturaleza y efectos de las obligaciones en su art. 1.101: «Quedan sujetos a la indemnización de los daños y perjuicios causados los que en el cumplimiento de sus obligaciones incurrieren en dolo, negligencia o morosidad, y los que de cualquier modo contravinieren al tenor de aquellas». Esta responsabilidad contractual supone que existe una relación jurídica entre las partes, siendo la prescripción de 15 años.
- Una **responsabilidad civil extracontractual**, recogida en el art. 1.902, dentro del capítulo referido a las obligaciones que nacen de culpa o negligencia, donde se señala que: «El que por acción u omisión causa daño a otro, interviniendo culpa o negligencia, está obligado a reparar el daño causado», siendo en este caso la prescripción de 1 año desde que el perjudicado es conocedor del daño producido.

Otros conceptos son los de **culpa y dolo**. Se utiliza el término **dolo** para calificar aquellas acciones en las que el daño se considera que ha sido realizado con voluntariedad por el sujeto; sin embargo, la **culpa** supone una actuación negligente, por tanto, llevada a cabo sin la debida diligencia, es decir, incumpliendo con la denominada ***lex artis*** *ad hoc*, que se define como «el criterio valorativo de la corrección del acto médico llevado a cabo, que toma en consideración el caso concreto en que se produce y las circunstancias en que se desarrolla, así como las incidencias inseparables en el normal actuar profesional, teniendo en cuenta las especiales características del actor del acto, de la profesión, de la complejidad y, en su caso, la influencia de otros factores endógenos o exógenos para calificar dicho acto como conforme o no a la técnica normal requerida».

> La responsabilidad civil surge de la obligación de responder por el daño causado.

La ***lex artis*** es un concepto cambiante que es inherente al estado actual de la ciencia. Los jueces y tribunales, a la hora de enjuiciar la labor del profesional sanitario, van a analizar si este ha actuado conforme o no a la *lex artis* de la profesión, es decir, si se han hecho las cosas siguiendo una buena praxis.

La obligación del profesional sanitario no será en todo caso sanar o curar al enfermo, sino poner todos los medios a su alcance para lograr ese objetivo. Es por tanto una obligación de medios y no de resultados, según ha quedado acreditado en distintas sentencias del Tribunal Supremo.

Para que exista responsabilidad civil tienen que cumplirse cuatro requisitos: en primer lugar, ha de haber una acción u omisión por parte del profesional, que usualmente va a tener relación con un error en la práctica, o en la utilización de los aparatos; en segundo lugar, se ha de producir un daño (material y /o moral); en tercer lugar, tiene que existir un nexo causal entre esa acción u omisión y el daño producido, y por último, que la conducta del profesional sea considerada como antijurídica, es decir, con falta de diligencia o ilicitud. La conducta no es ilícita cuando hay una justificación, por ejemplo, si se han de producir lesiones para llevar a cabo un correcto tratamiento.

Puede suceder que se dé una **concurrencia de culpas**: en ocasiones un daño es fruto de varias acciones llevadas a cabo por distintas personas. En esos casos se debe intentar determinar la influencia de cada conducta en el resultado final para distribuir responsabilidades, y moderar la cuantía de la indemnización, probándose la relación causa/efecto de cada conducta.

Por otro lado, son **causas excluyentes de responsabilidad civil** los casos fortuitos y/o de fuerza mayor, también cuando la culpa sea atribuible al propio paciente (por ejemplo, cuando no siga las recomendaciones del facultativo para una adecuada recuperación), o cuando un tercero provoca ese daño, y por último, ante la falta de capacidad del agente para llevar a cabo o completar una determinada acción.

> La *lex artis* marca las pautas de actuación del profesional atendiendo al caso concreto y al momento de su realización.

Seguros de responsabilidad civil para fisioterapeutas

En las profesiones de obligada colegiación como es el caso de la fisioterapia, la pertenencia al colegio supone la suscripción de un seguro de responsabilidad civil que se hará cargo de la indemnización hasta una cierta cantidad (en función de la póliza suscrita por el colegio al que se esté adscrito). Dicho seguro puede tener también una cobertura en caso de la inhabilitación profesional por un período determinado.

Para poder disfrutar del seguro de responsabilidad civil es necesario estar al corriente de las cuotas colegiales. El procedimiento a seguir en caso de protagonizar algún siniestro es: 1) ponerse en contacto con la asesoría jurídica del colegio; 2) cumplimentar en el colegio el formulario de comunicación de siniestro de responsabilidad civil; 3) si no pudiera contactarse con el colegio, se puede recurrir a la asesoría jurídica del consejo general.

En todo caso, no se debe declarar nunca sin abogado, ni firmar nada, y no se procederá a gasto alguno, pues será la compañía aseguradora la que valorará el nexo causal. El seguro de responsabilidad civil no es un seguro de reembolso por los gastos médicos.

Responsabilidad penal sanitaria. Definición, requisitos y tipos

Se puede definir la responsabilidad penal sanitaria como la obligación de responder por las conductas delictivas cometidas en el ejercicio profesional, lo que se traduce en una pena privativa de libertad, en una multa o en la inhabilitación para el ejercicio profesional.

La definición de **delito** en sentido genérico es:

- Acto antijurídico: en oposición a una norma jurídica.
- Acto típico: acción antijurídica que corresponde a un tipo legal, definido y sancionado por la ley con una pena.
- Acto culpable: imputable a dolo (intención) o a culpa (imprudencia).
- Acto punible: sancionado con una pena.

Para que sea considerada como delito, la acción u omisión debe estar tipificada en el Código Penal. Dentro de esto, los casos más directamente relacionados con las profesiones sanitarias son el delito de lesiones, las conductas eutanásicas, la omisión del deber de socorro, la revelación del secreto profesional y el intrusismo.

Delito de lesiones. Lesiones por imprudencia

Son los daños que afectan directamente a la salud física o mental y a la integridad corporal que, en el caso que nos ocupa, serían causados por imprudencia profesional.

Las penas están íntimamente relacionadas con la gravedad del daño ocasionado, pero, en cualquier caso, se exige que la lesión requiera objetivamente para su recuperación, además de una primera asistencia facultativa, tratamiento médico o quirúrgico.

Dentro de las lesiones podrían incluirse también las causadas al feto como consecuencia de una imprudencia profesional.

Tabla 4-3. Características que definen la acción imprudente
• Acción u omisión voluntaria, no intencional o maliciosa • Actuación negligente o reprochable por falta de previsión más o menos relevante • Infracción del deber objetivo de cuidado, traducido en normas específicas reguladoras y de buen gobierno que deben observarse en el desarrollo de determinadas actividades • Generación de un daño • Adecuada relación de causalidad entre el proceder inobservante del deber objetivo de cuidado y el daño sobrevenido • Relevancia jurídica de la relación de causalidad, no bastando la mera relación natural, sino que se precisa que el resultado hubiese podido evitarse con una conducta cuidadosa o, al menos, no se hubiera incrementado el riesgo resultado preexistente y que, además, la norma infringida se orientaba a impedir

Si los daños causados producen la muerte a una persona, se incurriría en el delito de homicidio imprudente.

Imprudencia. Se entiende como imprudencia la acción u omisión voluntaria, no intencional o maliciosa, que por falta de previsión o por inobservancia de un deber de cuidado produce un resultado dañoso para un bien jurídico protegido por la norma (Tabla 4-3). En ocasiones es difícil diferenciar el «dolo eventual» de la «imprudencia grave»: en el dolo eventual el autor de unos hechos asume o consiente el resultado, mientras que en la imprudencia el resultado nunca se persigue, pero existe cierta probabilidad de que ocurra.

Delitos leves. Eliminación de las faltas. En la última reforma del Código Penal se eliminaron las faltas, que han pasado a tener la consideración de delitos leves, lo que ha exigido adecuar un gran número de artículos que hacían referencia a la dualidad «delito o falta». Únicamente van a resultar constitutivos de delito el homicidio y las lesiones por imprudencia grave, así como el homicidio y las lesiones por imprudencia menos grave, que forman parte del catálogo de delitos leves (antes faltas). El homicidio y las lesiones por imprudencia leve se envían a la jurisdicción civil. La ley deja la difícil labor de interpretar qué es imprudencia grave, menos grave y leve.

Conductas eutanásicas

Se denomina eutanasia a la práctica que supone acabar con la vida de una persona con el fin de evitarle sufrimientos y dolores derivados de su enfermedad o la evolución de la misma.

Se distinguen diferentes **tipos de eutanasia**:

- **Eutanasia activa o positiva**: es la puesta en práctica de una actividad encaminada a acabar con la vida del paciente antes de lo que correspondería por el estado de salud de la persona.
- **Eutanasia pasiva o negativa**: es la omisión planificada de los cuidados que seguramente prolongarían la vida del paciente.
- **Distanasia**: es lo contrario que eutanasia; es la prolongación de la vida de la persona en estado terminal o desahuciado de forma desproporcionada, utilizando todos los medios posibles para alargar artificialmente la vida de la persona.

> - El Congreso de los Diputados aprobó el pasado 17 de diciembre de 2020 el proyecto de ley orgánica reguladora de la eutanasia (https://www.congreso.es/public_oficiales/L14/CONG/BOCG/B/BOCG-14-B-46-6.PDF).
> - La ley entró en vigor en junio de 2021, después de que pasen **tres meses desde su publicación en el BOE**, tal y como refleja el texto de la norma en su disposición final cuarta.
> - Podrán solicitar la prestación de ayuda para morir, que se incluirá en la cartera de servicios del Sistema Nacional de Salud, quienes se hallen en una situación de padecimiento grave, crónico e imposibilitante o de enfermedad grave e incurable causantes de un sufrimiento físico o psíquico intolerables.

La presentación de la Proposición de Ley Orgánica de regulación de la eutanasia en diciembre de 2020, y su posterior ratificación en el Congreso (18/03/2021), ha establecido, por primera vez en España, un marco jurídico que regula esta práctica.

La Ley regula tanto la **eutanasia activa**, donde es el propio profesional sanitario competente quien administra directamente al paciente la sustancia, como el **suicidio asistido**, donde será el propio paciente la persona que termina con su vida, para lo que precisa de la colaboración de un profesional sanitario que, de forma intencionada y con conocimiento, facilita los medios necesarios, incluido el asesoramiento sobre la sustancia y las dosis necesarias de medicamentos, su prescripción o, incluso, su suministro con el fin de que el paciente se lo autoadministre y el médico mantendrá la debida tarea de observación y apoyo al paciente hasta el momento de su fallecimiento.

Podrán solicitarla los mayores de edad de nacionalidad española o con residencia legal en España o certificado de empadronamiento que acredite un tiempo de permanencia en territorio español superior a 12 meses, capaces y conscientes en el momento de solicitarla, pudiendo revocar la decisión en cualquier momento. La tabla 4-4 recoge los supuestos contemplados en la Ley de Eutanasia.

La Ley establece la posibilidad del personal sanitario de ejercitar la objeción de conciencia en la colaboración de los actos de ayuda médica para morir, que deberá manifestarla anticipadamente y por escrito. Para tener un recuento y

Tabla 4-4. Supuestos contemplados en la Ley de Eutanasia (18/03/2021)

Supuestos contemplados por la Ley para acogerse a la prestación de ayuda para morir
• Padecimiento grave, crónico e imposibilitante • Enfermedad grave e incurable, padeciendo un sufrimiento insoportable que no puede ser aliviado en condiciones que considere aceptables

censo de personal disponible para llevar a cabo dichas acciones, las administraciones sanitarias impulsarán un Registro de profesionales sanitarios objetores.

> La Ley establece la posibilidad del personal sanitario de ejercitar la objeción de conciencia en la colaboración de los actos de ayuda médica para morir.

Se deberá haber formulado dos solicitudes de manera voluntaria y por escrito, o por otro medio que permita dejar constancia, y que no sea el resultado de ninguna presión externa, dejando una separación de al menos 15 días naturales entre ambas. Si el médico responsable considera que la pérdida de la capacidad de la persona solicitante para otorgar el consentimiento informado es inminente, podrá aceptar cualquier período menor que considere apropiado en función de las circunstancias clínicas concurrentes, de las que deberá dejar constancia en la historia clínica.

Una vez realizada la **primera solicitud** y en un plazo máximo de dos días, el médico responsable realizará con el paciente solicitante un proceso deliberativo sobre su diagnóstico, posibilidades terapéuticas y resultados esperables, así como sobre posibles cuidados paliativos, asegurándose que comprende la información; dicha información se facilitará también por escrito.

Tras la recepción de la **segunda solicitud**, el médico responsable, en el plazo de dos días, retomará con el paciente solicitante el proceso deliberativo al objeto de atender cualquier duda o necesidad de ampliación de información que se le haya planteado al paciente tras la información proporcionada tras la presentación de la primera solicitud de acuerdo con el párrafo anterior, en el plazo máximo de 5 días.

La petición la realizará el propio paciente; si la persona no cumple el requisito de estar consciente, puede aplicársele si ha suscrito con anterioridad un documento de instrucciones, testamento vital, voluntades anticipadas o documentos equivalentes legalmente reconocidos, en cuyo caso se podrá facilitar la prestación de ayuda para morir conforme a lo dispuesto en dicho documento. En el caso de haber nombrado representante en ese documento, será el «interlocutor válido para el médico responsable». Si hubiera testamento vital, pero este no nombra un representante legal, «el médico responsable podrá presentar la solicitud de eutanasia». Al tratarse de mayores de edad no se incluye que haya que consultar a su entorno, a diferencia de legislaciones de otros países europeos.

> En la historia clínica quedará constancia de que la información ha sido recibida y comprendida por el paciente, mediante el correspondiente consentimiento informado.

El médico responsable recabará del paciente solicitante su decisión de continuar o desistir de la solicitud de prestación de ayuda para morir. En el caso de que el paciente manifestara su deseo de continuar con el procedimiento, el médico responsable deberá comunicar esta circunstancia al equipo asistencial, si lo hubiere, especialmente a los profesionales de enfermería, así como, en el caso de que así lo solicitara el paciente, a los familiares o allegados que señale. Igualmente, deberá recabar del paciente la firma del documento del consentimiento informado. En el caso de que el paciente decidiera desistir de su solicitud, el médico responsable pondrá este hecho igualmente en conocimiento del equipo asistencial, si lo hubiere.

Se crea la figura del médico consultor, que ha de ser un facultativo con formación en el ámbito de las patologías que padece el paciente y que no pertenezca al mismo equipo del médico responsable; será el encargado de estudiar la historia clínica y examinar al paciente, deberá corroborar el cumplimiento de las condiciones establecidas, elaborará un informe final que deberá ser favorable para poder proceder y con las conclusiones que serán comunicadas al paciente, que, en el caso de no estar de acuerdo, podrá recurrir a la comisión de Garantía y Evaluación.

> A los solicitantes de la ayuda a morir al amparo de esta Ley, se les considerará fallecidos por muerte natural.

En la tabla 4-5 se muestra el proceso de petición de la eutanasia y plazos establecidos.

Tabla 4-5. Proceso cronológico de petición de la prestación de ayuda para morir

Proceso de concesión	Plazos
Primera petición	Máximo a los dos días: • Proceso deliberativo del médico con el paciente sobre su diagnóstico, posibilidades terapéuticas y resultados esperables, así como sobre posibles cuidados paliativos, asegurándose de que comprende la información que se le facilita
A los 15 días, segunda petición	Máximo a los dos días: • Se retomará con el paciente solicitante el proceso deliberativo al objeto de atender cualquier duda o necesidad de ampliación de información que se le haya planteado al paciente tras la información proporcionada tras la presentación de la primera solicitud • Firma del consentimiento informado • Informe favorable del «médico consultor»
Aprobación de la Comisión de Garantías y Evaluación	Máximo a los tres días: • Un profesional médico, de enfermería y/o un jurista, verifica si, a su juicio, concurren los requisitos y condiciones establecidos para el correcto ejercicio del derecho a solicitar y recibir la prestación de ayuda para morir; debe de informar como máximo en 7 días para que se complete el proceso

Tabla 4-6. Principales funciones de la Comisión de Evaluación y Garantías

- Resolver posibles conflictos de intereses que puedan existir en los equipos profesionales
- Resolver la posible disparidad de criterios que existan en los dos miembros designados para la ayuda a la prestación
- Verificar si la prestación de ayuda para morir se ha realizado según los procedimientos dictados por la Ley
- Detectar posibles problemas en el cumplimiento de las obligaciones previstas en esta Ley
- Resolver dudas o cuestiones que puedan surgir durante la aplicación de la Ley, sirviendo de órgano consultivo en su ámbito territorial concreto
- Elaborar y hacer público un informe anual de evaluación acerca de la aplicación de la Ley en su ámbito territorial concreto

Comisión de Garantía y Evaluación

Esta Comisión es clave en todo el proceso, puesto que sin su informe favorable no se podrá completar la prestación y habrá de verificar de forma previa y controlar *a posteriori* el respeto a la Ley y los procedimientos que establece; su carácter debe de ser multidisciplinar, con al menos siete miembros, entre los que habrá personal médico, de enfermería y juristas.

En la **tabla 4-6** se muestran las funciones de la Comisión de Garantía y Evaluación.

El médico responsable, antes de la realización de la prestación de ayuda para morir, lo pondrá en conocimiento del presidente de la Comisión de Garantía y Evaluación en el plazo máximo de tres días hábiles, al efecto de que se realice el control previo previsto; serán un profesional médico y un jurista quienes verifiquen si, a su juicio, concurren los requisitos y condiciones establecidas para el correcto ejercicio del derecho a solicitar y recibir la prestación de ayuda para morir, pudiendo entrevistarse con el profesional médico y el equipo, así como con el paciente, y accediendo a toda la documentación que figure en la historia clínica.

Si el informe que emitan es favorable, se realiza la prestación en los plazos establecidos; si por el contrario es desfavorable, se paraliza el proceso quedando al paciente la opción de reclamar vía contencioso-administrativa.

Si no hubiera acuerdo entre los dos miembros designados por la Comisión, será el pleno de la Comisión de Garantía y Evaluación el que decida.

Una vez completada la prestación, el médico responsable habrá de rellenar dos documentos donde figuren los datos de filiación del fallecido, así como distintos aspectos formales relacionados con la solicitud realizada y de la propia patología, remitiéndolos a la Comisión de Garantía y Evaluación.

> La prestación de ayuda para morir estará incluida en la cartera de servicios comunes del Sistema Nacional de Salud y será de financiación pública.

La Ley establece los elementos que permiten garantizar a toda la ciudadanía el acceso en condiciones de igualdad a la prestación de ayuda para morir, incluyéndola en la cartera de servicios comunes del Sistema Nacional de Salud y garantizando así su financiación pública, pero garantizando también su prestación en centros privados o, incluso, en el domicilio.

Omisión del deber de socorro

El Código Penal, en su título IX, recoge que «el profesional que, estando obligado a ello, denegare asistencia sanitaria o abandonare los servicios sanitarios, cuando de la denegación o abandono se derive riesgo grave para la salud de las personas, será castigado con las penas del artículo precedente en su mitad superior y con la de inhabilitación especial para empleo o cargo público, profesión u oficio, por tiempo de seis meses a tres años».

Cuando se habla de **denegación de asistencia** se está aludiendo a una situación concreta: se niega aquella asistencia que hubiera sido previamente solicitada, mientras que en el caso de **abandono del servicio**, el riesgo se considera como algo abstracto o indeterminado, es decir, no se ha producido la solicitud de asistencia, pero podría producirse, siendo la gravedad distinta.

Revelación del secreto profesional

El secreto profesional es uno de los pilares fundamentales de la relación entre el profesional sanitario y el paciente, y su revelación es contemplada como un delito en el título X del Código Penal, que en su art. 199 señala que «el que revelare secretos ajenos, de los que tenga conocimiento por razón de su oficio o sus relaciones laborales, será castigado con la pena de prisión de uno a tres años y multa de seis a doce meses». Y que «el profesional que, con incumplimiento de su obligación de sigilo o reserva, divulgue los secretos de otra persona, será castigado con la pena de prisión de uno a cuatro años, multa de doce a veinticuatro meses e inhabilitación especial para dicha profesión por tiempo de dos a seis años».

En el caso de las profesiones sanitarias, la prohibición de revelar secretos se encuentra también consagrada en la Ley General de Sanidad y en los códigos deontológicos de los distintos colectivos.

La revelación del secreto profesional puede estar justificada en algunos casos, como sería para proteger la vida y salud de terceros.

Intrusismo

El intrusismo está contemplado en el Código Penal español como sigue: «El que ejerciere actos propios de una profesión sin poseer el correspondiente título académico expedido o reconocido en España de acuerdo con la legislación vigente, incurrirá en la pena de multa de doce a veinticuatro meses. Si la actividad profesional desarrollada exigiere un título oficial que acredite la capacitación necesaria y habilite legalmente para su ejercicio, y no se estuviere en posesión de dicho título, se impondrá la pena de multa de seis a doce meses».

Además, esas penas pueden verse agravadas en las siguientes circunstancias:

- Si el culpable, además, se atribuyese públicamente la cualidad de profesional amparada por el título referido.

Tabla 4-7. Sanciones de los Estatutos Generales del Consejo General de Colegios de Fisioterapeutas de España según la gravedad de la infracción

Tipo de falta	Sanción
Leve	Amonestación o apercibimiento privado, por oficio o público
Grave	Suspensión del cargo del Consejo e inhabilitación para ocupar puesto del Consejo General de Colegios de Fisioterapeutas entre 1 mes e inferior a 6 meses
Muy grave	Suspensión del cargo del Consejo e inhabilitación para ocupar puesto del Consejo General de Colegios de Fisioterapeutas entre 6 meses y 2 años

- Si el culpable ejerciese los actos a los que se refiere el apartado anterior en un local o establecimiento abierto al público en el que se anunciase la prestación de servicios propios de aquella profesión.

> En la responsabilidad penal el profesional debe responder por haber cometido un delito. Los casos más graves se pueden castigar con penas de prisión.

Responsabilidad patrimonial de las administraciones públicas. Definición, requisitos y tipos

Se entiende por responsabilidad patrimonial de las administraciones públicas (Tabla 4-7) aquella que se produce cuando el sujeto que produce el daño es una Administración Pública, en los casos que nos ocupan la Administración Sanitaria. Esta surge sin que tenga que existir un contrato. Es en el título X de la Ley de Régimen Jurídico de las Administraciones Públicas y del Procedimiento Administrativo Común (LRJAP) donde se regula la responsabilidad patrimonial de la Administración Pública. El art. 139, párrafo 1º de la mencionada Ley, recoge el siguiente principio general: «Los particulares tendrán derecho a ser indemnizados por las Administraciones Públicas correspondientes, de toda lesión que sufran en cualquiera de sus bienes y derechos, salvo en los casos de fuerza mayor, siempre que la lesión sea consecuencia del funcionamiento normal o anormal de los servicios públicos». De este artículo se desprende que la responsabilidad de la Administración Pública es directa, pues la misma no responde subsidiariamente, y objetiva, ya que basta con que el daño se produzca como consecuencia del funcionamiento del servicio público, con independencia de que la actuación de la Administración sea normal o anormal.

Responsabilidad de las autoridades y personal al servicio de las administraciones públicas

Esta responsabilidad viene regulada en los arts. 145 y 146 de la LRJAP. El art. 145, en su apartado 1º, indica que los particulares deberán directamente exigir a la Administración Pública correspondiente las indemnizaciones por los daños y perjuicios causados por las autoridades y personal a su servicio, señalando el apartado 2º de dicho artículo que la administración «cuando hubiere indemnizado a los lesionados, exigirá de oficio de sus autoridades y demás personal a su servicio la responsabilidad en que hubieran incurrido por dolo, o culpa o negligencia graves, previa instrucción del procedimiento que reglamentariamente se establezca», si bien se señala que para la exigencia de dicha responsabilidad se ponderarán, entre otros, los siguientes criterios: el resultado dañoso producido, la existencia o no de intencionalidad, la responsabilidad profesional del personal al servicio de las administraciones públicas y su relación con la producción del resultado dañoso.

Asimismo, establece en el apartado 3º que: «La Administración instruirá igual procedimiento a las autoridades y demás personal a su servicio por los daños y perjuicios causados en sus bienes o derechos cuando hubiera concurrido dolo, o culpa o negligencia graves».

Por último, el art. 146 contempla la responsabilidad penal del personal al servicio de las administraciones públicas, estableciendo que tanto la responsabilidad penal como la civil que derive de un delito será exigible de acuerdo con lo previsto en la legislación correspondiente y que la exigencia de responsabilidad penal del personal al servicio de las administraciones públicas no suspenderá los procedimientos de reconocimiento de responsabilidad patrimonial que se instruyan, salvo que la determinación de los hechos en el orden jurisdiccional penal sea necesaria para la fijación de la responsabilidad patrimonial.

> Cuando quien produce un daño es la Administración Pública o el personal o autoridades al servicio de la misma, esta habrá de responder por ese daño causado, sin perjuicio de que exija de oficio a sus autoridades y demás personal a su servicio la responsabilidad en que hubieran incurrido.

Responsabilidad disciplinaria

La responsabilidad disciplinaria es la que deriva del incumplimiento de las normas estatutarias, en nuestro caso de los **Estatutos Generales del Consejo General de Colegios de Fisioterapeutas de España (CGCFE)**. Dichos estatutos recogen, en el título IV, capítulo II, los distintos tipos de infracciones y sanciones, y las sanciones que corresponden, que van desde amonestación a expulsión del colegio, o en el caso del personal que trabaja para la Administración, habrá una responsabilidad administrativa derivada de la producción de un daño a la Administración por ella estipulado, producido cuando se vulnera una norma legal, calificada como falta administrativa por la ley y que conlleva una sanción administrativa o disciplinaria (v. Tabla 4-8).

En los Estatutos del CGCFE se consideran **faltas leves**:

- Dejación de funciones o falta de diligencia, sin intencionalidad, en el cumplimiento de sus obligaciones como miembro de los órganos colegiados del Consejo General.

Tabla 4-8. Condiciones para la exigencia de responsabilidad patrimonial de las Administraciones Públicas según la jurisprudencia del Tribunal Supremo

- Existencia de un daño individualizado evaluable económicamente
- Ausencia de fuerza mayor
- Existencia de un nexo causal entre la actividad de la Administración y el daño producido

- Incumplimiento de las normas estatutarias o de los acuerdos adoptados por el Consejo General o el Consejo autonómico.
- Falta de respeto a los miembros integrantes de los órganos colegiados del Consejo General en el ejercicio de sus funciones, cuando no constituya falta grave o muy grave.

Son **faltas graves**:

- Indisciplina deliberadamente rebelde respecto a los órganos del Consejo General en el ejercicio de sus funciones.
- Negligencia reiterada en el cumplimiento de las obligaciones asumidas en los órganos del Consejo.
- Actos u omisiones que atenten a la moral, decoro, dignidad, prestigio y honorabilidad de la profesión, realizados durante el tiempo que se ostente el cargo en el seno del Consejo General.
- Indicar una cualificación o título que no se posea, de los obligatorios para ser miembro del Consejo General.
- Infracción culposa o negligente del secreto de las deliberaciones habidas en los órganos del Consejo, cuando así se acuerde expresamente.
- Incumplimiento de los acuerdos adoptados.

Y **faltas muy graves**:

- Cualquier conducta constitutiva de delito en materia profesional, durante el desempeño de funciones dentro del Consejo General, siempre que haya sido condenado por sentencia firme.
- Atentado contra la dignidad de las personas con ocasión del ejercicio profesional, durante el desempeño de funciones dentro del Consejo General.
- Infracción dolosa del secreto de las deliberaciones habidas en los órganos del Consejo, cuando así se acuerde expresamente.
- Encubrimiento o cualquier tipo de amparo prestado al intrusismo profesional durante el desempeño de funciones dentro del Consejo General.
- Coacción, amenaza, represalia o cualquier otra forma de presión grave ejercida sobre los órganos y personas en el ejercicio de sus competencias dentro del Consejo General.

La reiteración en la comisión de faltas muy graves será sancionada con la expulsión del Consejo General y la prohibición de ser miembro u ocupar cargos dentro del seno del mismo durante un plazo de hasta 5 años, para la que el acuerdo deberá adoptarse por las dos terceras partes de los miembros del órgano competente.

De la comisión de las faltas previstas en el presente capítulo según señalan los Estatutos del CGCFE, se dará traslado a la Junta de Gobierno del Colegio o Consejo autonómico al cual representase en el Consejo el infractor, que remitirá un informe en el plazo de 10 días hábiles emitiendo el parecer de la corporación correspondiente. La falta de emisión del informe en el plazo señalado no impedirá la continuación del procedimiento sancionador.

Para la imposición de sanciones se tendrán en cuenta las siguientes circunstancias: *a)* la gravedad de los daños y perjuicios causados; *b)* el grado de intencionalidad, imprudencia o negligencia; *c)* la contumacia demostrada o desacato al órgano competente durante la tramitación del expediente; *d)* la duración del hecho sancionable; *e)* las reincidencias.

Asimismo, la responsabilidad disciplinaria se extinguirá por muerte del inculpado, por cumplimiento de la sanción, por prescripción de las infracciones o de las sanciones y/o por acuerdo del Consejo General.

El procedimiento para la imposición de sanciones requerirá la apertura de un expediente por acuerdo del Comité Ejecutivo, que nombrará un instructor entre los miembros del Consejo General que cuenten con más de 10 años de ejercicio profesional, y que podrá adoptar las medidas de carácter provisional que resulten necesarias para asegurar la eficacia de la resolución que pudiera recaer, el buen fin del procedimiento, evitar el mantenimiento de los efectos de la infracción y proteger las exigencias de los intereses generales.

Corresponde al Consejo General la potestad para enjuiciar y sancionar infracciones cometidas por los miembros integrantes de sus órganos colegiados o del Consejo autonómico, salvo que, en este caso, la legislación autonómica disponga otra cosa.

Antes de imponerse cualquier sanción, será oída, si existe, la Comisión Deontológica, cuyo informe no será vinculante.

Además, el profesional habrá de cumplir con los Estatutos del Colegio al que se encuentre adscrito, exponiéndose a las correspondientes sanciones en el caso de incumplimiento.

En los casos de baja en el ejercicio profesional no se extingue la responsabilidad disciplinaria contraída durante el período de alta, aunque pueda determinar la imposibilidad actual de ejecutar la sanción que se pudiera acordar. En tal supuesto, por el colegio se concluirá la tramitación del procedimiento disciplinario y, en caso de sanción, su ejecución quedará en suspenso hasta el momento en que el colegiado cause nuevamente alta en el ejercicio de la profesión, bien en su seno o incorporándose a cualquiera otro de los colegios del Estado español. En todo caso, el colegio que haya impuesto la sanción deberá comunicar la sanción y la baja al CGCFE para su traslado y efectos procedentes en el ámbito de todos los colegios de fisioterapeutas de España.

Sin perjuicio de lo establecido con carácter general, en el caso de que el fisioterapeuta hubiera causado baja en el colegio tramitador del expediente, pero estuviera incorporado a otro colegio de fisioterapeutas de España, la resolución que recaiga, de ser sancionadora, se comunicará al CGCFE para que este último acuerde su ejecución y, en su caso, el período de cumplimiento, comunicándolo al colegio o colegios en que estuviese incorporado, y a todos los demás para la efectividad de la sanción en todos los colegios de fisioterapeutas de España.

La cancelación supone la anulación del antecedente sancionador a todos los efectos. Las sanciones por la comisión de faltas leves, graves y muy graves se cancelarán respectivamente al año, a los 2 años y a los 4 años, a contar desde el cumplimiento de la sanción de que se trate.

> Las infracciones pueden ser leves, graves y/o muy graves, y las sanciones van desde la amonestación hasta la suspensión en el cargo e inhabilitación de 2 años para ocupar cargos en el Consejo General de Colegios de Fisioterapeutas de España.

Responsabilidad deontológica. Código deontológico

La deontología fisioterapéutica es el conjunto de los principios y reglas éticas que deben inspirar y guiar la conducta del profesional de fisioterapia. La responsabilidad deontológica será la que derive del incumplimiento de dichos principios y reglas.

El Estatuto del CGCFE establece confeccionar un código deontológico para la profesión de fisioterapeuta y que tenga una aplicación en todo el Estado. Sin embargo, el desarrollo de las comunidades autónomas y la regulación en cada una de ellas de códigos deontológicos motivan una situación de posibles conflictos de aplicación al establecer hegemonías que nos llevarían a una situación en donde la aplicación se hace impracticable.

Tabla 4-9. Código Deontológico del Consejo General de Colegios de Fisioterapeutas de España: elementos principales de las normas de conductas éticas vinculantes

- La fisioterapia y sus personas
- El fisioterapeuta y la práctica clínica
- El fisioterapeuta y su profesión
- El fisioterapeuta y sus compañeros de trabajo

En este epígrafe nos referiremos al código elaborado por CGCFE, que debe establecer unas normas con unos contenidos básicos comunes para todos los códigos de los colegios de las comunidades autónomas que procuren uniformidad, sin olvidar la conveniencia de conocer el de la comunidad autónoma donde se vaya a ejercer.

El Código Deontológico del CGCFE es una guía para actuar sobre la base de los valores y necesidades sociales. Sólo tendrá significado como documento vivo si se aplica a las realidades de la fisioterapia y de la atención de la salud en una sociedad cambiante. Para lograr su finalidad, el código ha de ser comprendido, asimilado y utilizado por los fisioterapeutas en todos los aspectos de su trabajo. Debe permanecer al alcance de los estudiantes y los fisioterapeutas a lo largo de sus estudios y de su vida de trabajo.

El Código Deontológico del CGCFE tiene cuatro elementos principales que ponen de relieve las normas de conductas éticas vinculantes a todos los fisioterapeutas y que deben cumplir todos los colegios profesionales de fisioterapia de España (Tabla 4-9).

PUNTOS CLAVE

- La deontología es la parte de la ética que trata de los deberes y principios que conciernen a una profesión. El código deontológico es la guía para actuar sobre la base de valores y necesidades sociales.
- Cualquier protocolo de investigación que se realice con seres humanos en España requiere la aprobación del CEIC. La aparición de los métodos alternativos y el principio de las tres erres sentaron las bases de una nueva ética en la experimentación animal.
- Los eventos adversos dentro de la práctica profesional pueden entrañar responsabilidad civil, legal, disciplinaria y/o deontológica. La responsabilidad civil surge de la obligación de responder por el daño causado. La *lex artis* marca las pautas de actuación del profesional atendiendo al caso concreto y al momento de su realización.
- La eutanasia (activa o pasiva) no es legal en España, y su realización es contemplada como delito por el Código Penal en el apartado de inducción al suicidio, pudiéndose imponer penas de prisión de 4 a 8 años para el que induzca al suicidio, y de 2 a 5 años para los que cooperen en los actos necesarios al suicidio de una persona.
- En la responsabilidad penal, el profesional debe responder por haber cometido un delito. Los casos más graves se pueden castigar con penas de prisión.
- Cuando quien produce un daño es la Administración Pública o el personal o autoridades al servicio de la misma, esta habrá de responder por ese daño causado, sin perjuicio de que exija de oficio a sus autoridades y demás personal a su servicio la responsabilidad en que hubieran incurrido.
- Las infracciones pueden ser leves, graves y/o muy graves, y las sanciones van desde la amonestación hasta la suspensión en el cargo e inhabilitación de 2 años para ocupar cargos en el Consejo General de Colegios de Fisioterapeutas de España.

BIBLIOGRAFÍA

Camps V. Los valores éticos de la profesión sanitaria. Educación Médica. 2015;16: 3-8.

Código Deontológico del Consejo General de Colegios de Fisioterapeutas de España [Internet]. Madrid. Disponible en: https://www.consejo-fisioterapia.org/consejo_deontologico.html [último acceso: mayo 2018].

Medina CD. Ética y legislación. 1ª ed. Valencia: Paradigma; 2015.

Funciones del fisioterapeuta en el ámbito de las ciencias sociosanitarias

5

B. Paz Lourido

OBJETIVOS DEL APRENDIZAJE

- El lector aprenderá cuáles son y en qué consisten las funciones del fisioterapeuta en el ámbito de las ciencias sociosanitarias, así como los distintos niveles de atención en los que tiene competencias profesionales, tanto en atención primaria como especializada. Igualmente, aprenderá cuáles son los procedimientos establecidos (protocolos de actuación) en fisioterapia tanto en atención primaria como especializada.

INTRODUCCIÓN

En este capítulo se describirán las funciones de los fisioterapeutas en el ámbito de las ciencias sociosanitarias según la legislación vigente, así como sus niveles de actuación tanto en la atención primaria como la especializada, remarcando la importancia de la protocolización en ambos niveles. La fisioterapia, como profesión autónoma y con identidad propia dentro del ámbito sanitario, se constituye como parte determinante en la protección de la salud y está al servicio del ser humano y de la sociedad. Los/las fisioterapeutas reúnen los conocimientos científicos y las competencias necesarias para llevar a cabo en el ejercicio de sus funciones, la totalidad del proceso de atención fisioterapéutica de los pacientes a su cargo, con la mayor calidad posible, en el ámbito de su autonomía en el ejercicio de su profesión. Para el estudio de este tema es importante tener en cuenta lo que indica la legislación y las distintas recomendaciones, por lo que se transcriben y analizan aquellas que suponen el fundamento del tema (Tabla 5-1).

Tabla 5-1. Funciones de los fisioterapeutas en el ámbito de las ciencias sociosanitarias. Legislación y recomendaciones relevantes

- Real Decreto 1030/2006, de 15 de septiembre por el que se establece la cartera de servicios comunes del Sistema Nacional de Salud y el procedimiento para su actualización
- Circular del INSALUD 4/1991, de 25 de febrero, sobre Ordenación de actividades del Fisioterapeuta de Área en Atención Primaria
- Ley 14/1986, de 25 de abril, General de Sanidad. Boletín Oficial del Estado, 29 abril 1986, núm. 102, 15207-15224
- Ley 16/2003, de 28 de mayo, de cohesión y calidad del Sistema Nacional de Salud. Boletín Oficial del Estado, 29 mayo 2003, núm. 128, 20567-20588
- Real Decreto-ley 16/2012, de 20 de abril, de medidas urgentes para garantizar la sostenibilidad del Sistema Nacional de Salud y mejorar la calidad y seguridad de sus prestaciones
- Ley 44/2003, de 21 de noviembre, de ordenación de las profesiones sanitarias. Boletín Oficial del Estado, 22 noviembre 2003, núm. 280, 41442-41458
- Ley 55/2003, de 16 de diciembre, del Estatuto Marco del personal estatutario de los servicios de salud. Boletín Oficial del Estado, 17 diciembre 2003, núm. 301, 44742-44763
- Real Decreto 137/1984, de 11 de enero, sobre estructuras básicas de salud. Boletín Oficial del Estado, 1 febrero 1984, núm. 27, 2627-2629
- Estatuto de Personal Sanitario no Facultativo de las Instituciones Sanitarias de la Seguridad Social, Aprobado por Orden 26 abril de 1973
- Orden CIN 2135/2008, de 3 de julio (BOE 19/07/2008), por la que se establecen los requisitos para la verificación de los títulos universitarios oficiales que habiliten para el ejercicio de la profesión de fisioterapeuta

ÁMBITO DE LAS CIENCIAS SOCIOSANITARIAS

El **Estatuto de Personal Sanitario no Facultativo de las Instituciones Sanitarias de la Seguridad Social, Orden del Ministerio de Trabajo de 26 de abril de 1973**, contempla en los arts. 70 y 71 las funciones de los fisioterapeutas, recogiendo detalladamente las **competencias**:

- **Artículo 70**. Son funciones de los fisioterapeutas la aplicación de tratamiento con medios físicos que por prescripción facultativa se prestan a los enfermos de todas las especialidades de medicina y cirugía donde sea necesaria la aplicación de dichos tratamientos, entendiéndose por medios físicos: eléctricos, térmicos, mecánicos, hídricos, manuales y ejercicios terapéuticos con técnicas especiales en: respiratorio, parálisis cerebral, neurología y neurocirugía, reumatología, traumatología y ortopedia, coronarias, lesiones medulares, ejercicios maternales preparto y posparto y cuantas técnicas fisioterápicas puedan utilizarse en el tratamiento de enfermos. Estas funciones se prestarán a instituciones abier-

Tabla 5-2. Funciones generales y específicas que los fisioterapeutas realizarán bajo la prescripción del médico (art. 71)

- Colaborar en las actividades deportivas de los pacientes en el plano de asesoramiento a los encargados de dichas funciones
- Aplicar las prescripciones médicas cumplimentando las instrucciones que reciban en relación con la especialidad
- Tener a su cargo el control de ficheros y demás antecedentes para el buen orden y funcionamiento del servicio
- Vigilar la conservación y el buen estado del material que se utiliza en fisioterapia, así como de los aparatos, procurando que estén en condiciones de perfecta utilización
- Poner en conocimiento de sus superiores cualquier anomalía o deficiencia que observen en el desarrollo de la asistencia o en la dotación del servicio encomendado
- Realizar las exploraciones manuales prescritas por el médico
- Cumplimentar igualmente aquellas otras funciones que se señalen en los reglamentos de las instituciones sanitarias y las instrucciones propias de cada centro, en cuanto no se opongan a lo establecido en el presente estatuto

tas y cerradas, siendo lugares de tratamiento las consultas y locales de rehabilitación, los gimnasios terapéuticos y a la cabecera del enfermo en los centros de hospitalización.

> La aplicación de tratamiento con medios físicos es función de los fisioterapeutas.

- **Artículo 71**. Los fisioterapeutas realizarán bajo la prescripción del médico las funciones generales y específicas que se recogen en la tabla 5-2.

Si bien la promulgación del Estatuto Marco del Personal Estatutario de los Servicios de Salud (**Ley 55/2003, de 16 de diciembre**) derogó los antiguos estatutos antes citados, no así sus apartados referentes a las funciones de cada categoría, que continúan aún vigentes, según la Disposición Transitoria Sexta de la citada ley. Desde el año 1973, la formación y el conocimiento de los fisioterapeutas han progresado, adquiriendo nuevas habilidades y capacidades que no han tenido traslado a la regulación normativa del Estatuto del Personal Sanitario no Facultativo, mientras que sí han sido reguladas en el resto de la legislación. Por ello, desde el Consejo General de Colegios de Fisioterapeutas de España se considera que esta normativa es un anacronismo y presenta un desfase con respecto al resto del ordenamiento jurídico, necesitando urgentemente una actualización.

> Las funciones de cada categoría de la legislación anterior a la Ley 55/2003, de 16 de diciembre, precisan una actualización.

Así, las nuevas competencias que los fisioterapeutas deben obtener en su formación e incluidas en la **Orden CIN/2135/2008**, de 3 de julio, por la que se establecen los requisitos para la verificación de los títulos universitarios oficiales que habiliten para el ejercicio de la profesión de fisioterapeuta, instaron al Consejo General de Colegios de Fisioterapeutas de España a establecer mediante la Resolución 6/2012, la definición de acto fisioterápico que se actualizó en el año 2018 (resolución 1/2018 del Consejo General de Colegios de Fisioterapeutas), a fin de subrayar de manera específica algunos de los aspectos esenciales como procedimientos habituales dentro de los tratamientos fisioterápicos, en particular los relacionados con el ejercicio terapéutico; y fue publicado en el BOE el jueves 18 de octubre de 2018, la definición oficial y competencias que implican el acto fisioterápico, que se define como todo servicio prestado por el titulado en fisioterapia, realizado en el ejercicio de su profesión con libertad de decisión y autonomía profesional, dirigido a ciudadanos, grupos y comunidades.

Atendiendo a esta última resolución, se considera acto fisioterápico todo servicio prestado por el titulado/a en Fisioterapia, realizado en el ejercicio de su profesión con libertad de decisión y autonomía profesional, dirigido a usuarios, grupos y comunidades. Es, por tanto, toda acción lícita, ya sea de tipo asistencial, docente, investigadora, pericial, de gestión, de prevención, de promoción u otras que, llevada a cabo por un/una fisioterapeuta legítimamente capacitado/a, tenga como objetivo la promoción de la salud, la prevención, curación, recuperación o mejora de un proceso patológico, la formación o el desarrollo de la salud. Tanto en el ámbito clínico, como en el ámbito sociosanitario, el acto fisioterápico incluye lo reseñado en la tabla 5-3.

Todos los objetivos del acto fisioterapéutico han de plantearse basándose en las consecuencias de las alteraciones del estado de salud en el movimiento y con el objetivo de prevenir, tratar y reeducar tales alteraciones, restaurando el movimiento funcional en un entorno biopsicosocial y en todas las áreas clínicas y ámbitos laborales.

Tabla 5-3. Objetivos del acto fisioterápico

En el ámbito clínico

- La obtención de datos exploratorios y su valoración
- La elaboración del diagnóstico fisioterápico
- La planificación y promulgación del tratamiento fisioterapéutico
- La ejecución del mismo mediante procedimientos manuales, instrumentales y dirigidos, como la indicación de ejercicio terapéutico diseñado específicamente para ser realizado activamente por el usuario
- La evaluación de los resultados alcanzados, el establecimiento e implementación de los registros pertinentes o, en su caso, de la historia clínica
- La elaboración de informes sobre la evolución del paciente y de alta del tratamiento fisioterápico.

En el ámbito sociosanitario

- El examen de peritación realizado por el fisioterapeuta a requerimiento de terceros
- La planificación y puesta en práctica de programas de promoción de la salud y de educación para la salud en su campo competencial
- Las acciones de formación en materias propias de su desempeño profesional

Por su parte, el Código de Deontología de la Fisioterapia en España de 2021, en su artículo 9, hace mención específica a que el acto fisioterapéutico así entendido debe estar fundamentado en una atención de calidad humana, así como en evidencia científica y clínica.

> El acto fisioterápico tiene implicaciones tanto en el ámbito clínico como en el ámbito sociosanitario.

La **Ley 44/2003, de 21 de noviembre, de ordenación de las profesiones sanitarias (LOPS)** regula las condiciones de ejercicio y los respectivos ámbitos profesionales, así como las medidas que garantizan la formación básica, práctica y clínica de los profesionales. Corresponde a los fisioterapeutas la prestación de los cuidados propios de su disciplina a través de tratamientos con medios y agentes físicos, dirigidos a la recuperación y rehabilitación de personas con disfunciones o discapacidades somáticas, así como a la prevención de las mismas.

En general, las funciones de los fisioterapeutas pueden ser desarrolladas en los distintos ámbitos asistenciales (incluyendo actividades preventivas, informativas y de educación para la salud), docentes, de investigación y gestión.

En el Decreto-ley 16/2012, de 20 de abril, de medidas urgentes para garantizar la sostenibilidad del Sistema Nacional de Salud y mejorar la calidad y seguridad de sus prestaciones se modifican artículos de normativas precedentes y se refiere a los retos actuales de la asistencia sanitaria, ligados en gran medida al impacto del envejecimiento de la población.

Las funciones de los fisioterapeutas también vienen recogidas en otros documentos de interés como el «Documento marco. Perfil del fisioterapeuta» del Consejo General de Colegios de Fisioterapeutas de España, Resolución 03/2010, disponible en: https://www.consejo-fisioterapia.org/adjuntos/legislacion/legislacion_55.pdf.

> En general, las funciones de los fisioterapeutas incluyen actividades preventivas, informativas y de educación para la salud, docentes, de investigación y gestión, y pueden ser desarrolladas en los distintos ámbitos asistenciales.

NIVELES DE ACTUACIÓN DEL FISIOTERAPEUTA

El fisioterapeuta puede actuar en **cuatro niveles de actuación**, siempre teniendo en cuenta las características constitucionales del paciente como edad, sexo, educación, situación económica y social (Tabla 5-4).

> El fisioterapeuta es competente para actuar en los cuatro niveles de actuación descritos en la Tabla **«Niveles de actuación del fisioterapeuta»**.

Tabla 5-4. Niveles de actuación del fisioterapeuta

1. Actuar en la intervención preventiva para evitar la aparición posterior de alteraciones patológicas, además de mantener un estado óptimo de salud
2. Una vez se ha establecido la patología, debe actuar en el tratamiento curativo de esta lesión o enfermedad. En este tratamiento incluirá labores preventivas del desarrollo de una deficiencia secundaria a la patología en cuestión debido a los hábitos de salud del paciente
3. Si se desarrolla cualquier deficiencia musculoesquelética, visceral u otras, el fisioterapeuta deberá actuar en resolución de estas limitaciones. Se incluirá aquí el tratamiento preventivo de la incapacidad con el objetivo de minimizar el impacto posterior o residual de la deficiencia
4. Finalmente, si se establece la incapacidad, el tratamiento paliativo por parte del fisioterapeuta irá encaminado a limitarla al mínimo con el objetivo de evitar en la medida de lo posible la minusvalía

A este respecto cabe destacar que, independientemente del nivel de atención de que se trate, el personal estatutario de los servicios de salud está obligado a mantener la debida reserva y confidencialidad de la información y documentación relativa a los centros sanitarios y a los usuarios obtenidos, o a la que tenga acceso, en el ejercicio de sus funciones.

Atención primaria

La referencia al término de atención primaria aparece en *Report on the future provision of medical and allied services* de 1920, también conocido como el Informe Dawson, donde se abordaba la organización del sistema sanitario del Reino Unido. En esta organización se incluyeron tres niveles en la organización de los servicios de salud, denominándose el primer nivel en su versión traducida al español como centros primarios de salud. Estos centros se establecían como el eje del sistema, apoyados por los centros de servicios secundarios de salud y otros servicios como los hospitales docentes. Varias décadas más tarde de la publicación de este informe, en 1977, la XXX Asamblea Mundial de la Salud adoptó la resolución 30.43, en la que se decidió que la principal meta social de los gobiernos y de la Organización Mundial de la Salud (OMS) era la «Salud para todos en el año 2000».

Un año más tarde, en septiembre de 1978, se celebró en Alma Ata, con el patrocinio de la OMS y de UNICEF, la **Conferencia Internacional sobre Atención Primaria de Salud**, que representó el pensamiento de las principales autoridades sanitarias de 140 países respaldando la Atención Primaria de Salud (APS) como una estrategia para lograr mayor equidad en salud. La Conferencia de Alma Ata definió la **Atención Primaria de Salud** de la siguiente manera: «La asistencia esencial, basada en métodos y tecnologías prácticos, científicamente fundados y socialmente aceptables, puesta al alcance de todos los individuos y familias de la comunidad, mediante su plena participación y a un coste que la comunidad y el país puedan soportar, en todas y cada una de las etapas de su desarrollo, con un espíritu de autorresponsabilidad y autodeterminación. La **Atención Primaria** es parte integrante tanto del sistema nacional de salud, del que constituye la función central y el núcleo principal, como del desarrollo social y económico global de la comunidad. Representa el primer contacto de los individuos, la familia y la comunidad con el sistema de salud; lleva lo más cerca posible la atención de salud al lugar donde residen y trabajan los individuos y constituye el primer elemento de un proceso permanente de asistencia sanitaria».

Por todo ello, la atención primaria se considera como un conjunto de actividades, un nivel de atención, una estrategia de organización y, además, una filosofía, en tanto que se orienta a la justicia social y la equidad. Los elementos conceptuales de la Atención Primaria de Salud se concretan en una perspectiva **integral**, **integrada**, **continuada**, **permanente**, **activa**, **accesible** y en estar basada en equipos **interdisciplinares**. Además, ha de ser **comunitaria** y **participativa**, **programada** y **evaluable**, y también **docente** e **investigadora**.

La normativa para la implementación de la Atención Primaria de Salud se desarrolló en España 6 años después de la aprobación de la Declaración de Alma Ata y de la Constitución de 1978, en el marco del nuevo estado democrático. El **Real Decreto 137/1984, de 11 de enero, sobre estructuras básicas de salud** vio la luz incluso antes que la **Ley General de Sanidad de 1986**. Paralelamente se empezaba a gestar lo que sería el proceso de descentralización del sistema sanitario, que finalizaría en 2002, otorgando a las autonomías la responsabilidad en la reforma hacia la Atención Primaria de Salud. Por tanto, podemos decir que el grado de implantación de las reformas, y muy particularmente las que afectan a la organización y gestión de los servicios sanitarios, ha sido muy variable. Ha dependido de la capacidad de conseguir recursos políticos y sociales para afrontar los cambios, y de la rigidez estructural institucional de la que se parte históricamente.

En términos generales y echando la vista atrás, la atención primaria en el sistema sanitario español ha avanzado mucho desde el inicio del proceso de reforma, lo que la convierte en un modelo para muchos otros países. Sin embargo, hemos de considerar que la reforma es un proceso inacabado en tanto en cuanto hay elementos constitutivos de este modelo que todavía no están siendo desarrollados. El **informe** denominado ***Atención Primaria del siglo XXI: Análisis de situación*** (Ministerio de Sanidad y Consumo, 2006) y el ***Marco estratégico para la mejora de la Atención Primaria en España: 2007-2012*** (Ministerio de Sanidad y Consumo, 2007) son dos documentos en los que se analizan las debilidades del primer nivel de atención en España y se recogen estrategias de mejora.

El citado **Real Decreto 137/1984** establece la delimitación de **«zona de salud»**, para cubrir entre 5.000 y 25.000 habitantes, teniendo en cuenta los criterios geográficos y sociales, donde se ubica el centro de salud. Este no debe estar a una distancia superior a 30 minutos de los restantes municipios incluidos en su radio de acción. Dos aspectos clave de la organización de la atención primaria son el equipo de salud y el centro de salud. El **equipo básico de salud** lo configuran médicos de familia, pediatras, personal de enfermería, matronas y trabajadores sociales. Otros profesionales podrán ubicarse como personal de las unidades de apoyo, como es el caso de los fisioterapeutas. Las **funciones de los profesionales de atención primaria** se incluyen en la tabla 5-5.

Tabla 5-5. Funciones de los profesionales de atención primaria

- Prestación de asistencia:
  - A nivel ambulatorio
  - A nivel domiciliario
- Prestación de asistencia de urgencia en coordinación con el nivel especializado
- Realización del diagnóstico de salud de la zona
- Realización de actividades:
  - De promoción de la salud
  - De prevención de la enfermedad
  - De reinserción social
- Participar en los programas de salud
- Contribuir a la educación en salud de la población
- Evaluar las actividades realizadas y los resultados alcanzados
- Participar en la formación pregraduada
- Participar en la formación posgraduada
- Participar en la investigación

- La zona de salud cubre entre 5.000 y 25.000 habitantes; sigue criterios geográficos y sociales, y en ella se ubica el centro de salud, el cual no está a más de 30 minutos de los municipios.
- El fisioterapeuta está incluido en la unidad de apoyo.

Por lo tanto, los **equipos interprofesionales** podrán desarrollar su actividad en la comunidad, en el domicilio del paciente y en el **centro de salud**, que se define como la estructura física y funcional que permite el desarrollo de las características de este modelo de atención: facilita el primer contacto y filtro a otros niveles, proporciona servicios de forma longitudinal, proporciona una atención integral, requiere una coordinación interprofesional e intersectorial y tiene una orientación familiar y comunitaria.

Al respecto de los equipos interprofesionales, existen diversos modos de trabajo (**pluridisciplinares**, **multidisciplinares**, **transdisciplinares**, **interdisciplinares**), y aunque los términos utilizados para su denominación puedan parecer similares, no son iguales, cada uno hace referencia a la relación de un conjunto de disciplinas de manera diferente.

Lo **multidisciplinario** es una mezcla no-integradora de varias disciplinas en la que cada disciplina conserva sus métodos y suposiciones sin cambio o desarrollo de otras disciplinas en la relación multidisciplinar. Los investigadores implicados en una tarea multidisciplinaria adoptan relaciones de colaboración con objetivos comunes. Por ejemplo, un grupo de investigadores que se unen para investigar un problema complejo; eso es un equipo multidisciplinario.

Lo **interdisciplinario** hace referencia a una relación más enredada entre conceptos; siguiendo el ejemplo, lo necesario para resolver un problema complejo es una investigación interdisciplinaria, donde se investigue el problema con múltiples disciplinas, pero colaborando unas con otras, ya que cada subdivisión del problema va a tener parte en otro subsistema del mismo problema.

De ahí la principal diferencia con lo multidisciplinario, en el que las disciplinas siguen siendo independientes unas de otras y conservando sus métodos respectivos, mientras que en lo interdisciplinario se trata de juntar conocimientos y objetos de estudio, ya que el problema puede tener tanto características de una disciplina como de otra.

Por otro lado, lo **transdisciplinario** hace referencia a algo más allá que las mismas disciplinas, a una correlación completa donde una no es nada sin la otra. Podríamos decir que la solución al problema sería una solución transdisciplinaria.

- **Interdisciplinariedad**: supone un conjunto de disciplinas o materias que se enlazan entre sí y que tienen un objetivo en común. No pretenden trabajar de manera separada.
- **Multidisciplinariedad**: es aquella que propone un trabajo separado de cada disciplina; sin embargo, funcionan de manera colaborativa. Cada materia conserva sus propios modelos y métodos.
- **Pluridisciplinariedad**: es muy parecido a la multidisciplinariedad. No obstante, se refiere a materias afines que se retroalimentan. Estas disciplinas tienen objetivos independientes.
- **Transdisciplinariedad**: pretende la integración de las disciplinas pero que el desarrollo epistemológico sea relevante y trascendente. Propone que se vea más allá de las propias materias.

La **promoción de la salud y la prevención de la enfermedad** son pilares de la atención primaria y atañen a todos los profesionales del centro. La demanda puede ser **directa** (a demanda o urgente), o bien a petición de los miembros del equipo (**atención programada**). Existe una serie de programas específicos destinados a grupos poblacionales determinados, como los programas de atención a la mujer, a la infancia, al adulto y al anciano, atención a la salud bucodental, atención al paciente terminal y atención a la salud mental.

Son pilares de la atención primaria y atañen a todos los profesionales del centro tanto la promoción de la salud como la prevención de la enfermedad.

Circular 4/91 de 25 de febrero

En cuanto a la fisioterapia, la **Circular 4/91 de 25 de febrero** plantea la ordenación del fisioterapeuta de área de atención primaria. La circular reconoce que la atención primaria de salud debe dar respuesta a las necesidades y problemas de salud de la comunidad a la que atiende, desarrollando actividades de promoción de la salud, prevención de la enfermedad, asistencia y también de rehabilitación. En este sentido, el **equipo de atención primaria** es la **unidad básica y fundamental** para la realización de todas las actividades necesarias para el cuidado de la salud de la población que tiene a su cargo, pero para completar y asegurar ciertas prestaciones se contempla la existencia de profesionales, especialmente formados en determinados aspectos de la salud, que apoyen el trabajo del equipo y colaboren para alcanzar el máximo grado de desarrollo de las actuaciones que tienen encomendadas. Así, esta circular se estructura en una serie de instrucciones concretas referentes a (Tabla 5-6):

Tabla 5-6. Ordenación del fisioterapeuta de área de atención primaria. Circular 4/91 de 25 de febrero

a) Las actividades a realizar en el marco de la atención primaria y la organización de las mismas
b) Describe específicamente la figura del fisioterapeuta, la dotación de plazas, su adscripción y retribución
c) Indica la dependencia funcional de la Dirección de Enfermería y Gerencia de atención primaria
d) Describe las actividades a realizar y el porcentaje semanal para actividades asistenciales y de promoción, docencia e investigación
e) Pone de manifiesto el compromiso con la disponibilidad de espacios y recursos materiales para dotar las salas de fisioterapia
f) Describe de forma pormenorizada las actividades a ser realizadas por los fisioterapeutas, su responsabilidad con la sala y sus equipos, su rol fuera del centro, el sistema de derivación, la organización de las visitas y la intervención directa o grupal
g) Puntualiza las técnicas de tratamiento y las clasifica
h) Incluye la fisioterapia en la atención domiciliaria y especifica las funciones a realizar en el domicilio, tanto de forma directa como mediante consejos sanitarios y educación para la salud
i) Indica el papel del fisioterapeuta en el equipo interdisciplinar
j) Incide específicamente en las actividades educativas a desarrollar
k) Reconoce el papel del fisioterapeuta de atención primaria en la investigación y otras actividades que le sean encomendadas en el marco de sus funciones

a) **Las actividades a realizar en el marco de la atención primaria y la organización de las mismas.**
   1. Los equipos de atención primaria deberán **poner en marcha actividades** de **rehabilitación** para la población de su zona básica de salud, dentro del concepto de atención integral de la salud.
   2. El **diseño de actividades** que se realice deberá ir precedido de un análisis de las necesidades existentes y los recursos disponibles, estableciéndose metas alcanzables y la estrategia concreta para llevarlas a cabo.
   3. Los **órganos de dirección** de área/sector promoverán la necesaria integración entre el nivel de atención primaria y el nivel especializado, fundamentalmente entre los equipos de atención primaria y los servicios de rehabilitación, potenciando la elaboración de protocolos de diagnóstico y seguimiento de las enfermedades de mayor prevalencia, susceptibles de ser tratadas en atención primaria, así como la sistematización de interconsultas entre médico generalista-especialista. Del mismo modo, deberá ordenarse conjuntamente la actividad asistencial de las salas de fisioterapia en centros de salud.

b) **Describe específicamente la figura del fisioterapeuta, la dotación de plazas, su adscripción y retribución.**
   4. Para el **desarrollo de las actividades** relativas a fisioterapia, el equipo de atención primaria deberá contar con el fisioterapeuta, como profesional formado específicamente en este campo. La dotación de plazas de fisioterapeuta estará en función de la estructura poblacional existente.

5. El **fisioterapeuta** estará destinado a un área o sector sanitario, teniendo adscritas funcionalmente una o varias zonas básicas de salud que deberán ser geográficamente próximas y con buena accesibilidad entre ellas.
6. Las **retribuciones** correspondientes a los fisioterapeutas serán las que se establezcan anualmente en las correspondientes Órdenes Ministeriales.

c) **Indica la dependencia funcional de la Dirección de Enfermería y Gerencia de atención primaria.**

7. Los **fisioterapeutas de área** dependerán a todos los efectos del gerente de atención primaria a través de su Dirección de Enfermería, que es la responsable de la planificación del trabajo de los fisioterapeutas, de acuerdo con los protocolos establecidos en el área/sector sanitario. Los fisioterapeutas dependerán funcionalmente de los coordinadores de los equipos de atención primaria.

d) **Describe las actividades a realizar y el porcentaje semanal para actividades asistenciales y de promoción, docencia e investigación.** Además, orienta sobre los horarios de apertura del servicio para favorecer la accesibilidad.

8. La actividad de los fisioterapeutas contemplará actuaciones encaminadas tanto a la **recuperación de la salud** como a su **promoción y la prevención de enfermedades**, por lo que en la organización de su trabajo deberán contemplarse estos bloques de actividades asignándoles su correspondiente distribución horaria. Como orientación, se estima correcto que al menos el 70 % de su tiempo semanal realice su actividad en las salas de fisioterapia y el 30 % restante se distribuya en actividades domiciliarias, de promoción de la salud, de formación y de investigación. La dedicación horaria de los fisioterapeutas será de 40 horas semanales. El **horario de funcionamiento** de las salas de fisioterapia se establecerá siguiendo el criterio de favorecer la **accesibilidad** de los usuarios, ofertando horarios de tarde cuando la demanda de la población así lo aconseje.

e) **Pone de manifiesto el compromiso con la disponibilidad de espacios y recursos materiales para dotar las salas de fisioterapia.**

9. Los **Órganos Directivos** de atención primaria **garantizarán** la existencia de **infraestructura** necesaria para el desarrollo de las actividades de fisioterapia.

f) **Describe de forma pormenorizada las actividades a ser realizadas por los fisioterapeutas, su responsabilidad con la sala y sus equipos, su rol fuera del centro, el sistema de derivación, la organización de las visitas y la intervención directa o grupal.** Se menciona también la sala de fisioterapia de referencia, por lo que los pacientes de zonas de salud colindantes deberán desplazarse a dicha sala si su centro no dispone de ella.

10. Con el fin de establecer un marco funcional homogéneo, se señalan para el fisioterapeuta en atención primaria las siguientes **actividades**:

10.1. El fisioterapeuta realizará su **actividad asistencial** en las salas de fisioterapia de los centros de atención primaria, que deberán contar con los espacios y equipamientos suficientes para el desarrollo de la misma, siendo el responsable de la tutela de estas instalaciones. Cuando el fisioterapeuta tenga asignada alguna otra zona básica cuyo centro de salud no disponga de dicha instalación, se considerará como sala de referencia para los usuarios la del centro que cuente con ella. El fisioterapeuta deberá desplazarse, no obstante, a las otras zonas básicas asignadas para trabajar en los programas y protocolos que le afecten, desarrollados por los equipos de atención primaria y que no precisen de gimnasio.

10.2. La **derivación de usuarios** al fisioterapeuta se producirá, de acuerdo con los **protocolos** previamente establecidos, a partir del médico general o pediatra de atención primaria o a partir del facultativo especialista. En este último caso, los protocolos deberán incluir la comunicación de la decisión terapéutica adoptada al médico de atención primaria responsable del paciente. Los pacientes llegarán al fisioterapeuta debidamente diagnosticados, y los tratamientos fisioterápicos a aplicar estarán incluidos en los protocolos, que contemplarán igualmente el seguimiento y la valoración de resultados de la terapia aplicada. Una vez aplicado el tratamiento, el paciente será remitido al médico prescriptor de la terapia para la valoración del alta.

10.3. El fisioterapeuta aplicará los **métodos y técnicas fisioterápicas** tendentes a conseguir los objetivos propuestos para cada caso clínico, debiendo realizar una primera visita programada al paciente que le permita obtener una valoración funcional del mismo. En esta primera actuación abrirá la **ficha fisioterapéutica** del paciente que, además de la valoración funcional, deberá ir recogiendo todos los aspectos relativos a la aplicación de tratamientos y evolución del paciente. La ficha suministrará al facultativo que prescribe la terapia datos que le ayudarán a evaluar el proceso y estará integrada en el **sistema de registro** de atención primaria.

10.4. Los **pacientes**, según su situación clínica, podrán ser tratados de manera **individual** o estableciendo **grupos terapéuticos**. Se formarán igualmente estos grupos con aquellos pacientes incluidos en los programas de salud establecidos por los equipos de atención primaria y que sean susceptibles de ser tratados de este modo.

g) **Puntualiza las técnicas de tratamiento y las clasifica** en mecanoterapia, cinesiterapia en sus distintas modalidades, masoterapia con finalidad terapéutica, electroterapia, terapia por radiaciones luminosas, suspensión y tracciones, terapia respiratoria, técnicas de estimulación neuromuscular propioceptiva y aquellas otras que los protocolos contemplen.

h) **Incluye la fisioterapia en la atención domiciliaria y especifica las funciones a realizar en el domicilio, tanto de forma directa como mediante consejos sanitarios y educación para la salud.**

10.5. El fisioterapeuta realizará **atención domiciliaria programada** a instancias del equipo con el fin de apoyar a este en la valoración de necesidades de fisioterapia para el paciente, de adaptaciones ergonómicas y de necesidad de material de ayuda en objetos de uso diario. Realizará también labores de adiestramiento de la familia o entorno respecto a la fisioterapia a aplicar al paciente y asesorará al resto del personal que lo atienda desde el punto de vista fisioterápico.

10.6. Del mismo modo, y de manera general, **aconsejará y adiestrará** a los **pacientes** y/o **familias** para la realización de las actividades que, dentro del plan de fisioterapia, deba realizar cada paciente en su domicilio, fomentando el compromiso de los usuarios y su entorno para lograr los objetivos fisioterápicos marcados.

i) **Indica el papel del fisioterapeuta en el equipo interdisciplinar**, al que puede prestar asesoramiento, orientación o supervisión, participando en las sesiones clínicas en que sea necesaria su presencia.

10.7. El fisioterapeuta asistirá a aquellas **sesiones clínicas** del equipo de atención primaria en las que sea necesaria su participación y a las interconsultas entre médico generalista y especialista cuando proceda.

10.8. El fisioterapeuta **orientará a otros miembros del equipo** en aquellas actividades que estos puedan realizar en el campo de la fisioterapia y orientará y supervisará al personal auxiliar en lo relativo a sus actuaciones en la sala de fisioterapia.

j) **Incide específicamente en las actividades educativas a desarrollar**, en particular en colectivos de especial riesgo o vulnerables, así como el acceso a la formación continuada.

10.9. El fisioterapeuta participará en las actividades que le correspondan orientadas a la **promoción de la salud** y la **prevención de la enfermedad** que se establezcan a través de los **programas de salud** que desarrollen los equipos de atención primaria a los que apoya. Se consideran de especial importancia las actividades de educación sanitaria en los programas de salud escolar, laboral y del anciano. Cuando sea preciso realizar esta labor en el entorno social de los usuarios, deberá desplazarse fuera de los centros sanitarios.

10.10. El fisioterapeuta tendrá acceso a las **actividades docentes** que se desarrollen en el área/sector y que se relacionen con su profesión, y se facilitará en la medida de lo posible su asistencia a congresos y actividades científicas de su ámbito profesional.

k) Finalmente, **reconoce el papel del fisioterapeuta de atención primaria en la investigación y otras actividades que le sean encomendadas en el marco de sus funciones.**

10.11. El fisioterapeuta participará en los **trabajos de investigación** que le afecten de los desarrollados por los equipos de atención primaria y que tengan como objeto la mejora de atención de los problemas más relevantes.

10.12. Realizará aquellas **otras actividades**, dentro de su competencia profesional, que pudiera encomendarle el Director Provincial/Director de Sector o el Gerente de atención primaria mientras desarrolle su actuación en una zona básica de salud.

> El equipo de atención primaria es la unidad básica y fundamental para la realización de todas las actividades necesarias para el cuidado de la salud de la población que tiene a su cargo.

Real Decreto 1030/2006, de 15 de septiembre

De forma concreta, y en relación con el sistema público de salud, el **Real Decreto 1030/2006, de 15 de septiembre,** por el que se establece la cartera de servicios comunes del Sistema Nacional de Salud (v. Tabla 5-7) y el procedimiento para su actualización, incluye la actuación del fisioterapeuta en distintos niveles de atención como la atención primaria (v. Tabla 5-8). A este respecto, se define la cartera de servicios comunes del Sistema Nacional de Salud como el conjunto de técnicas, tecnologías o procedimientos, entendiendo por tales cada uno de los métodos, actividades y recursos basados en el conocimiento y experimentación científica, mediante los que se hacen efectivas las prestaciones sanitarias. La **rehabilitación básica** comprende las actividades de educación, prevención y rehabilitación que son susceptibles de realizarse en el ámbito de atención primaria, en régimen ambulatorio, previa indicación médica y de acuerdo con los programas de cada servicio de salud, incluyendo la asistencia domiciliaria si se considera necesaria por circunstancias clínicas o por limitaciones en la accesibilidad. Incluye lo señalado en la tabla 5-9.

También se refiere el **Real Decreto 1030/2006**, en el **anexo II, punto 6**, a las atenciones y servicios específicos relativos a la mujer, la infancia, la adolescencia, los adultos, la tercera edad, los grupos de riesgo y los enfermos crónicos (v. Tabla 5-10). Estas atenciones incluyen las **actividades asistenciales, diagnósticas, terapéuticas y de rehabilitación**, así como aquellas de **promoción de la salud, educación sanitaria y prevención de la enfermedad**, que se realizan en el nivel de atención primaria, en aplicación de los protocolos y programas de atención específicos de los distintos grupos de edad, sexo y grupos de riesgo. Las

Tabla 5-7. Cartera de servicios comunes del Sistema Nacional de Salud

- Se actualizará mediante orden del Ministerio que tenga la competencia (Ministerio de Sanidad, Servicios Sociales e Igualdad; Ministerio de Sanidad, Consumo y Bienestar Social; actualmente Ministerio de Sanidad), previo acuerdo del Consejo Interterritorial del Sistema Nacional de Salud
- Para ser **incluidos** como parte de la cartera de servicios comunes del Sistema Nacional de Salud, las técnicas, tecnologías o procedimientos deberán reunir todos los requisitos siguientes:
  - Contribuir de forma eficaz a la prevención, al diagnóstico o al tratamiento de enfermedades, a la conservación o mejora de la esperanza de vida, al autovalimiento o a la eliminación o disminución del dolor y el sufrimiento
  - Aportar una mejora, en términos de seguridad, eficacia, efectividad, eficiencia o utilidad demostrada, respecto a otras alternativas facilitadas actualmente
  - Cumplir las exigencias que establezca la legislación vigente en el caso de que incluyan la utilización de medicamentos, productos sanitarios u otros productos
- **No** se incluirán en la cartera de servicios comunes:
  - Aquellas técnicas, tecnologías o procedimientos:
    - Cuya contribución eficaz a la prevención, diagnóstico, tratamiento, rehabilitación o curación de las enfermedades, conservación o mejora de la esperanza de vida, autonomía y eliminación o disminución del dolor y el sufrimiento no esté suficientemente probada
    - Que se encuentren en fase de investigación clínica, salvo los autorizados para uso compasivo
    - Que no guarden relación con enfermedad, accidente o malformación congénita
    - Que tengan como finalidad meras actividades de ocio, descanso, confort, deporte o mejora estética o cosmética, uso de aguas, balnearios o centros residenciales u otras similares
  - La realización de reconocimientos y exámenes o pruebas biológicas voluntariamente solicitadas o realizadas por interés de terceros

actividades dirigidas a grupos de riesgo se prestan tanto en el centro sanitario como en el ámbito domiciliario o comunitario, dentro de los programas establecidos por cada servicio de salud, en relación con las necesidades de salud de la población a la que atienden:

1. **Servicios de atención a la infancia**. Detección de afecciones musculoesqueléticas, estimulación precoz, etcétera.
2. **Servicios de atención a la adolescencia**.
3. **Servicios de atención a la mujer**. Preparación al parto, menopausia, etcétera.
4. **Atención al adulto**, **grupos de riesgo** y **enfermos crónicos**. Comprende, en general, la valoración del estado de salud y de factores de riesgo, los consejos sobre estilos de vida saludables, la detección de los problemas de salud y valoración de su estadio clínico, la captación del paciente para el seguimiento clínico adecuado a su situación, la atención y seguimiento de personas polimedicadas y con pluripatología, y la información y consejo sanitario sobre su enfermedad y los cuidados precisos al paciente y cuidador/a, en su caso. Y en particular:
   - 4.1. **Atención sanitaria protocolizada de pacientes con problemas de salud crónicos y prevalentes**: diabetes, enfermedad pulmonar obstructiva crónica, hipertensión e hipercolesterolemia, cardiopa-

Tabla 5-8. Cartera de servicios del Sistema Nacional de Salud (Real Decreto 1030/2006, de 15 de septiembre, por el que se establece la cartera de servicios comunes del Sistema Nacional de Salud y el procedimiento para su actualización

Cartera de Servicios Comunes de Atención Primaria (Anexo II)

1. Atención sanitaria a demanda, programada y urgente tanto en la consulta como en el domicilio del enfermo
2. Indicación o prescripción y realización, en su caso, de procedimientos diagnósticos y terapéuticos
3. Actividades en materia de prevención, promoción de la salud, atención familiar y atención comunitaria
4. Actividades de información y vigilancia en la protección de la salud
5. **Rehabilitación básica**. «Comprende las actividades de educación, prevención y rehabilitación que son susceptibles de realizarse en el ámbito de atención primaria, en régimen ambulatorio, previa indicación médica y de acuerdo con los programas de cada servicio de salud, incluyendo la asistencia domiciliaria si se considera necesaria por circunstancias clínicas o por limitaciones en la accesibilidad.» Incluye:
   - 5.1. Prevención del desarrollo o de la progresión de trastornos musculoesqueléticos
   - 5.2. Tratamientos fisioterapéuticos para el control de síntomas y mejora funcional en procesos crónicos musculoesqueléticos
   - 5.3. Recuperación de procesos agudos musculoesqueléticos leves
   - 5.4. Tratamientos fisioterapéuticos en trastornos neurológicos
   - 5.5. Fisioterapia respiratoria
   - 5.6. Orientación/formación sanitaria al paciente o cuidador/a, en su caso
6. Atenciones y servicios específicos relativos a la mujer, la infancia, la adolescencia, los adultos, la tercera edad, los grupos de riesgo y los enfermos crónicos
7. Atención paliativa a enfermos terminales
8. Atención a la salud mental en coordinación con los servicios de atención especializada
9. Atención a la salud bucodental

Cartera de Servicios Comunes de Atención Primaria (Anexo III)

1. Asistencia especializada en consultas
2. Asistencia especializada en hospital de día, médico y quirúrgico
3. Hospitalización en régimen de internamiento
4. Apoyo a la atención primaria en el alta hospitalaria precoz y, en su caso, hospitalización a domicilio
5. Indicación o prescripción, y la realización, en su caso, de procedimientos diagnósticos y terapéuticos
6. Atención paliativa a enfermos terminales
7. Atención a la salud mental
8. **Rehabilitación en pacientes con déficit funcional recuperable**. «Comprende los procedimientos de diagnóstico, evaluación, prevención y tratamiento de pacientes con déficit funcional, encaminados a facilitar, mantener o devolver el mayor grado de capacidad funcional e independencia posible al paciente, con el fin de reintegrarlo en su medio habitual. Se incluye la rehabilitación de las afecciones del sistema musculoesquelético, del sistema nervioso, del sistema cardiovascular y del sistema respiratorio, a través de fisioterapia, terapia ocupacional, logopedia que tenga relación directa con un proceso patológico que esté siendo tratado en el Sistema Nacional de Salud y métodos técnicos (ortoprótesis, reguladas en el anexo VI de cartera de servicios comunes de prestación ortoprotésica).»

Disponible en: https://www.boe.es/buscar/act.php?id=BOE-A-2006-16212.

Tabla 5-9. Rehabilitación básica. Actividades de educación, prevención y rehabilitación

- Prevención del desarrollo o de la progresión de trastornos musculoesqueléticos
- Tratamientos fisioterapéuticos para el control de síntomas y mejora funcional en procesos crónicos musculoesqueléticos
- Recuperación de procesos agudos musculoesqueléticos leves
- Tratamientos fisioterapéuticos en trastornos neurológicos
- Fisioterapia respiratoria
- Orientación/formación sanitaria al paciente o cuidador/a, en su caso

tías, obesidad, problemas osteoarticulares crónicos musculoesqueléticos.

4.2. **Atención domiciliaria a pacientes inmovilizados**: comprende la valoración integral de las necesidades del paciente, incluyendo las causas de su inmovilización, establecimiento de un plan de cuidados y de coordinación con los servicios sociales, acceso a los exámenes y procedimientos diagnósticos no realizables en el domicilio del paciente, realización y seguimiento de los tratamientos o procedimientos terapéuticos que necesite el paciente, e información y asesoramiento a las personas vinculadas al paciente, especialmente al cuidador/a principal.

4.3. **Atención a personas con conductas de riesgo.**

5. **Atención a las personas mayores.**

5.1. Incluye las actividades de promoción y prevención en relación con la **alimentación saludable y el ejercicio físico**, identificación de conductas de riesgo, prevención de caídas y otros accidentes, detección precoz del deterioro cognitivo y funcional, detección precoz del deterioro físico, con especial énfasis en el cribado de hipoacusia, déficit visual e incontinencia urinaria, consejo y seguimiento del paciente polimedicado y con pluripatología.

5.2. **Detección y seguimiento del anciano de riesgo**, según sus características de edad, salud y situación sociofamiliar.

5.3. **Atención al anciano de riesgo**: valoración clínica, sociofamiliar y del grado de dependencia para las actividades de la vida diaria. Esta valoración conlleva la elaboración de un plan integrado de cuidados sanitarios y la coordinación con atención especializada y los servicios sociales, con la finalidad de prevenir y atender la discapacidad y la comorbilidad asociada.

5.4. **Atención domiciliaria a personas mayores inmovilizadas**, incluyendo información, consejo sanitario, asesoramiento y apoyo a las personas vinculadas al paciente, especialmente al cuidador/a principal. Caso de pacientes con discapacidades locomotrices transitorias y seguimiento de pacientes con discapacidades permanentes.

6. **Detección y atención a la violencia de género y malos tratos** en todas las edades, especialmente en menores, ancianos y personas con discapacidad.

Tabla 5-10. Atenciones y servicios específicos (Real Decreto 1030/2006, de 15 de septiembre, anexo II, punto 6)

1. Servicios de atención a la infancia
2. Servicios de atención a la adolescencia
3. Servicios de atención a la mujer
4. Atención al adulto, grupos de riesgo y enfermos crónicos:
   - 4.1. Atención sanitaria protocolizada de pacientes con problemas de salud crónicos y prevalentes
   - 4.2. Atención domiciliaria a pacientes inmovilizados
   - 4.3. Atención a personas con conductas de riesgo
5. Atención a las personas mayores:
   - 5.1. Actividades de promoción y prevención en relación con:
     - Alimentación saludable y ejercicio físico
     - Identificación de conductas de riesgo
     - Prevención de caídas
     - Detección precoz del deterioro cognitivo y funcional
     - Detección precoz del deterioro físico
     - Consejo y seguimiento del paciente polimedicado y con pluripatología
   - 5.2. Detección y seguimiento del anciano de riesgo
   - 5.3. Atención al anciano de riesgo
   - 5.4. Atención domiciliaria a personas mayores inmovilizadas
6. Detección y atención a la violencia de género y malos tratos

> La atención fisioterapéutica incluye actividades asistenciales, diagnósticas, terapéuticas y de rehabilitación, así como aquellas de promoción de la salud, educación sanitaria y prevención de la enfermedad, que se realizan en el nivel de atención primaria, en aplicación de los protocolos y programas de atención específicos de los distintos grupos de edad, sexo y grupos de riesgo.

Unidades de fisioterapia

La unidad de fisioterapia es la estructura física que posibilita el desarrollo de actividades de fisioterapia en la atención primaria en el ámbito de la zona de salud. Es recomendable, para facilitar el acceso de los pacientes, disponer de una unidad de fisioterapia por centro de salud. No obstante, en zonas muy próximas y con servicios públicos de transporte se podrá disponer omitir esta tendencia.

La estructura física de la unidad de fisioterapia debe considerar criterios de calidad desde tres puntos de vista: arquitectónico, de accesibilidad y de confortabilidad.

El Documento Marco para el Rediseño de la Fisioterapia en Atención Primaria que se elaboró por la Asociación Española de Fisioterapeutas, en 2007, hace ya más de diez años, está disponible en: https://www.cpfcyl.com/documentos/secciones/documento_marco_atencion_primaria.pdf.

En este sentido, y a modo de ejemplo, se puede consultar la Orden de 25/08/2009, de la Consejería de Salud y Bienestar Social, de los requisitos técnico-sanitarios de los centros y servicios de fisioterapia (DOCM núm. 176 de 09 de septiembre de 2009. Vigencia desde 10 de septiembre de 2009. Esta revisión vigente desde 01 de julio de 2010). Anexo I. «Requisitos técnico-sanitarios de los centros y servicios de fisioterapia», disponible en: http://noticias.juridicas.com/base_datos/CCAA/cm-o250809-sbs.html.

Y, como es preceptivo, las propias comunidades autónomas establecen los procedimientos para velar por el cumplimiento de la normativa. A modo de ejemplo, se puede consultar el documento: «Protocolo de Requisitos Unidades de Fisioterapia – U.59.», disponible en: https://www.juntadeandalucia.es/export/drupaljda/protocolo_fisioterapia.pdf. Las distintas comunidades autónomas diseñan el mapa de las unidades de fisioterapia, como se puede consultar en detalle en: http://www.msps.es/estadEstudios/estadisticas/docs/siap/ATENCION_FISIOTERAPEUTICA.pdf.

Atención especializada

La atención especializada integra el **segundo nivel** de atención sanitaria, constituido por **hospitales generales y centros de especialidades**, y el **tercer nivel**, constituido por los **grandes hospitales y centros monográficos**. Se orienta a los problemas menos frecuentes, concentrando los medios diagnósticos y terapéuticos de mayor complejidad y coste, siendo más eficiente si se filtra la atención mediante un buen sistema de atención primaria. La atención especializada comprende las actividades asistenciales, diagnósticas, terapéuticas y de rehabilitación y cuidados, así como aquellas de promoción de la salud, educación sanitaria y prevención de la enfermedad cuya naturaleza aconseja que se realicen en este nivel. La atención especializada garantizará la continuidad de la atención integral al paciente, una vez superadas las posibilidades de la atención primaria y hasta que aquel pueda reintegrarse en dicho nivel.

La atención es tanto de **tipo ambulatorio**, como las consultas externas en diferentes especialidades médicas y quirúrgicas, como de **hospitalización o ingreso**. Según la **Ley General de Sanidad (art. 56)**, las áreas de salud son las estructuras fundamentales del sistema sanitario responsabilizadas de la gestión unitaria de los centros y establecimientos del servicio de salud de la comunidad autónoma en su demarcación territorial y de las prestaciones sanitarias y programas sanitarios que estos desarrollarán. Las áreas de salud se responsabilizan de la atención sanitaria primaria y especializada, contando al menos con un hospital general.

En cuanto a la atención especializada, en las áreas de salud se prestará la atención de mayor complejidad a los problemas de salud y se desarrollarán las demás funciones propias de los hospitales. Como regla general, el área de salud extenderá su acción a una población no inferior a 200.000 habitantes y no superior a 250.000, aunque son excepciones a esta regla las comunidades autónomas insulares y las ciudades de Ceuta y Melilla. En la delimitación del área de salud se tienen en cuenta factores geográficos, socioeconómicos, demográficos, laborales, epidemiológicos, culturales, climatológicos, de dotación de vías y medios de comunicación, así como las instalaciones sanitarias del área. Para el estudio de la coordinación entre niveles asistenciales, se recomienda la lectura del artículo: Terraza *et al.* Gac Sanit. 2006;20(6):485-95. Disponible en: https://www.gacetasanitaria.org/es-pdf-S0213911106715485.

> El segundo nivel de atención especializada está conformado por hospitales generales y centros de especialidades; y el tercer nivel de atención sanitaria, por los grandes hospitales y centros monográficos.

La **atención fisioterapéutica especializada**, dentro del Sistema Nacional de Salud, se integra en la cartera de servicios especializados de rehabilitación (**RD 1030/2006**), para procesos cuya complejidad y circunstancia se aconseja que se realicen en este nivel. Ello comprende la **rehabilitación en pacientes con déficit funcional recuperable**: procedimientos de diagnóstico, evaluación, prevención y tratamiento de pacientes con déficit funcional, encaminados a facilitar, mantener o devolver el mayor grado de capacidad funcional e independencia posible al paciente, con el fin de reintegrarlo en su medio habitual. También incluye la **rehabilitación de las afecciones** del sistema musculoesquelético, del sistema nervioso, del sistema cardiovascular y del sistema respiratorio, a través de fisioterapia, terapia ocupacional y logopedia que tenga relación directa con un proceso patológico que esté siendo tratado en el Sistema Nacional de Salud, y también se incluyen métodos técnicos ortoprotésicos.

Para acceder a los servicios de fisioterapia en la atención especializada, los pacientes, derivados desde el médico de familia y los médicos especialistas de distintos servicios, requieren pasar el filtro del médico rehabilitador. La fisioterapia que se realiza en la atención especializada puede desarrollarse en diferentes **espacios**:

- **Consultas dentro del hospital o en sus centros de especialidades.** Las subunidades, o unidades funcionales, en las que se especializan los servicios hospitalarios de rehabilitación no son iguales en todos los hospitales, dependiendo del tamaño y del nivel de resolución. Generalmente suelen diferenciarse en unidades funcionales de fisioterapia pediátrica, traumatológica, reumatológica, neurológica, cardiovascular y respiratoria. En cualquier caso, existen otras unidades emergentes como las intervenciones de fisioterapia en patología maxilofacial, urgencias, uroginecológica, plástica y reparadora. Habitualmente el médico rehabilitador pauta una serie de sesiones al paciente.
- **Hospital de día.** En el hospital de día se realizan actividades asistenciales, diagnósticas, terapéuticas y de rehabilitación, destinadas a pacientes que requieren cuidados especializados continuados y que no precisan que el paciente pernocte en el hospital.
- **Intervención con los pacientes hospitalizados en régimen de internamiento.** La atención fisioterapéutica a los pacientes ingresados también se realiza, por norma general, a través del filtro del médico rehabilitador. Los facultativos de los distintos servicios hospitalarios responsables del paciente ingresado, mediante la hoja de interconsulta, solicitan la atención al servicio de rehabilitación. Así, el fisioterapeuta se desplazará a los diferentes servicios donde se ubica el paciente que requiere su intervención como neonatología, a los pacientes ingresados en las unidades de cuidados intensivos, a realizar el preoperatorio o postoperatorio u otras intervenciones a

Tabla 5-11. Requisitos imprescindibles para una adecuada continuidad asistencial

- Visión compartida del paciente y misión específica para cada equipo/servicio y nivel asistencial
- Objetivos comunes de salud y asistenciales, con actividades y responsabilidades específicas para cada equipo/servicio y ámbito asistencial
- Acometer decididamente políticas de coordinación y comunicación que integren los procesos asistenciales
- Promover que los servicios y niveles sanitarios realicen una evaluación de resultados en salud y en atención primaria, hospitalaria y conjuntamente entre ambos niveles
- Impulsar la vinculación entre los contratos de gestión de servicios hospitalarios interrelacionados, y entre la atención primaria y especializada en el marco del área de salud compartida, con incentivos compartidos
- Incentivar las actividades mixtas de formación e investigación
- Corresponsabilización del paciente

pacientes en planta. El paciente puede requerir una atención terapéutica o preventiva, a fin de minimizar efectos no deseados derivados de una larga hospitalización.

- **Apoyo al alta hospitalaria precoz y, en su caso, hospitalización a domicilio.**

En cada una de estas áreas de intervención es crucial la comunicación y coordinación interprofesional a fin de facilitar el proceso de atención terapéutico en colaboración con los múltiples profesionales que pueden intervenir en el nivel hospitalario, tanto con las diversas especialidades médicas como con el personal de enfermería que realiza el cuidado continuado y otros profesionales del ámbito sanitario o social. Por ello, como se indica en la tabla 5-11, la **continuidad asistencial** precisa de ciertos requisitos.

Los fisioterapeutas pueden intervenir además en otros espacios sancionatorios como centros de atención temprana, centros escolares, instituciones de salud mental o entidades de apoyo a personas en situación de dependencia, entre otros, con los que se pueden establecer sinergias intersectoriales. También en los servicios de salud pública u otros sectores de la administración sociosanitaria desde donde, en el ejercicio de sus funciones, pueden colaborar en el establecimiento de políticas y programas para la mejora de la salud de la población.

La atención fisioterapéutica especializada se integra en la cartera de servicios especializados de rehabilitación (RD 1030/2006), y comprende la rehabilitación de pacientes con déficit funcional recuperable y la rehabilitación de las distintas afecciones de los diferentes sistemas orgánicos.

PROTOCOLOS DE ACTUACIÓN DE LA FISIOTERAPIA EN LA ATENCIÓN PRIMARIA Y ESPECIALIZADA

Un protocolo de atención fisioterapéutica es un documento que describe en resumen el conjunto de procedimientos técnico-fisioterapéuticos necesarios para la atención de una situación específica de salud. Los protocolos pueden formar parte de las guías de práctica clínica y se usan especialmente en aspectos críticos que exigen seguimiento (cumplimiento) total a lo señalado.

La **Ley 44/2003, de 21 de noviembre, de ordenación de las profesiones sanitarias** expone que se tenderá a la unificación de los criterios de actuación, que estarán basados en la evidencia científica y en los medios disponibles, y soportados en guías y protocolos de práctica clínica y asistencial. Los protocolos deberán ser utilizados de forma orientativa como guía de decisión para todos los profesionales de un equipo, y serán regularmente actualizados con la participación de aquellos que los deben aplicar. Así, los protocolos asistenciales están dirigidos a facilitar el trabajo clínico, detallan los pasos a seguir ante un problema asistencial específico. Están consensuados entre los profesionales para ser cumplidos y se adaptan al entorno y a los medios disponibles.

Los distintos tipos de protocolo se recogen en la tabla 5-12.

Tabla 5-12. Tipos de protocolos

Tipo de protocolo	Características
De atención	**De diagnóstico** • Incrementar la precisión en el diagnóstico de fisioterapia • Metodología basada en combinar pruebas diagnósticas para mejorar su sensibilidad y especificidad (véase el tema «Valoración e intervención fisioterapéutica») **De tratamiento** • Adecuar la respuesta del paciente al tratamiento • Potenciar el efecto de la técnica/procedimiento empleado • Minimizar los efectos no deseados en el paciente **De seguimiento** • Se incluyen los procedimientos anteriores para casos de enfermedades crónicas • De gran utilidad en salud pública, laboral, política social y Seguridad Social
De prevención	**De vigilancia** • De los sujetos expuestos a factores de riesgo (ya conocidos o de aparición eventual) • Valoran todos los factores de riesgo o exposición posibles • Son fuente de información para realizar estudios epidemiológicos del tipo *de causalidad* **De cribado o tamizaje** • Valoran un factor de riesgo o exposición específico como causa de afección o enfermedad, disfunción, deterioro o limitación
De investigación	• Muy válidos para adecuar propuestas a objetivos, sistemas de calidad, relevancia clínica, viabilidad de proyectos, etc.
De evaluación	• Su información se recoge a partir de las historias clínicas de los pacientes atendidos en el servicio/unidad de fisioterapia

Uno de los **objetivos** que se pretende con la elaboración de protocolos es la **normalización de la práctica profesional**, por lo que es crucial estandarizar la estructura formal que debe tener un protocolo. A modo de ejemplo, se recomienda consultar el documento sobre protocolos de fisioterapia en atención primaria de Castilla y León, publicado en 2018 (disponible en: https://www.saludcastillayleon.es/profesionales/es/programas-guias-clinicas/guias-practica-clinica/guias-clinicas.ficheros/1105660-Fisioterapia.PDF). El objetivo último es su implementación, por lo que es muy recomendable que se configure como un texto claro, ameno y, en la medida de lo posible, breve. El documento ha de contar necesariamente con una serie de **aspectos previos** como son:

1. **Fecha de elaboración y fecha de revisión**. Deben constar en el documento escrito. Es especialmente importante la fecha en que el documento debe ser revisado. Con ello se establece un plazo (no superior a 3 años) para introducir cualquier variación que se haya podido producir como consecuencia de avances científicos, técnicos o normativos.
2. **Autores**. Se debe formar un grupo de trabajo, que ha de ser multidisciplinar en el caso de que en la ejecución intervengan distintas categorías profesionales. Es deseable que participe personal de distintos servicios en la medida en que la técnica, el procedimiento o el proceso objeto del protocolo pueda ser extensible a diferentes unidades. Junto con el nombre y apellidos deberá indicarse la unidad a la que el profesional esté adscrito.
3. **Revisores**. Son el grupo de personas que definitivamente van a dar la aprobación para que el protocolo pueda ser empleado. Generalmente es una comisión, por lo que bastará con poner su nombre.
4. **Conflicto de intereses**. Por conflicto de interés se entiende aquella situación en la que alguna de las actuaciones que se señalan en el protocolo pueda verse influida por algún tipo de relación (habitualmente económica) entre los autores y alguna institución.

A continuación, ha de justificarse la **pertinencia** de la elaboración del protocolo y sus **características**, que generalmente incluye los **apartados** siguientes:

5. **Introducción**. Se trata de hacer una puesta al día y una justificación de los motivos que hacen necesaria la elaboración del documento.
6. **Definición**. Se trata de hacer una descripción breve de la técnica o el procedimiento.
7. **Objetivos**. Los objetivos generales indican de forma general lo que se espera tras la aplicación del protocolo. Los objetivos específicos detallan, desglosan y definen con mayor precisión las metas que se pretende alcanzar.
8. **Ámbito de aplicación**. Ha de indicarse hacia qué profesionales y a qué ámbito se dirige el protocolo.
9. **Población diana**. Ha de especificarse quién y en qué condiciones va a recibir la técnica, procedimiento o proceso que se está protocolizando.
10. **Personal que interviene**. Ha de indicarse todo el personal que debe participar para la realización de la técnica, procedimiento o proceso tal cual se describe a lo largo del protocolo.
11. **Material**. Ha de indicarse todo aquello que se va a necesitar durante el proceso.
12. **Términos y definiciones**. Se trataría de definir aquellos términos o siglas utilizados en el protocolo que faciliten a los destinatarios su correcto entendimiento y aplicación.
13. **Procedimiento**. Incluye las actividades de valoración, preparación del material, preparación del paciente, ejecución y precauciones.
14. **Evaluación**. Consiste en la elaboración de un sistema de indicadores que facilite la valoración y control del proceso.
15. **Bibliografía**. Aporta las fuentes que fundamentan el protocolo y que pueden servir de consulta a otros profesionales.
16. **Anexos**. Elementos o instrumentos que resulten imprescindibles, que puedan facilitar la comprensión o aplicabilidad del documento y que por su novedad o singularidad deban ser difundidos junto con el protocolo.

La **continuidad asistencial de los pacientes**, tanto la de aquellos que sean atendidos por distintos profesionales y especialistas dentro del mismo centro como la de quienes lo sean en diferentes niveles, requerirá en cada ámbito asistencial la existencia de procedimientos, protocolos de elaboración conjunta e indicadores para asegurar esta finalidad. Los procesos asistenciales integrados generalmente cuentan también con protocolos de actuación conjunta. En el caso de la fisioterapia, desde los servicios de salud de las distintas comunidades autónomas se establecen los protocolos de derivación a fisioterapia, a fin de establecer mecanismos consensuados que faciliten la coordinación profesional y agilicen el acceso de los pacientes dentro de cada nivel de atención y entre la atención primaria y la especializada. Por ello, el objetivo general es prestar una atención eficaz y eficiente, por lo que es necesario definir los circuitos de asistencia para los diferentes pacientes, disminuir el tiempo de resolución, evitar la duplicidad de asistencia, obtener una coordinación de los distintos medios y técnicas terapéuticas existentes, descongestionar las listas de espera de las unidades de fisioterapia o servicios de rehabilitación hospitalarios, y promover la educación para la salud y la mejor utilización de recursos por los pacientes. Estos protocolos suelen **estructurarse** según se indica en la tabla 5-13.

Tabla 5-13. Estructura de los protocolos para una continuidad asistencial del paciente

- Definición del problema
- Servicios clínicos implicados
- Población diana (criterios de inclusión y exclusión)
- Definición de la actividad a realizar: objetivos, participación de los profesionales y coordinación
- Proceso de captación o derivación
- Recogida de información
- Plan de actuación: tratamiento fisioterápico y derivación
- Recursos humanos y materiales necesarios
- Evaluación del protocolo: indicadores

Programas de Salud y Guías de Práctica Clínica. Ejemplo de la Gerencia Regional de Salud de Castilla y León

Tal y como se recoge en la introducción del documento sobre los Protocolos de práctica clínica en AP en Castilla y león (disponible en: https://www.saludcastillayleon.es/profesionales/es/programas-guias-clinicas/guias-practica-clinica/guias-clinicas), es preciso hacer una breve recapitulación de cómo se han desarrollado los acontecimientos, hasta la publicación en junio del año 2018, con estos protocolos: «En 1986, en la ley 14/1986 se recoge el establecimiento de un sistema de Atención Primaria. Así dice en su artículo 56 "los centros de salud desarrollarán de forma integrada y mediante el trabajo en equipo todas las actividades encaminadas a la promoción, prevención, curación y rehabilitación de la salud, tanto individual como colectiva de la zona básica; a cuyo efecto serán dotados de los medios personales y materiales que sean precisos para el cumplimiento de dicha función". A finales de los ochenta se inició la dotación de recursos de fisioterapia a los centros de salud. Pocos años más tarde, con la Circular 4/91 del 25 de abril de 1991 del INSALUD, se regulan los cometidos y funciones del fisioterapeuta de Atención Primaria como personal de apoyo a uno o varios centros de salud, y se sientan las bases normativas que regirán su trabajo. En el año 2005, SACYL publicó los Protocolos de Derivación y Tratamientos Fisioterápicos de Atención Primaria, elaborados desde la propia Gerencia Regional de Salud, y consensuados por las sociedades científicas, que regulan la actuación del Equipo de Atención Primaria (EAP), tanto en la derivación de los pacientes y/o procesos, como de tratamiento fisioterápico a seguir en las UFAP.

Actualmente, las UFAP han visto incrementada de manera exponencial su demanda asistencial. Para garantizar la correcta gestión de dichas Unidades, es necesario el establecimiento de normas de derivación y coordinación. De esta manera, se agiliza el abordaje del proceso clínico, favoreciendo la recuperación en un tiempo menor, al evitar derivaciones inadecuadas, que llevan a demoras innecesarias. Se debe asegurar que cada paciente sea atendido en el nivel asistencial que su proceso requiera, en base a criterios de complejidad terapéutica; así los tratamientos con cierto nivel de riesgo y complejidad serán atendidos en el segundo nivel asistencial, y el resto, en Atención Primaria según los protocolos establecidos. Todo ello conduce a una optimización de los recursos humanos y materiales disponibles.» (Modificado de: https://www.cpfcyl.com).

Existen protocolos publicados, como los realizados por el Servicio de Salud de Castilla y León en 2018, referentes a patología cervical y dorsal, patología lumbar, patología del complejo articular del hombro, patología del codo, patología de muñeca y mano, de pelvis y cadera, patología de rodilla, patología de tobillo-pie, patología de partes blandas, Protocolo de prevención de caídas, equilibrio y movilidad, y Protocolo de dolor crónico.

Los protocolos están también disponibles en https://drive.google.com/file/d/1Ncmx8lhJNdaVPXNwojPxr6jvQnoRp5kl/view.

Nota del director: En el **Anexo 1** se presentan de manera resumida algunas intervenciones de fisioterapia que, diseñadas y/o aplicadas por fisioterapeutas de nuestro entorno (España), creemos son referencia e inspiración a propósito del importante papel del colectivo profesional en el ámbito de la atención comunitaria.

PUNTOS CLAVE

- En este capítulo se han descrito las funciones del fisioterapeuta en el ámbito de las ciencias sociosanitarias según la legislación vigente, así como sus niveles de actuación tanto en la atención primaria como la especializada, remarcando la importancia de la protocolización en ambos niveles.
- La aplicación de tratamiento con medios físicos es función de los fisioterapeutas.
- Las funciones de cada categoría de la legislación anterior a la Ley 55/2003, de 16 de diciembre, precisan una actualización.
- El acto fisioterápico tiene implicaciones tanto en el ámbito clínico como en el ámbito sociosanitario.
- En general, las funciones de los fisioterapeutas incluyen actividades preventivas, informativas y de educación para la salud, docentes, de investigación y gestión, y pueden ser desarrolladas en los distintos ámbitos asistenciales.
- La zona de salud cubre entre 5.000 y 25.000 habitantes, sigue criterios geográficos y sociales, y en ella se ubica el centro de salud, el cual no está a más de 30 minutos de los municipios.
- Son pilares de la atención primaria y atañen a todos los profesionales del centro tanto la promoción de la salud como la prevención de la enfermedad.
- El equipo de atención primaria es la unidad básica y fundamental para la realización de todas las actividades necesarias para el cuidado de la salud de la población que tiene a su cargo.
- La atención fisioterapéutica incluye actividades asistenciales, diagnósticas, terapéuticas y de rehabilitación, así como aquellas de promoción de la salud, educación sanitaria y prevención de la enfermedad, que se realizan en el nivel de atención primaria, en aplicación de los protocolos y programas de atención específicos de los distintos grupos de edad, sexo y grupos de riesgo.
- El segundo nivel de atención especializada está conformado por hospitales generales y centros de especialidades, y el tercer nivel de atención sanitaria por los grandes hospitales y centros monográficos.

(Continúa)

PUNTOS CLAVE (*Cont.*)

- La atención fisioterapéutica especializada se integra en la cartera de servicios especializados de rehabilitación (RD 1030/2006), y comprende la rehabilitación de pacientes con déficit funcional recuperable y la rehabilitación de las distintas afecciones de los diferentes sistemas orgánicos.
- Para el estudio de este tema es importante tener en cuenta lo que indica la legislación y las distintas recomendaciones, que suponen el fundamento de lo que se describe en el capítulo. En este caso, son las siguientes:
  - Real Decreto 1030/2006, de 15 de septiembre, por el que se establece la cartera de servicios comunes del Sistema Nacional de Salud y el procedimiento para su actualización.
  - Circular del INSALUD 4/91, de 25 de febrero, sobre ordenación de actividades del fisioterapeuta de área en Atención Primaria.
  - Ley 14/1986, de 25 de abril, General de Sanidad. BOE 29 abril 1986, núm. 102, 15207-15224.
  - Ley 16/2003, de 28 de mayo, de cohesión y calidad del Sistema Nacional de Salud. BOE 29/05/2003, núm. 128, 20567-20588.
  - Ley 44/2003, de 21 de noviembre, de ordenación de las profesiones sanitarias. BOE 22/11/2003, núm. 280, 41442-41458.
  - Ley 55/2003, de 16 de diciembre, del Estatuto marco del personal estatutario de los servicios de salud. BOE 17/12/2003, núm. 301, 44742-44763.
  - Real Decreto 137/1984, de 11 de enero, sobre estructuras básicas de salud. BOE 1/02/1984, núm. 27, 2627-2629.
  - Estatuto de Personal Sanitario no Facultativo de las Instituciones Sanitarias de la Seguridad Social, aprobado por Orden de 26 abril de 1973.
  - Orden CIN 2135/2008, de 3 de julio, por la que se establecen los requisitos para la verificación de los títulos universitarios oficiales que habiliten para el ejercicio de la profesión de fisioterapeuta. BOE 19/07/2008.

BIBLIOGRAFÍA

Capó-Juan MA, García AS. Fisioterapia. Conceptos y aplicación en Atención Primaria y Especializada. Madrid: Satse; 2017.

Consejo General de Colegios de Fisioterapeutas de España. Código de Deontología de la Fisioterapia en España, 2021.

Gallego T. Bases teóricas y fundamentos de la fisioterapia. Madrid: Editorial Médica Panamericana; 2007.

Martín A, Cano JF. Atención Primaria. Conceptos, organización y práctica clínica. Volumen 1. 6ª ed. Barcelona: Elsevier; 2008.

Martínez A. Fisioterapia en Atención Primaria. Madrid: Síntesis; 2008.

Protocolos de Fisioterapia en Atención Primaria. Junta de Castilla y León. Consejería de Sanidad. Gerencia Regional de Salud. Junio 2018. Disponible en: https://www.saludcastillayleon.es/profesionales/es/programas-guias-clinicas/guias-practica-clinica/guias-clinicas.

Resolución nº 01/2018 del Consejo General de Colegios de Fisioterapeutas de España, por la que, en el marco de la ordenación del ejercicio profesional del fisioterapeuta, se aprueba el documento relativo a la definición del acto fisioterápico.

Sánchez Y, González, FJ, Molina O, Guil M. Guía para la elaboración de protocolos. Bibl Lascasas. 2011;7(1). Disponible en: http://www.index-f.com/lascasas/documentos/lc0565.php [último acceso: mayo 2018].

Fundamentos de la práctica clínica basada en la evidencia

6

R. Chillón Martínez

OBJETIVOS DEL APRENDIZAJE

- La fisioterapia basada en la evidencia es el modelo actual de actuación que supone la integración de los avances científicos y del conocimiento en los contextos sociosanitarios y en la práctica clínica habitual. Para poder realizar esta transferencia de conocimiento es fundamental conocer qué es la fisioterapia basada en la evidencia y cómo poder llevar a cabo estrategias que la faciliten; dentro de estas estrategias, el dominio de las fuentes documentales de carácter científico es esencial, por lo que en este tema se sintetizan los aspectos generales sobre la realización de las revisiones bibliográficas, incidiendo de forma especial en la localización de fuentes documentales y las estrategias de búsqueda, así como el acercamiento a las bases de datos más destacadas en fisioterapia, pues la clave fundamental de este capítulo es aportar al fisioterapeuta clínico recursos para mejorar su práctica diaria y fomentar el desarrollo y excelencia de su carrera profesional.

FUNDAMENTOS DE LA PRÁCTICA CLÍNICA BASADA EN LA EVIDENCIA

Antes de tratar fundamentos de la fisioterapia basada en la evidencia, veamos algunos de los aspectos conceptuales más relevantes.

Fisioterapia basada en la evidencia: conceptualización

La fisioterapia basada en la evidencia (FBE) es un término que ha venido a transferir en la profesión y ciencia fisioterapéutica la corriente de pensamiento que anteriormente se desarrolló desde la medicina basada en la evidencia (MBE) o *evidence based medicine*. Cuesta (2008) incide en cómo el hecho de extender el término medicina a «atención» reúne las distintas profesiones o especialidades que intervienen en la prestación de cuidados sanitarios de los pacientes, por lo que la FBE debe ser una realidad para el desarrollo de un nuevo paradigma profesional desde nuevos modelos académicos y científicos.

Sin duda alguna, en las últimas décadas se han producido profundos cambios en los modelos de atención en fisioterapia mediante la búsqueda de la implementación de estrategias de diagnóstico, tratamiento o prevención sustentadas en los datos que aporta el conocimiento científico, y afrontando de forma definitiva que la comprensión fisiopatológica de una enfermedad, disfunción o deterioro o limitación funcional no es suficiente para llevar a cabo una práctica clínica de calidad.

Como consecuencia del desarrollo de la FBE, quizá haya sido el concepto de **práctica clínica basada en la evidencia** el que más y mejor haya proliferado en el ámbito profesional y clínico, dada la necesidad de dotar de datos, rigor y eficacia a una práctica profesional con profundas raíces históricas que requiere la mejor evidencia para dar respuesta a las múltiples cuestiones clínicas que tienen los fisioterapeutas en su actividad profesional.

La aplicación de la evidencia en la práctica clínica requiere del conocimiento de la propia evidencia y su utilización en la toma de decisiones. Así, **el uso de los resultados de investigaciones clínicas deben formar parte del proceso de decisión del fisioterapeuta** (cuestión que quizá exige un esfuerzo contundente en cambiar el paradigma de atención tradicional en fisioterapia y que supone actuar con mayor responsabilidad, implicando profundos cambios en la cultura profesional que caracteriza al colectivo) y servirá, entre otros aspectos, para **reemplazar, modificar o enriquecer métodos, técnicas y procedimientos de actuación, planes, protocolos y programas de atención**, y, sobre todo, supondrá un **cambio sustancial en el ámbito del diagnóstico fisioterapéutico**, pues tanto el tratamiento como el diagnóstico implican usar como referencia, siguiendo a Conesa (2003), los resultados obtenidos en ensayos clínicos aleatorizados, revisiones sistemáticas o metaanálisis previos.

Pero la investigación en fisioterapia, en sí misma, no configura la práctica de la FBE, pues para Herbert *et al.* (2005) **la práctica de la FBE debe estar basada principalmente en la investigación de alta calidad, las preferencias de los pacientes y el conocimiento práctico de los fisioterapeutas**, por lo que la toma de decisiones en la práctica clínica cotidiana no se realiza de una forma abstracta y teórica, sino que depende de forma directa del complejo entramado de actores que configuran el panorama clínico asistencial, panorama que se nutre de personas, de decisiones tomadas por fisioterapeutas, clínicos, pacientes, gestores, políticos, etc. Así, la FBE supone la actuación del conjunto de actores que deben y desean hacer posible que se reciba la mayor calidad asistencial posible en cada momento y situación.

> La finalidad de implementar la FBE se puede resumir de la siguiente forma: ayuda a optimizar el tiempo del profesional, ya sea para la realización del diagnóstico o el diseño de tratamientos o estrategias preventivas y/o promotoras de salud. Permite acumular criterios de aplicación en distintos escenarios y pacientes, mejora la accesibilidad a la información y contribuye a disminuir la incertidumbre.

Sociedad de la información, sociedad del conocimiento e impacto de la tecnología de la información y comunicación

En las últimas décadas se han producido cambios sustanciales en la sociedad que han originado gran crecimiento y desarrollo metodológico de la investigación y una disponibilidad de medios a los que se puede acceder sin parangón. Y es que, el **modelo Ciencia, Tecnología y Sociedad** ha venido a instalarse en un siglo XXI en el que se está produciendo una catarsis en cuanto a los avances en diseño y metodología de investigación, instrumentos de recogida de datos, manejo y explotación de los mismos, proliferación de bases de datos y estrategias de accesibilidad, transversalmente todo posible gracias al impacto técnico y tecnológico que ha supuesto **Internet** en la globalización y universalización del conocimiento, dando lugar así a una **generación de conocimientos inmensurable**, o al menos, difícilmente mensurable en los tiempos presentes.

La producción científica se ha multiplicado de forma extraordinaria, disminuyendo la vida temporal de los conocimientos y la vigencia de las fuentes, exigiendo un nivel de actualización que pocas veces está al alcance real de los profesionales clínicos. Es decir, la fisioterapia como ciencia ha crecido, pero no exponencialmente con el tiempo que los profesionales clínicos pueden dedicar a localizar, leer, interpretar, madurar y asimilar todo lo publicado. El ritmo de producción es vertiginoso; el sistema que estimula y reconoce a los investigadores incentiva de forma contundente la investigación en mucha mayor medida que la docencia u otras labores tradicionalmente consideradas.

Consolidación de la etapa científica de la fisioterapia en España: importancia de la investigación en fisioterapia

Además del impacto de la tecnología y de los avances sociosanitarios, el origen filosófico de la FBE debe ser tenido en consideración, y, en gran medida, para comprender cómo los fisioterapeutas se han preocupado por la FBE es necesario conocer la evolución de la fisioterapia como ciencia, y de forma más concreta, de la etapa científica de la fisioterapia que, sin duda alguna, es de desarrollo reciente. La profesión «fisioterapia» es eminentemente práctica en el contexto profesional y se halla muy imbricada con la evolución académica. Chillón (2008) afirmó que **la fisioterapia ha evolucionado siguiendo tres etapas: técnica, profesional y científica**, por lo que aún tiene mucho que crecer como ciencia, pero es a través del interés de los fisioterapeutas por transferir el conocimiento científico a la práctica profesional la forma en que se impulsará definitivamente esta etapa.

A continuación se presentará un recorrido por los últimos avances académicos que han permitido impulsar la fisioterapia a nivel científico. Así, desde el año 2003, en el que empezó a gestarse el *Libro Blanco del Título de Grado en Fisioterapia*, que publicaría la Agencia Nacional de Evaluación de la Calidad y Acreditación (ANECA) en 2004, se fueron definiendo con claridad las competencias profesionales de los fisioterapeutas, debido a que la adaptación del Sistema Universitario Español a los condicionantes del Espacio Europeo de Educación Superior exigía que los estudios conducentes a los Títulos de Grado, especialmente los profesionalizantes, debían configurarse con una dimensión europea y en función de las competencias propias y específicas de la profesión. Por ello, se puede afirmar que en un esfuerzo sin precedentes en el que intervinieron coordinadamente: el ámbito académico, representado por las universidades que venían impartiendo el título en Fisioterapia; el ámbito profesional, representado por los diversos colegios oficiales de fisioterapeutas y su Consejo General, y el ámbito científico, representado básicamente por la Asociación Española de Fisioterapeutas, se analizaron documentos internacionales y nacionales y se dejaron claramente establecidas las competencias profesionales que los fisioterapeutas venían ejerciendo en Europa, fijando así los criterios de normopraxis y usos propios de dicha profesión. Años después, el Ministerio de Ciencia e Innovación publicó la conocida Orden CIN/2135/2008, de 3 julio, en la que se establecen los requisitos para la verificación de los títulos universitarios oficiales que habiliten para el ejercicio de la profesión de fisioterapeuta, donde se recogen las competencias profesionales que se especifican en el antes mencionado *Libro Blanco*.

En su momento, varios colectivos distintos pretendieron anular lo más sustancial de dichas competencias recurriendo a las instancias judiciales, y en tres ocasiones la Audiencia Nacional, en sendas sentencias publicadas en 2009, desestimó los recursos y reafirmó las capacidades profesionales de los fisioterapeutas. En una de ellas (la que desestima el recurso interpuesto por el Consejo General de Colegios Oficiales de Médicos), la sentencia fue contundente en dos cuestiones de capital importancia para el ejercicio de la normopraxis profesional de la fisioterapia. Una, que el término «diagnóstico» no es privativo de la medicina, lo que corrobora que, como paso previo a cualquier actuación de fisioterapia es necesario establecer un diagnóstico fisioterapéutico, es decir, se reconoce jurídicamente la capacidad de los fisioterapeutas para detectar y definir los problemas de salud a los cuales podemos dar respuesta desde nuestra propia disciplina. Otra, que las intervenciones fisioterapéuticas han de basarse en la cooperación multiprofesional, la integración de los procesos y la continuidad asistencial. Es decir, que los fisioterapeutas han de prestar una **atención de fisioterapia eficaz**, proporcionando a los pacientes una **asistencia integral** (y es evidente que la intervención integral en fisioterapia basada en la mayor eficacia posible reside en la implementación de la mayor evidencia disponible): 1) basada en la **cooperación multiprofesional**, no en el sometimiento y la subyugación a los dictados de otro profesional de la salud; 2) basada en la **integración de los procesos**, no en el seguimiento de una supuesta cadena jerárquica, y 3) basada en la **continuidad asistencial**, es decir, con una visión continua del trabajo asistencial, compartido con otros profesionales e integrado en un sistema sin filtros a la atención del paciente.

Esta sentencia (junto con las otras dos antes aludidas) supone un elemento clave en el afianzamiento definitivo de las competencias que caracterizan el quehacer profesional de los fisioterapeutas. Por ello, y tras esta sentencia y otras similares, son muchas las repercusiones en el desarrollo de la autonomía profesional en el ámbito laboral, y se produciría una auténtica revolución en la organización de la atención fisioterapéutica, de forma que prevalecerían los criterios de normopraxis y usos propios de la profesión, especialmente en aquellas instituciones públicas donde las relaciones de los fisioterapeutas con otros profesionales de la salud no están basadas en la cooperación al no producirse en un plano de igualdad, por lo que la atención de fisioterapia no responde al diagnóstico que pueda establecer el fisioterapeuta, sino a las decisiones que toma otro profesional; ni los procesos están integrados, pues la relación de los fisioterapeutas con los diversos especialistas que remiten los pacientes a fisioterapia es prácticamente nula, al interponer la Administración a otro profesional, innecesario, que obstaculiza dicha integración y cuya dudosa función principal es controlar la actividad fisioterapéutica; ni se produce una continuidad asistencial porque prevalece la autoridad jerárquica del intermediario, quien hace de filtro de la atención fisioterapéutica, sobre el criterio y el juicio del propio fisioterapeuta.

En el ámbito académico, la fisioterapia ha alcanzado el más alto nivel posible en la Universidad, tanto en lo que se refiere al grado académico (son ya innumerables los fisioterapeutas que han alcanzado el título de doctor), cuanto en lo referente a la categoría del profesorado (también son numerosísimos los profesores titulares de Universidad, y hay ya varios fisioterapeutas acreditados para catedrático de Universidad). Este **desarrollo académico es clave para el desarrollo de la FBE**, dada la posibilidad de formar parte de los programas de doctorado que permiten el desarrollo de tesis doctorales, forma oficial de iniciar la carrera investigadora para muchos profesionales sanitarios. Sin duda, la posibilidad de integrar las **competencias investigadoras** reside en la formación académica, el desarrollo y puesta en marcha de estrategias de investigación y la transferencia de conocimiento a la práctica clínica diaria.

Por tanto, **el origen filosófico**, **el origen tecnológico y la investigación secundaria son los fundamentos de la práctica clínica basada en la evidencia**, como queda claramente expuesto en los apartados anteriores, pues la consolidación de una práctica clínica basada en la evidencia en fisioterapia depende de factores diversos, siendo una de las fortalezas principales de la fisioterapia el momento actual de consolidación de la etapa científica y el cambio de paradigma cultural hacia la búsqueda de respuestas desde el colectivo profesional.

> Actualmente los fisioterapeutas cuentan con el aval académico y científico como actores que propiciarán la transformación real de la práctica profesional en su ámbito clínico-asistencial, teniendo en cuenta también que los aportes en el ámbito científico, tecnológico y social suponen elementos fundamentales de cambio para que la sociedad reciba la mayor calidad sanitaria posible.

Pasos que articulan la fisioterapia basada en la evidencia

Los pasos que articulan la FBE son sucesivos y nos permiten tener una visión global del alcance de esta forma de entender que las decisiones clínicas que se toman diariamente en torno al paciente y en el contexto clínico deben tener un fundamento basado en pruebas. Cada uno de estos pasos se puede llevar a cabo en diferentes niveles de dominio, desde lo más básico hasta lo más avanzado, desde la consulta diaria «a pie de camilla» hasta la implementación clínica de guías específicas en departamentos, instituciones sanitarias o entidades de gran impacto político-sanitario dentro del sistema de salud. Así, estos pasos son:

- **Transferir las necesidades de información** mediante preguntas clínicas contestables desde cuatro variables fundamentales: los pacientes y su escenario, la intervención principal, la intervención comparada y los objetivos.
- **Localizar las evidencias de mayor solidez** con las que responder a las preguntas clínicas a través de: bases de datos bibliográficas y resúmenes estructurados, revistas científicas, fuentes prevaloradas o precriticadas secundarias o terciarias, o bien a través de práctica clínica rigurosa, localizable todo ello en portales de Internet.
- **Valoración y evaluación crítica de la evidencia.** Determinar su validez (interna y externa) y utilidad para nuestra aplicación, o sea, su aplicabilidad o factibilidad en el contexto clínico en cuestión.
- **Aplicación de las conclusiones** a nuestra práctica considerando los riesgos e incertidumbre frente a los beneficios y efectividad, contemplando las preferencias del paciente y sus necesidades emocionales.

FUENTES DOCUMENTALES DE EVIDENCIA Y BASES DE DATOS

Veamos a continuación los tipos de fuentes documentales y las bases de datos más importantes para la gestión de información científica en fisioterapia.

Tipos de fuentes documentales

El investigador o el fisioterapeuta clínico que revisa la bibliografía entra en contacto con una amplia gama de documentos y, por ello, es necesario ser selectivo y crítico al decidir lo que es importante leer, analizar e incluir finalmente o no en la revisión, fundamentalmente si se hace un informe de dicha revisión o se presenta como marco teórico de un estudio con otro tipo de diseño. Por ello, es necesario precisar que es más importante la calidad de las fuentes localizadas que la cantidad, y que, en gran medida, la amplitud de espectro de análisis de fuentes localizadas en una revisión bibliográfica va a depender de la naturaleza del documento que se prepara y sus características como informe final (no es lo mismo presentar los datos extraídos de una revisión como introducción de un ensayo clínico, como antecedentes de una tesis doctoral, como resultados en el contexto de una revisión sistemática de la literatura o como marco referencial en una disertación de tipo ponencia o comunicación en un encuentro científico). También, la cantidad y calidad de las fuentes y sus posibilidades de análisis dependerán de los conocimientos y experiencia del propio investigador, de la profundidad con que ya se haya investigado el tema en cuestión y de la pertinencia y calidad del material localizado. En este sentido, habitualmente se utiliza como método sistemático e interactivo de predicción el método/técnica Delphi, que es una técnica de comunicación estructurada, prospectiva, utilizada para obtener información esencialmente cualitativa pero relativamente precisa, y que se basa en un panel de expertos.

Por ello, el acceso a los tipos de fuentes, su distinción, su localización y su análisis son clave para aportar veracidad a la revisión realizada.

Así, es obvio que una cuestión fundamental será la **localización, categorización y análisis** de esas fuentes que aportan la información más fiable, pues es fundamental aprender a interpretar un texto en función de su validez, la importancia de su aplicabilidad y la calidad del estudio. Aunque no existe una clasificación universalmente aceptada, en la tabla 6-1 se recoge una propuesta sobre los **niveles de evidencia** de los distintos estudios de investigación en función del tipo de diseño desarrollado en cada estudio.

En general, y de **forma tradicional**, las fuentes documentales se han clasificado en fuentes primarias y secundarias. Una **fuente primaria** es aquella que aporta la descripción de una investigación escrita por la persona responsable de esta. Por ejemplo, es común encontrar artículos científicos publicados en revistas o publicaciones periódicas especializadas que son informes originales de investigación, siendo su autor o autores principales los responsables de dicha investigación. Una **fuente secundaria** es la descripción de un estudio o de un conjunto de estudios redactada por alguien que no es el autor o autores principales de la investigación original. Así, los artículos de revisión bibliográfica y, especialmente, los extraídos para realizar una revisión sistemática que incluya un metaanálisis constituyen una fuente secundaria, eso sí, también de gran valor para la investigación y, sobre todo, para la mejora de la práctica clínica en contextos sociosanitarios concretos. Sin duda, estas fuentes secundarias son útiles porque proporcionan información bibliográfica sobre fuentes primarias de interés, pero nunca deben sustituir a las propias fuentes primarias.

Para localizar fuentes de investigación, es decir, informes de investigación de interés, podemos centralizarlas en los siguientes aspectos: flexibilidad y amplitud de criterio para seleccionar las palabras clave; incluir en los buscadores las variables independientes y dependientes de los estudios realizados; empezar el rastreo por referencias pertinentes y recientes de publicaciones periódicas, revisando las publicaciones que aparezcan ya referenciadas. Hay que tener presente que la revisión bibliográfica se va a centrar sobre todo en artículos de publicaciones periódicas especializadas o revistas científicas, en las que podremos encontrar, sin duda, estudios e investigaciones de diversa índole, teniendo que clasificar y distinguir cuáles de estos estudios aportan más a nuestra investigación y por qué. Y sin duda alguna, para realizar un análisis crítico es necesario tener en cuenta los niveles de evidencia donde estos artículos se sitúan.

Los tipos de diseños de investigación que mayor nivel de evidencia aportan se suelen clasificar siguiendo la **categorización y jerarquización** que se ha sintetizado en la tabla 6-2 y que procede inicialmente de una propuesta teórica realizada en 1989, adaptada y complementada posteriormente. En este sentido, para categorizar los niveles de evidencia se utiliza habitualmente la clasificación de Oxford (OCEBM) (v. Tabla 6-2) y la clasificación de Sackett (v. Tabla 6-3). Considerando esta categorización, debemos centralizar en las guías de práctica clínica, en las revisiones sistemáticas con metaanálisis y en los ensayos clínicos controlados aleatorizados la mayor relevancia para la transferencia del conocimiento desde la ciencia a la profesión, a la práctica clínica, siendo **las guías de práctica clínica (GPC) las que permiten obtener el nivel de evidencia más alto**.

Las GPC son un conjunto de recomendaciones basadas en una revisión sistemática de la evidencia y en la evaluación de los riesgos y beneficios de las diferentes alternativas, con el objetivo de optimizar la atención sanitaria a los pacientes. Son necesarias para ordenar, evaluar y graduar el conocimiento disponible y con ello disminuir la variabilidad en la práctica debida a la incertidumbre. Son potencialmente útiles para facilitar la toma de decisiones clínicas de calidad a los profesionales sanitarios, para mejorar los resultados de salud, la información y la capacidad de elección para los pacientes y para mejorar la eficiencia global de los sistemas sanitarios. Asimismo, contribuyen a mejorar la calidad de la atención sanitaria prestada a los pacientes.

Al introducir en el buscador el término «fisioterapia», en la base de datos de guías de práctica clínica de la Biblioteca de Guías de Práctica Clínica del Sistema Nacional de Salud aparecen seis guías, de las cuales solo tres están actualizadas y son: la *Guía de Práctica Clínica para el Tratamiento de Pacientes con Enfermedad Pulmonar Obstructiva Crónica (EPOC)*, la *GPC para el manejo de pacientes con enfermedad de Parkinson* y la *GPC sobre el tratamiento de la insuficiencia cardiaca crónica*. Sin embargo, tenemos constancia de la existencia de otras GPC que no están indexa-

Tabla 6-1. Niveles de evidencia y tipos de estudios asociados a cada nivel

Tipos de estudios	**Estudios terapéuticos**: investigación sobre los resultados del tratamiento	**Estudios de pronóstico**: investigación del efecto de una característica del paciente en el desenlace de una enfermedad	**Estudios diagnósticos**: investigación de una prueba diagnóstica	**Análisis de toma de decisiones**: desarrollo de un modelo económico de toma de decisiones
Nivel 1	**ECC y aleatorizado** de alta calidad con diferencia estadísticamente significativa o sin esta pero con intervalos de confianza estrechos	**Estudio prospectivo** de alta calidad (todos los pacientes fueron captados en el mismo punto del curso de la enfermedad con ≥80 % de seguimiento de los pacientes incluidos)	**Pruebas de criterios diagnósticos** previamente desarrollados en pacientes consecutivos (con aplicación universal de un *estándar ideal* de referencia)	**Costes y alternativas sensibles**, valores obtenidos de diversos y abundantes estudios con análisis múltiple de sensibilidad
	Revisión sistemática (metaanálisis) de ECC nivel I (y homogeneidad en los resultados)	**Revisión sistemática de estudios nivel I**	**Revisión sistemática de estudios nivel I**	**Revisión sistemática de estudios nivel I**
Nivel 2	**ECC de menor calidad, controlados** (Ej.: <80 % de seguimiento, sin cegado o sin aleatorización o inadecuación de alguno de estos aspectos clave) Estudio prospectivo comparativo	**Estudios retrospectivos** Controles no tratados de un ECC Estudio prospectivo de menor calidad (Ej.: Con pacientes captados en diferentes momentos del curso de una enfermedad o <80 % del seguimiento)	**Desarrollo de criterios diagnósticos** en pacientes consecutivos (con aplicación universal de un *estándar ideal* de referencia)	**Costes y alternativas sensibles**, valores obtenidos de un número limitado de estudios y/o con análisis múltiple de sensibilidad
	Revisión sistemática de estudios nivel II o de nivel I con resultados inconstantes	**Revisión sistemática de estudios nivel II**	**Revisión sistemática de estudios nivel II**	**Revisión sistemática de estudios nivel II**
Nivel 3	**Estudios de casos y controles**	**Estudios de casos y controles**	**Estudios de pacientes no consecutivos** y/o sin aplicación consistente de un *estándar ideal* de referencia	**Análisis basado en alternativas y costes limitados** o con estimaciones deficientes
	Revisión sistemática de estudios nivel III	**Revisión sistemática de estudios nivel III**	**Revisión sistemática de estudios nivel III**	**Revisión sistemática de estudios nivel III**
Nivel 4	**Series de casos**	**Series de casos**	**Estudios de casos y controles** Estándar de referencia deficiente	**Análisis sin consideración de la sensibilidad**
Nivel 5	**Opinión del experto** (opiniones basadas en experiencias clínicas, estudios descriptivos o informes de comités de expertos)	**Opinión del experto** (opiniones basadas en experiencias clínicas, estudios descriptivos o informes de comités de expertos)	**Opinión del experto** (opiniones basadas en experiencias clínicas, estudios descriptivos o informes de comités de expertos)	**Opinión del experto** (opiniones basadas en experiencias clínicas, estudios descriptivos o informes de comités de expertos)

ECC: ensayo clínico controlado. Adaptado de: Rev Mex Ortop Ped. 2009;11(1):48-50.

das en este portal, pero que, sin duda, también serán de interés para los fisioterapeutas y la sociedad, debiendo ser localizadas en otras bases de datos.

Las GPC abordan una amplia gama de intervenciones sanitarias. La aplicación de las recomendaciones en la práctica clínica de forma generalizada hace necesario que las GPC sean de calidad y se realicen con una rigurosa metodología. Tanto es así que, por ejemplo, Ramírez *et al.*, en el año 2014, hicieron una evaluación de la calidad clínica y metodológica de las GPC para el manejo fisioterapéutico del paciente con enfermedad respiratoria. Entre sus conclusiones se puede resaltar que, en relación con la fisioterapia respiratoria como uno de los componentes de la rehabilitación respiratoria, fundamentalmente en lo que se refiere a algunas técnicas específicas en muchas de las enfermedades respiratorias, existe poca evidencia, y a menudo el grado de recomendación se basa únicamente en la opinión de expertos (nivel D de evidencia). A pesar de ello, estos autores han considerado importante incorporarla, porque por Lacasse *et al.* y Cindy *et al.*, en el que se objetiva que únicamente el 20 % de las recomendaciones relacionadas con la rehabilitación respiratoria en las GPC son de grado A. De ahí la importancia de que en la elaboración de las mismas haya una representación de todos aquellos grupos pro-

Tabla 6-2. Clasificación de los niveles de evidencia de Oxford

Grado de recomendación	Nivel de evidencia	Tratamiento, prevención, etiología y daño	Pronóstico e historia natural	Diagnóstico	Diagnóstico diferencial y estudios de prevalencia	Estudios económicos y análisis de decisión
A	1a	RS con homogeneidad de EC controlados con asignación aleatoria	RS de estudios de cohortes, con homogeneidad, o sea, que incluya estudios con resultados comparables, en la misma dirección y validadas en diferentes poblaciones	RS de estudios diagnósticos de nivel 1 (alta calidad), con homogeneidad, o sea, que incluyan estudios con resultados comparables y en la misma dirección y en diferentes centros clínicos	RS con homogeneidad de estudios de cohortes prospectivas	RS con homogeneidad de estudios económicos de nivel 1
	1b	EC individual con intervalo de confianza estrecho	EC individual con intervalo de confianza estrecho	Estudios de cohortes que validen la calidad de una prueba específica, con estándar de referencia adecuado (independientes de la prueba) o a partir de algoritmos de estimación del pronóstico o de categorización del diagnóstico o probado en un centro clínico	Estudio de cohortes prospectivas con buen seguimiento	Análisis basado en costes o alternativas clínicamente sensibles; RS de la evidencia, e incluyendo análisis de la sensibilidad
	1c	Eficiencia demostrada por la práctica clínica. Considera cuando algunos pacientes mueren antes de ser evaluados	Resultados a partir de la efectividad y no de su eficacia demostrada a través de un estudio de cohortes. Series de casos todos o ninguno	Pruebas diagnósticas con especificidad tan alta que un resultado positivo confirma el diagnóstico y con sensibilidad tan alta que un resultado negativo descarta el diagnóstico	Series de casos todos o ninguno	Análisis absoluto en términos de mayor valor o peor valor
B	2a	RS de estudios de cohortes, con homogeneidad	RS de estudios de cohortes retrospectivas o de grupos controles no tratados en un EC, con homogeneidad	RS de estudios diagnósticos de nivel 2 (mediana calidad) con homogeneidad	RS (con homogeneidad) de estudios 2b y mejores	RS (con homogeneidad) de estudios económicos con nivel mayor a 2
	2b	Estudio de cohortes individuales con seguimiento inferior a 80 % (incluye EC de baja calidad)	Estudio de cohortes retrospectivas o seguimiento de controles no tratados en un EC, o GPC no validadas	Estudios exploratorios que, a través de una regresión logística, determinan factores significativos, y validados con estándar de referencia adecuado (independientes de la prueba)	Estudios de cohortes retrospectivas o de seguimiento insuficiente	Análisis basados en costes o alternativas clínicamente sensibles; limitado a revisión de la evidencia, e incluyendo un análisis de sensibilidad

(Continúa)

Tabla 6-2. Clasificación de los niveles de evidencia de Oxford (*Cont.*)

Grado de recomendación	Nivel de evidencia	Tratamiento, prevención, etiología y daño	Pronóstico e historia natural	Diagnóstico	Diagnóstico diferencial y estudios de prevalencia	Estudios económicos y análisis de decisión
	2c	Estudios ecológicos o de resultados en salud	Investigación de resultados en salud		Estudios ecológicos	Auditorías o estudios de resultados en salud
B	3a	RS de estudios de casos y controles, con homogeneidad		RS (con homogeneidad) de estudios 3b y de mejor calidad	RS (con homogeneidad) de estudios 3b y mejores	RS (con homogeneidad) de estudios 3b y mejores
	3b	Estudios de casos y controles individuales		Comparación enmascarada y objetiva de un espectro de una cohorte de pacientes que podría, normalmente ser examinados, pero el estándar de referencia no se aplica a todos los pacientes del estudio. Estudios no consecutivos o sin la aplicación de un estándar de referencia		Estudio no consecutivo de cohorte, o análisis muy limitado de la población basado en pocas alternativas o costes, estimaciones de datos de mala calidad, pero incluyendo análisis de la sensibilidad que incorporan variaciones clínicamente sensibles
C	4	Serie de casos, estudios de cohortes, y de casos y controles de baja calidad	Serie de casos y estudios de cohortes de pronóstico de poca calidad	Estudio de casos y controles, con escasos o sin estándares de referencia independiente	Series de casos o estándares de referencia obsoletos	Análisis sin análisis de sensibilidad
D	5	Opinión de expertos sin evaluación crítica explícita, ni basada en fisiología, ni en trabajo de investigación juicioso ni en «principios fundamentales»	Opinión de expertos sin evaluación crítica explícita, ni basada en fisiología, ni en trabajo de investigación juicioso ni en «principios fundamentales»	Opinión de expertos sin evaluación crítica explícita, ni basada en fisiología, ni en trabajo de investigación juicioso ni en «principios fundamentales»	Opinión de expertos sin evaluación crítica explícita, ni basada en fisiología, ni en trabajo de investigación juicioso ni en «principios fundamentales»	Opinión de expertos sin evaluación crítica o basado en teoría económica o en «principios fundamentales»

EC: ensayo clínico; GPC: guía de práctica clínica; RS: revisión sistemática. Estudios con homogeneidad: se refiere a que incluya estudios con resultados comparables y en la misma dirección. Traducido de: Centro de Medicina Basada en la Evidencia de Oxford (OCEBM). Niveles de Evidencia Clínica y Grados de Recomendación. *Oxford Centre for Evidence-based Medicine* (CEBM). *Centre for Evidence Based Medicine - Levels of Evidence (March 2009)*. Disponible en: http://www.cebm.net/index.aspx?o=1025).

fesionales implicados en la rehabilitación de los pacientes que puedan verse afectados en las recomendaciones.

Es decir, existe actualmente un amplio espectro de posibilidades para la fisioterapia y la mejora de la práctica clínica basada en la evidencia a través del diseño, desarrollo y evaluación de GPC, pues son un recurso fundamental para conseguir transferir los avances científicos a la práctica clínica diaria.

Pero además de ser categorizados los artículos localizados en un determinado nivel de evidencia, también deben estar sujetos a una valoración que nos permita saber cuál es su **validez interna**, es decir, no solo debemos saber en qué nivel de evidencia se posicionan en función del tipo de diseño que han implementado, sino que también debemos ser capaces de saber interpretar cada estudio en función de ciertos criterios que le otorgarán una mayor o menor validez interna como tal. Sin duda, una de las propuestas más interesantes para llevar a cabo este análisis son los criterios propuestos por la ***Physiotherapy Evidence Database* (PEDro)** y que se recogen en la tabla 6-4.

Para realizar una revisión de la literatura es fundamental localizar las GPC, las revisiones sistemáticas y los artículos originales sobre ensayos clínicos, pues son fuentes fundamentales para abordar el estado actual de la cuestión tras la definición de un problema de investigación.

Tabla 6-3. Clasificación de los niveles de evidencia. Clasificación de Sackett

Recomendación	Nivel	Terapia, prevención, etiología y daño	Pronóstico	Diagnóstico	Estudios económicos
A	1a	RS con homogeneidad y metaanálisis de EC	RS con homogeneidad y metaanálisis de estudios de cohortes concurrentes	RS de estudios de diagnóstico nivel 1	RS de estudios económicos de nivel 1
	1b	EC individuales con intervalo de confianza estrecho	Estudio individual de cohortes concurrentes con seguimiento superior al 80 % de la cohorte	Comparación independiente y enmascarada de un espectro de pacientes consecutivos sometidos a la prueba diagnóstica y al estándar de referencia	Análisis que compara los desenlaces posibles, contra una medida de costes. Incluye un análisis de sensibilidad
B	2a	RS con homogeneidad de estudio de cohortes	RS de cohortes históricas	RS de estudios diagnósticos de nivel mayor a 1	RS de estudios económicos de nivel mayor a 1
	2b	Estudio de cohortes individual. EC de baja calidad	Estudio individual de cohortes históricas	Comparación independiente enmascarada de pacientes no consecutivos, sometidos a la prueba diagnóstica y al estándar de referencia	Comparación de un número limitado de desenlaces contra una medida de coste. Incluye análisis de sensibilidad
	2c	RS con homogeneidad de estudios de casos y controles			
	3b	Estudio de casos y controles individuales		Estudios no consecutivos o carentes de un estándar de referencia	Análisis sin una medida exacta de coste, pero incluye análisis de sensibilidad
C	4	Series de casos. Estudio de cohortes y casos y controles de mala calidad	Series de casos. Estudios de cohortes de mala calidad	Estudios de casos y controles sin la aplicación de un estándar de referencia	Estudio sin análisis de sensibilidad
D	5	Opinión de expertos sin evaluación crítica explícita, o basada en fisiología, o en investigación teórica	Opinión de expertos sin evaluación crítica explícita, o basada en fisiología, o en investigación teórica	Opinión de expertos sin evaluación crítica explícita, o basada en fisiología, o en investigación teórica	Opinión de expertos sin evaluación crítica explícita, o basada en teoría económica

EC: ensayo clínico; RS: revisión sistemática. Por homogeneidad se entiende que una revisión sistemática está libre de variaciones (heterogeneidad) en las direcciones o grados de resultados entre los estudios individuales. Tomado de: Sackett DL, Wennberg JE. Choosing the best research design for each question. BMJ. 1997;315(7123):1636-40.

Bases de datos más importantes para la gestión de información científica en fisioterapia

Los estudios de investigación que pueden ser de nuestro interés y que quizá puedan contener unos criterios plausibles vinculados con una validez interna óptima se encuentran normalmente publicados en formato de revistas científicas, que a su vez están ubicadas en bases de datos, que para la fisioterapia, en español y en inglés, se recogen de forma sintética en las tabla 6-5 y tabla 6-6. Además, es necesario resaltar que, en el ámbito de la evidencia científica sobre los efectos de las intervenciones en el ámbito sanitario, destaca la Colaboración *Cochrane*, una organización internacional que tiene como objetivo preparar, coordinar, actualizar y promover la realización de revisiones metaanalíticas y el acceso a sus resultados por parte de los colectivos profesionales interesados en conocer dichos datos.

En **fisioterapia**, cabe subrayar la relevancia de la **base de datos PEDro**, ubicada en el Centro para la Fisioterapia Basada en la Evidencia (*George Institute for Global Health* en Australia), que contiene **resúmenes de ensayos clínicos y revisiones sistemáticas**, y sirve de soporte para búsquedas en 80 países, con más de 15.000 resúmenes de autores y una media diaria de más de 3.000 búsquedas. La fisioterapia española consume gran parte de sus recursos de investigación desde esta base de datos, ya que el 3 % de las búsquedas se realizan en nuestro país, lo que supone que más de 18.000 profesionales se interesan por la FBE a través de esta base de datos.

Tabla 6-4. Criterios para analizar la validez interna de los estudios de investigación según *Physiotherapy Evidence Database* (PEDro)

Criterio	Descripción
Asignación aleatoria (*random allocation*)	Los sujetos son aleatoriamente asignados a grupos; si es un estudio *crossover*, los sujetos fueron asignados aleatoriamente en el orden en el cual recibieron el tratamiento. La asignación aleatoria asegura que, dentro de la confusión debida a la casualidad, los grupos control y de tratamiento son comparables
Asignación oculta (*cancealed allocation*)	Enmascaramiento de la determinación de idoneidad de los sujetos al estudio en la asignación a los grupos. Sin embargo, si la asignación no es oculta, la decisión sobre incluir o no a un sujeto en un estudio podría estar influida por el conocimiento de si el sujeto recibió el tratamiento o no, lo que podría producir sistemáticos prejuicios en la asignación aleatoria
Equiparabilidad desde la partida (*baseline comparability*)	Los grupos son similares al comienzo, considerando los más importantes indicadores de pronóstico. Este criterio debe proveer una indicación del prejuicio o parcialidad potencial por cambios con la asignación aleatoria. Como mínimo, en estudios de intervención terapéutica, el autor debe empezar por describir al menos una medida de rigor de la condición del tratamiento y otra medida del resultado clave (*key outcome measure*). Estos resultados proporcionan la principal medida de la efectividad o la falta de ella. Los resultados de los grupos deben ofrecer una cantidad clínicamente significativa
Sujetos ciegos (*blind subjects*)	Cuando los sujetos son incapaces de diferenciar si están recibiendo o no el tratamiento
Terapeutas ciegos (*blind therapist*)	En este punto los fisioterapeutas son incapaces de discriminar si los sujetos reciben o no el tratamiento. Cuando los fisioterapeutas han sido cegados, nos aseguramos de que el efecto (o la falta de efecto) del tratamiento no sea debido al entusiasmo o falta de entusiasmo del fisioterapeuta con el grupo de tratamiento o con el grupo control
Investigadores ciegos (*blind assessors*)	Los evaluadores que midieron al menos un resultado clave son cegados. Son incapaces de diferenciar si los sujetos reciben o no el tratamiento. Cuando los evaluadores han sido cegados, nos aseguramos de que el efecto (o la falta de efecto) del tratamiento no sea debido al prejuicio de los evaluadores, lo que afectaría a la valoración de los resultados. En ensayos en los que el resultado clave es *self-report* (autoadministrado), el evaluador es ciego en el momento en que el paciente también lo es
Seguimiento adecuado (*adequate follow-up*)	Las medidas de al menos un resultado clave fueron obtenidas para más del 85 % de los sujetos que inicialmente fueron asignados a grupos. Los sujetos que no hacen el seguimiento deben ser separados de los que participan en él. El número de pérdidas no debe superar el 15 % al menos en un punto del ensayo
Análisis de intención de tratar (*intention to treat analysis*)	Todos los sujetos para quienes los indicadores de los resultados fueron disponibles recibieron el tratamiento o las condiciones control como les fue asignado o, cuando este no fue el caso, la información para que al menos un resultado clave fuera analizado con intención de tratar. El análisis de datos, según el modo en que los sujetos fueron tratados, puede comportar prejuicios (parcialidades). Es importante que, cuando se analicen los datos, el análisis sea dado como si cada sujeto hubiera recibido el tratamiento o las condiciones control conforme estaba planeado
Comparativa entre grupos (*between groups comparisions*)	Los resultados de la comparación estadística entre grupos se dan para al menos un resultado clave. En ensayos clínicos, los tests estadísticos son llevados a cabo para determinar si la diferencia entre grupos es más grande de la que puede ser atribuida convincentemente al azar. Una comparación estadística entre grupos supone la comparación de un grupo con otro, ya sea de una o más variables o bien de un tratamiento con un grupo control. El análisis debe ser una simple comparación de los resultados medidos después de haber administrado el tratamiento o la comparación de los cambios experimentados entre un grupo y el otro
Puntos estimados y variabilidad (*point estimates and variability*)	El estudio proporciona medidas de ambos puntos o medidas de la variabilidad para al menos un resultado clave. Un *point measure* es una cuantificación del efecto del tratamiento. El efecto del tratamiento debe ser descrito como una diferencia entre los resultados de los grupos o como el resultado en cada grupo. La medida e la variabilidad incluye desviaciones estándar (SD), errores estándar (SE) e intervalos de confianza (CI), que deben ser ofrecidos gráficamente

En relación con las revistas científicas o publicaciones especializadas periódicas, cabe decir que son informes que resumen los puntos sobresalientes de una investigación, y actualmente son bastante fáciles de localizar, no solo porque muchas publicaciones son *open access* y están disponibles desde los buscadores generales a través de Internet, sino también porque son muchas las instituciones sanitarias a nivel profesional, académico o científico que incluyen apartados de publicaciones, bases de datos, revistas *online*, etc. (v. Fig. 6-1).

En virtud de las normas técnicas y el espacio disponible en dichas publicaciones (limitado), los artículos de investigación estándares son relativamente breves y son revisados por pares, de forma que los estudios elegidos siempre están avalados por mérito científico. Sin embargo, la publicación de un artículo en una revista y, por consiguiente, la lectura que otro autor haga de él, no nos debe llevar a pensar que los hallazgos de una investigación son definitivos, pues es necesario el análisis crítico de los mismos, y su validez dependerá en gran medida del modo en que se realizó el estu-

Tabla 6-5. Bases de datos en español de interés en fisioterapia

Bases de datos	Descripción
MEDES	• Orientada a profesionales y a la divulgación social • Posee vídeos didácticos cortos (tutoriales) • Permite búsqueda sencilla, por referencia incompleta, palabras claves, etc. • Selección mensual de artículos destacados (más visualizados) • Es libre, no necesita registrarse • Permite guardar búsquedas y crear alertas
PEDro	• Fisioterapia basada en la evidencia • Más de 38.000 ensayos controlados aleatorios, revisiones sistemáticas y guías de práctica clínica sobre fisioterapia • Citas, resumen y enlace al texto completo • Búsqueda simple y avanzada • Se actualiza el primer lunes del mes • Ensayos clasificados según la escala PEDro: calidad y credibilidad
ENFISPO	• Biblioteca de la Facultad de Enfermería, Fisioterapia y Podología de la Universidad Complutense de Madrid • Búsqueda directa o a través del índice • Posibilidad de préstamo interbibliotecario • Guías de ayuda para las consultas
BVS (Biblioteca Virtual en Salud)	• Bases de datos: IBEC, LILACS, BDENF, etc. • Búsqueda por formulario básico o avanzado • Dispone de guías y notas que ayudan a la búsqueda • No es necesario usar operadores booleanos en la búsqueda • Marcando la opción AND: relaciona todas las palabras • La opción OR permite sumar palabras (amplía la búsqueda)
LILACS	• Índice de literatura científica y técnica en salud de América Latina y Caribe • 26 países, 924 revistas, 389.783 textos completos • Dispone de guías y manuales para realizar búsquedas • Permite búsquedas según el tipo de estudio • Sección de noticias destacadas
La Biblioteca Cochrane Plus	• Base de datos gratuita. Hay que registrarse • Búsqueda simple o asistida • Presencia de historial de búsqueda • Navegador MeSH enlazado a la base de datos
Epistemonikos	• «Lo que vale la pena conocer» • Revisiones sistemáticas en bases de datos regularmente actualizadas: *PubMed*, CINAHL, LILACS, etc. • Guías de búsqueda, explicaciones en texto y fotografías, etc. • Búsquedas rápida, avanzada y *matrix* de evidencia (explicado en la base de datos)
Google académico	• Funciona de la misma manera que Google, sin embargo, los resultados son diferentes, pues aparecen ordenados por relevancia • Se registra todo el texto en la web, autor, año y lugar de publicación

dio, de las posibilidades de replicación (si de un ensayo clínico se trata), del impacto y nivel de aceptación en la comunidad clínica, profesional y científica y en las entidades sociosanitarias, políticas y gestoras correspondientes.

> Los criterios establecidos por PEDro para analizar la validez interna de los ensayos clínicos de interés en fisioterapia pueden suponer una estrategia importante para seleccionar las fuentes originales de mayor nivel científico y descartar aquellas que no tengan validez o pertinencia.

REVISIÓN BIBLIOGRÁFICA

La revisión bibliográfica o la revisión de la literatura científica suponen llevar a cabo un proceso en el que el análisis de los hechos y las teorías se realizan en el contexto de una base de conocimientos preexistente. Siempre existe un universo o marco de referencia conceptual basado en estudios, fuentes, trabajos científicos, informes y documentos previos, que de forma general permiten conocer cuál es el estado de la cuestión que nos interesa y que supusieron en el pasado interés de investigación para otros grupos académicos, autores o investigadores. Nada de lo que se quiera mejorar, en lo que se quiera profundizar o lo que se desee investigar parte del vacío absoluto, sino que ya existen datos, conceptos, resultados, opiniones y análisis que deben ser revisados.

El concepto de revisión bibliográfica o revisión de la literatura científica se refiere a las **actividades de identificación y búsqueda de información** sobre un tema y asimilar los conocimientos respectivos antes de llevar a cabo un nuevo estudio, y también se utiliza para presentar una **síntesis sobre la situación que describa hasta el momento presente un determinado problema de investigación.**

La **revisión bibliográfica o revisión de la literatura** es un concepto amplio que implica el análisis de diferentes tipos de fuentes, obviamente, fuentes válidas y fiables; sin embargo, es importante resaltar las diferencias existentes con el concepto de **revisión sistemática**, que también implica un análisis de fuentes y actualización del estado actual de la cuestión, pero, en este caso, es un documento resultado de una investigación secundaria donde se intenta contestar la pregunta de investigación mediante un método sistemático para llegar a su respuesta analizando e integrando los resultados y las conclusiones de las investigaciones publicadas, prestando especial atención a fuentes originales y primarias. Así, las etapas consideradas para la realización de una revisión sistemática vienen recogidas en la tabla 6-7.

De forma comparativa, tanto la revisión biográfica o de la literatura y la revisión sistemática tienen las mismas fases; sin embargo, en la revisión sistemática únicamente deben seleccionarse artículos originales, resaltando que el algoritmo de búsqueda no solo es obligatorio, sino que debe ser replicable, de forma que cualquier autor que lea el artículo pueda realizar una búsqueda semejante. Además, los resultados de investigación obtenidos en la revisión sistemática deben propiciar el análisis en profundidad que

Tabla 6-6. Bases de datos en inglés de interés en fisioterapia	
MEDLINE	• Es la base de datos de bibliografía médica más amplia que existe • Versión automatizada de tres índices impresos: *IndexMedicus*, *Index to Dental Literature* e *International Nursing Index* • Recoge referencias bibliográficas de los artículos publicados en unas 5.500 revistas médicas desde 1966 • Actualmente reúne más de 24 millones de citas • Buscar descriptores en MeSH
Trip	• Metabuscador (sistema que localiza información en los motores de búsqueda más usados y carece de base de datos propia). La mayor parte de los títulos que aparecen nos llevan a la base de datos principal de donde se ha obtenido la información • Recoge información de 15 fuentes. Este crecimiento ha sido paralelo al aumento de nuevos materiales, incluyendo revistas con revisión por pares y libros electrónicos • Acceso libre • Permite búsquedas avanzadas • Búsqueda mediante operadores booleanos, truncamiento y entrecomillado, aparte de búsqueda libre
PubMed	• Base de datos gratis creada y mantenida por la Biblioteca Nacional de Medicina de los Estados Unidos • Incluye más de 26 millones de citas en las áreas de medicina, enfermería, odontología, medicina veterinaria, sistema de salud y ciencias preclínicas • El vocabulario usado por *PubMed* es exclusivamente en inglés, pero muchos de los resúmenes y artículos contenidos están disponibles en español
LILACS	• Cubre la totalidad de la literatura del área producida por autores de América Latina y publicada en los países de la región a partir de 1982 • Mantenida por el Centro Latinoamericano y del Caribe de Información en Ciencias de la Salud • Incluye referencias bibliográficas de documentos que han sido publicados en un conjunto de publicaciones científicas y médicas de la región, y que no están cubiertas por *Medline*
CINAHL	• Base de datos especialmente diseñada para responder a las necesidades de los profesionales de enfermería, fisioterapia y terapia ocupacional, así como otros relacionados. Su equivalente impreso es el *Cumulative Index to Nursing & Allied Health Literature* • Facilita acceso a prácticamente todas las revistas sobre enfermería, fisioterapia y terapia ocupacional publicadas en inglés, a las publicaciones de la *American Nurses' Association* y la *National League for Nursing*, así como a revistas procedentes de otras 17 disciplinas relacionadas con la salud • Dispone del acceso a los textos completos de más de 1.400 títulos de revistas
PscyINFO	• Base de datos bibliográfica de la *American Psychological Association* que contiene citas y resúmenes de artículos de revista, libros, tesis doctorales e informes • Tipo de acceso: suscripción • Área de conocimiento: psicología y psiquiatría
SPORTDiscus	• Base de datos especializada en todas las áreas de deportes y la medicina deportiva • Acceso al texto completo de más de 500 publicaciones, además de resúmenes y citas de literatura científica, fuentes web de calidad, memorias de congresos y conferencias, patentes, etc. • Entre las principales materias que cubre se encuentran biomecánica, kinesiología, nutrición, terapia ocupacional, *fitness*, fisioterapia, rehabilitación, psicología del deporte, entrenamiento y educación y medicina deportiva
Cochrane Library	• Publicación electrónica que se actualizada cada 3 meses • Se distribuye mediante suscripción anual en CD o a través de Internet • Colección de bases de datos sobre ensayos clínicos controlados en medicina y otras áreas de la salud relacionadas con la información que alberga la Colaboración *Cochrane* • La versión en español, *Cochrane Library Plus*, solo puede consultarse en Internet, y es de acceso gratuito desde España
PROSPERO	• Iniciativa para el registro de revisiones sistemáticas en una misma base de datos a nivel mundial • Se pueden encontrar proyectos de revisión sistemática que se están llevando a cabo en todo el mundo, con los datos más importantes previstos de cada revisión (autores, objetivos, PICO, variables de resultado, búsquedas, etc.) • El objetivo de este registro es reducir el riesgo de sesgo y la duplicidad

supone un metaanálisis, y que no es otra cosa que aglutinar las muestras de sujetos de los ensayos clínicos de mayor evidencia que puedan conducir a análisis más válidos y fiables.

Objetivos de la revisión bibliográfica

El objetivo esencial, central y primordial de cualquier revisión bibliográfica consiste en **organizar y resumir las referencias previas existentes sobre un tema o problema de investigación** que permitan revelar el estado actual de conocimiento sobre el tema elegido en el contexto de un nuevo estudio o situación clínica, estableciendo una base sistemática para la investigación. Pues bien, teniendo esta idea como referencia principal en cuanto a por qué llevar a cabo una revisión bibliográfica, pasamos a describir a continuación y de forma breve los objetivos secundarios que subyacen tras una revisión bibliográfica:

- **Constituir una fuente de posibles ideas, conceptos, temas, problemas de investigación o lagunas del conocimiento.** En algunos casos la revisión bibliográfica antecede a la identificación, definición y descripción de un tema

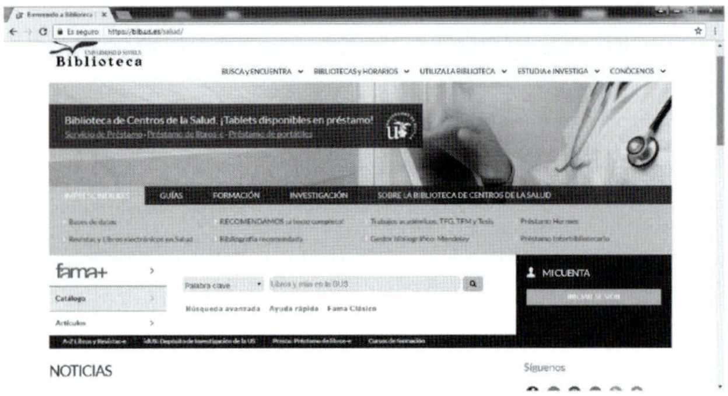

Figura 6-1. Sección específica de Bases de Datos, Revistas y Libros electrónicos en Salud. Disponible en Bibliotecas de Centros de la Salud: https://bib.us.es/salud/

o un problema de investigación (que no son conceptos semejantes, pues el problema de investigación es una cuestión concreta que el investigador desea resolver, responder o estudiar para, en el caso que nos ocupa, en no pocas ocasiones mejorar la práctica clínica fisioterapéutica y aportar actualización y validez a los procedimientos implementados y, como consecuencia, añadir calidad asistencial a la población, mejorando la atención de fisioterapia a la sociedad). Normalmente este tipo de situaciones se dan cuando se desea realizar un trabajo de investigación y no se tiene definido un contexto clínico, académico o investigador concreto y es necesario buscar sobre qué tema o problema incidir que sea pertinente, relevante y plausible. Así, haciendo una búsqueda bibliográfica general se pueden encontrar situaciones sin resolver, temas de interés, preguntas sin respuestas o prospectiva de investigaciones que otros autores proponen abordar.

- **Orientar respecto al conocimiento preexistente sobre un tema de interés.** Conocer el estado actual del conocimiento para permitir a los investigadores o clínicos interesados en la investigación evitar duplicidades involuntarias de estudios y centrar el análisis en aspectos relativamente poco explorados de un problema, cuestión de gran interés en el ámbito profesional de la fisioterapia, siendo la capacidad del fisioterapeuta para incorporar eficazmente a su práctica los resultados de investigación proporcional a su capacidad de evaluar la bibliografía existente en su campo de actuación.
- **Establecer el contexto conceptual o universo referencial del tema de análisis.** Desarrollar el contexto conceptual amplio en el que se incardina el problema de investigación, proporcionando al investigador una perspectiva del problema necesaria para interpretar los resultados de un determinado estudio, lo que resulta muy útil al fisioterapeuta clínico porque explica el contexto del que forma parte el estudio en cuestión.
- **Informar sobre los métodos de investigación.** Sugerir sobre formas para realizar un determinado estudio o investigación, identificando estrategias de investigación y procedimientos específicos, así como instrumentos de medición y análisis estadísticos.

Tabla 6-7. Etapas para la realización de una revisión sistemática

- Definir los objetivos de la revisión
- Definir la pregunta de investigación
- Especificar y definir los criterios de selección de los documentos, describiendo los criterios de inclusión y exclusión de los estudios
- Diseñar el algoritmo de búsqueda
- Establecer la estrategia de búsqueda
- Realizar la búsqueda bibliográfica mediante la consulta de las bases de datos y fuentes documentadas
- Localizar y seleccionar los estudios relevantes con base en los criterios de selección de documentos
- Extraer y recopilar los datos de los estudios primarios
- Organizar la información
- Análisis y presentación de los resultados
- Interpretación de los resultados
- Redacción del artículo

Estrategia de búsqueda bibliográfica

La estrategia de búsqueda bibliográfica se puede categorizar en varios pasos y supone la primera fase de realización de una búsqueda bibliográfica, y que se recoge de forma resumida en la figura 6-2:

- **Elección de las palabras clave/descriptores.** La elección de las palabras clave que configuran el perfil de búsqueda y facilitan la exploración de las fuentes de información es una tarea fundamental que puede determinar el óptimo y exitoso inicio de una determinada búsqueda o, por el contrario, si no se eligen las palabras clave adecuadas, el inicio frustrado de la misma. Para ello, podemos utilizar ***MeSH Database* de *PubMed***, con el objetivo de seleccionar un término previamente indexado (también podremos hacer la búsqueda desde el DeSC, que es el mismo metabuscador pero en español, aunque se recomienda iniciar el proceso desde el *MeSH*). Si no fuera posible localizar ningún término que se ajuste exactamente a los objetivos de la búsqueda, se puede optar por localizar un término que se parezca en la opción ***Suggestions***. Una vez localizada la palabra clave registrada, debemos usarla para todas las fuentes, ya que los *thesaurus* de descriptores de la mayoría de las fuentes están reflejados en *MeSH*.

  Para facilitar y operativizar las búsquedas se dispone igualmente de los denominados **operadores booleanos**, que son nexos lógicos que especifican cuál debe ser la relación entre los términos ingresados en una búsqueda y la recuperación de información científica:
  - **Operador «AND» u operador de presencia:** muestra solo resultados que contengan todos los términos de búsqueda especificados independientemente del orden y de su posición relativa.
  - **Operador «NOT» u operador de exclusión:** muestra resultados que contengan únicamente el primer término y no el segundo.
  - **Operador «OR» u operador de alternancia**: muestra resultados que contengan al menos uno de los dos términos. Es útil para indicar asociaciones entre palabras o sinónimos en la búsqueda.
  - **Operador «NEAR» u operador de posición:** muestra resultados que contengan los términos clave in-

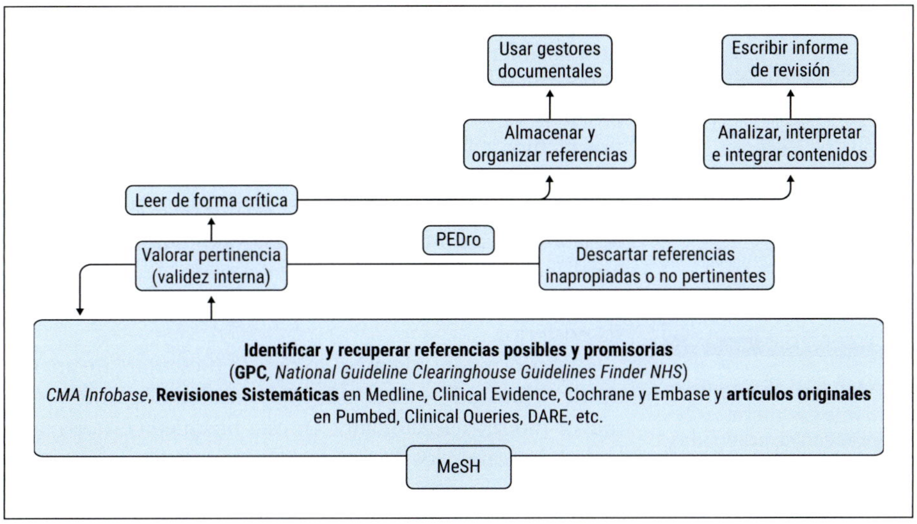

Figura 6-2. Diagrama de flujo de actividades y tareas a realizar en la revisión bibliográfica integrando las bases de la estrategia de localización de fuentes.

troducidos juntos; normalmente a no más de diez palabras de distancia por lo general, dependiendo del buscador, y en el mismo campo independientemente del orden.

- **Búsqueda inicial en una base de datos específica de FBE.** Los expertos en FBE recomiendan realizar una primera búsqueda en una base de datos específica de fisioterapia, siendo recomendable utilizar la base de datos PEDro, perteneciente al Centro de Fisioterapia Basada en la Evidencia de la Universidad de Sydney. Así, con las palabras clave seleccionadas previamente se recomienda realizar una primera búsqueda en esta fuente, la cual tiene indexados tanto artículos originales y revisiones sistemáticas como GPC, incluyendo en los ensayos originales un baremo cuantitativo de validez interna de los estudios.
- **Completar la búsqueda con los distintos niveles de documentación en MBE.** Tras la consulta realizada en PEDro, ampliaremos nuestra búsqueda hacia GPC en las bases de datos específicas sobre este tipo de guías, por lo menos en las principales:
  - *National Guideline Clearinghouse* (NGC).
  - *Guidelines Zinder* de la *National Electronic Library for Health* del *National Health Service* (NHS) británico.
  - CMA Infobase.
  - Guías de Práctica Clínica Fisterra.
- Posteriormente, se localizarán las revisiones sistemáticas, teniendo en cuenta que el sistema ***Clinical Queries*** en PubMed permite localizarlas.
- Otras fuentes son:
  - *Clinical Evidence* del *British Medical Journal*.
  - *The Cochrane Library*, que contiene una versión además en español.
- De forma complementaria, siempre es interesante consultar las entidades que realizaron los trabajos por si ofrecen una versión más actualizada. Finalmente, se debe completar la búsqueda con artículos recientes en *Medline*, debido a que las fuentes anteriores se revisan en largos períodos de tiempo, por lo que es recomendable realizar un filtro de 2 años por lo menos. Para ello podemos utilizar el buscador PubMed, siendo de gran ayuda el uso de filtros metodológicos y las búsquedas específicas en *Clinical Queries*. Es recomendable siempre registrar la ruta de búsqueda, así como los resúmenes desechados. En **DARE** (***Database of Abstracts of Review of Effects***) encontramos resúmenes estructurados de revisiones sobre efectividad diagnóstica terapéutica evaluadas por los investigadores del NHS, los revisores *ACP Journals Club* y *Evidence-Based Medicine*. La revisión de los resúmenes estructurados de DARE, a diferencia de los de *Medline*, puede ser suficiente para incorporar el estudio original completo.

Recogida, almacenamiento, filtrado y síntesis de la información

Este paso consiste en la recogida y síntesis de la información. Tras su localización en las distintas fuentes, su selección obedece a la lectura crítica del revisor, en este caso, del fisioterapeuta, muchas veces clínico y muy vinculado con el ámbito profesional y la relación directa con el sistema sanitario y el paciente, por lo que aun cuando las fuentes sean validadas, se introduce inevitablemente un criterio subjetivo de idoneidad. Para ello, es recomendable incluir y excluir la información basándose en tres aspectos: los resultados del estudio, la validez y la aplicabilidad a los pacientes. Debido a que la utilidad y los resultados principales vendrán determinados por la temática de la revisión, es recomendable evaluar los artículos seleccionados en PubMed con criterios de validez interna de PEDro, siendo necesario contar con un buen diseño, una adecuada realización y un correcto análisis del ensayo (se consideran tres aspectos básicos para que un ensayo clínico tenga un buen nivel de validez: asignación aleatoria, seguimiento exhaustivo de todos los sujetos y análisis por intención de tratar), y finalmente, reducir al mínimo el sesgo; hay que tener en cuenta, además, que el mal enmascaramiento de los individuos identificados o reclutados es obstáculo para la validación interna.

Asimismo, es recomendable crearse una cuenta y aprender a manejar alguno de los gestores de fuentes documen-

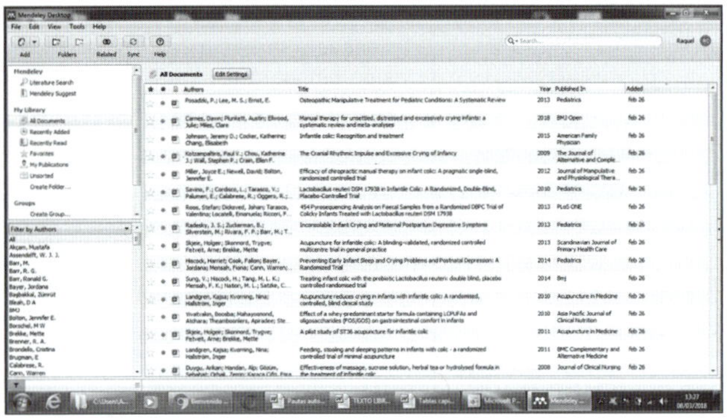

Figura 6-3. Imagen del gestor documental Mendeley. Se muestra a modo de ejemplo la enumeración de las fuentes primarias y secundarias en formato de artículo científico localizadas, ordenadas, disponibles y accesibles en el contexto de un tema de investigación concreto.

tales que existen en el mercado, como: *EndNote, Zotero, Jabref o Mendely.* Los gestores bibliográficos son programas que permiten crear automáticamente las citas y la bibliografía en los trabajos académicos con un formato normalizado (APA, MLA, Harvard, etc.). En los últimos años quizá sea *Mendeley* (Fig. 6-3) el gestor bibliográfico más utilizado, pues combina una versión local o de escritorio (*desktop*) con una versión web, e incorpora funcionalidades de la web social, organiza la información bibliográfica, adjunta los documentos a texto completo y es un espacio de colaboración para grupos de investigación.

Presentación escrita de la revisión

Se recomienda distinguir una estructura que diferencie un apartado claro de «**introducción**», con los conceptos básicos que configuran el universo referencial del tema que se presenta en la revisión, así como los objetivos principales que se pretenden alcanzar con esta búsqueda. Posteriormente se incluye un apartado de «**metodología**» en el que se explicarán de forma profusa los detalles de la búsqueda bibliográfica en función de los apartados anteriormente explicados, desde qué palabras claves fueron seleccionadas, dónde se hicieron las búsquedas de GPC, revisiones sistemáticas y artículos originales, y cómo se filtraron las fuentes en función de criterios de validez interna. Se debe prestar especial atención al cumplimiento de las normas establecidas en PEDro (u otra estrategias semejante), debiendo realizar un algoritmo que, además, permita identificar finalmente no solo cómo se ha hecho la búsqueda, sino también desde que, número inicial de documentos se parte y cómo se va acotando la búsqueda en función de los distintos diseños y criterios de investigación (incluso criterios técnicos; a veces hay documentos repetidos, el mismo documento traducido a varios idiomas, etc.). Finalmente, este algoritmo mostrará la parte cualitativa de la metodología llevada a cabo y, sin duda, ese valor cuantitativo de la localización de un número determinado de documentos de diversa índole que pueden ser de interés para un análisis posterior.

Posteriormente a la metodología se presentará un apartado de «**resultados**», que debe recoger los documentos de mayor interés seleccionados en esta búsqueda estratégica y la descripción de los mismos en función de las dimensiones claves que permiten reconocer su aportación al conocimiento y a la resolución del problema en cuestión. Este apartado debe estar exento de valores subjetivos e interpretativos, dejando para un apartado posterior, el de «**discusión**», el análisis más personal de las fuentes localizadas, su repercusión en la resolución de la laguna de conocimiento abordada y las limitaciones y prospectiva de la investigación en cuestión. Finalmente, la presentación escrita de una revisión de la literatura debe incluir un apartado breve, claro y conciso, de «**conclusiones**», debiendo responder en este apartado de forma contundente al objetivo principal de investigación que se planteó inicialmente y que justificó, en su momento, el desarrollo de una revisión de la literatura existente.

Sin duda, las revisiones de la literatura son claves para dar una respuesta en sí mismas a algún problema de investigación o para formar parte de un diseño de investigación de metodología distinta y diferenciada que requiere, sin lugar a duda, un análisis del estado actual de la cuestión a tratar en cada investigación, como se señala, sea cual sea su diseño.

De forma general, cuando se presenten los resultados de investigación de autores y grupos que publican diferentes trabajos, se debe hacer de forma sencilla, clara y de fácil lectura, pues este tipo de revisiones de la literatura suelen ir dirigidas a profesionales, a clínicos o a fisioterapeutas que están vinculados al ámbito de relación más directa con el paciente, las familias y la comunidad, por lo que se deben presentar los resultados con sistemas de lectura rápida, tablas con las recomendaciones principales e imágenes o algoritmos que ayuden de forma simbólica a interpretar e implementar la información recogida en la revisión.

PUNTOS CLAVE

- La FBE supone la transferencia de los avances científicos y del conocimiento a la práctica clínica en fisioterapia para aportar la mayor calidad, eficacia y eficiencia posible en el contexto del método de intervención en fisioterapia asistencial, lo que afecta de forma especial a la implementación de estrategias válidas y fiables en valoración, la realización del diagnóstico en fisioterapia y la implementación de los procedimientos, técnicas y métodos fisioterapéuticos que ostenten el mayor nivel de evidencia en el ámbito científico.
- La revisión de la literatura supone la localización, organización y análisis de fuentes documentales que, de carácter primario y secundario, reflejan todo lo publicado y conocido en torno a un tema o problema de investigación, y supone una de las tareas fundamentales en el ámbito científico, pues no solo puede ser el marco conceptual previo a cualquier investigación, sino que también es un diseño específico de investigación, que en muchas ocasiones y de forma más exigente se denomina revisión sistemática (que incluye algoritmos de la estrategia de búsqueda y metaanálisis).

(Continúa)

PUNTOS CLAVE (*Cont.*)

- Los documentos científicos de mayor relevancia para el desarrollo de la FBE son las guías de práctica clínica, las revisiones sistemáticas y los artículos originales (ensayos clínicos); pero, además, se deben siempre categorizar otros documentos científicos según los cinco niveles de evidencia definidos, estando las revisiones sistemáticas en los tres primeros niveles.
- La recomendación de utilizar documentos científicos de calidad en las revisiones de la literatura obliga a usar herramientas para medir la validez interna de estos documentos, proponiendo en este capítulo que sean implementados, al menos, los criterios de la escala PEDro, que sin duda presenta una especial relevancia en el desarrollo de la investigación en fisioterapia.

BIBLIOGRAFÍA

Conesa A. Evidence-based practice in the setting of Physiotherapy [Editorial]. Fisioterapia. 2010;32(2):49-50.

Cuesta AI. Práctica Clínica de Fisioterapia Basada en la Evidencia: estrategia de búsqueda, lectura crítica e implementación asistencial. Cuest Fisioter. 2008;37(1):31-8.

Grupo de trabajo sobre GPC. Elaboración de guías de práctica clínica en el Sistema Nacional de Salud. Manual metodológico. Madrid: Plan Nacional para el SNS del MSC. Instituto Aragonés de Ciencias de la Salud I+CS; 2006. Guías de Práctica Clínica en el SNS: I+CS Nº 2006/01.

Politz D, Hungler B. Investigación científica en Ciencias de la Salud. McGraw-Hill; 1999.

Valera JF, Medina i Mirapeix F, Montilla J, Meseguer AB. Evidence-based Physiotherapy: a challenge to approach the scientific evidence the clinical practice. Fisioterapia. 2000;22(3):158-64.

Razonamiento clínico y diagnóstico fisioterápico. Clasificación Internacional del Funcionamiento, de la Discapacidad y de la Salud

7

M. P. Gómez Jiménez

OBJETIVOS DEL APRENDIZAJE

- El fisioterapeuta, en su ámbito competencial, debe incluir el razonamiento clínico, para el cual dispone de varios modelos, pudiendo utilizar cada uno de ellos según los distintos contextos clínicos que se presenten. Basado en el razonamiento clínico, el diagnóstico de fisioterapia es fundamental para llevar a cabo una intervención terapéutica eficaz. Para que el profesional mantenga un lenguaje unificado en relación con los conceptos de salud y los estados «relacionados con la salud» se elabora una Clasificación Internacional del Funcionamiento, de la Discapacidad y de la Salud (CIF).

RAZONAMIENTO CLÍNICO

El razonamiento clínico es considerado como un proceso de pensamiento y de toma de decisiones en relación con los procesos de valoración, diagnóstico, objetivos, tratamiento y evaluación del paciente, el cual es llevado a cabo por el profesional en su contexto clínico. Higgs, en el año 2006, lo define como: «El proceso de pensamiento y de toma de decisiones clínicas dependiente del contexto de la práctica profesional para orientar las acciones prácticas. La toma de decisiones se produce en micro, macro y meta-juicios y pueden realizarse de forma individual o grupal. Este proceso implica el desarrollo de habilidades de comunicación, conocimiento y reflexión, teniendo en cuenta las dimensiones esenciales de la práctica: conocimiento, cognición y metacognición».

Es primordial para el fisioterapeuta que en su interacción con el paciente y con otros profesionales se concreten el conjunto de actuaciones relativas a los métodos, procedimientos y acciones específicas que se llevan a cabo en la práctica asistencial, así como a los mecanismos a través de los cuales el profesional utiliza su criterio, experiencia, conocimientos y habilidades.

Elementos del razonamiento clínico

El estudio de los elementos del razonamiento clínico comprende los aspectos siguientes:

- **Conocimiento**. Constituye la base de cualquier actuación clínica. Se diferencian dos tipos de conocimiento:
  - Conocimiento proposicional: hace referencia a los conocimientos teóricos del profesional.
  - Conocimiento no proposicional: según Higgs y Titchen, el conocimiento no proposicional se divide en:
    - Conocimiento profesional: basado en los conocimientos que se derivan de la práctica clínica.
    - Conocimiento personal: se produce a través de la reflexión de la experiencia del profesional.
- **Cognición**. Se refiere al acto de pensamiento que permite predecir las consecuencias y tomar las decisiones necesarias para realizar los cambios pertinentes, adaptándolos así a la evolución del paciente, lo cual favorece el proceso de análisis, síntesis, evaluación y resolución de problemas.
- **Metacognición o autoconciencia reflexiva**. Es la capacidad que tiene el fisioterapeuta para reflexionar sobre las fortalezas y debilidades que tiene la intervención realizada, para poder iniciar los cambios oportunos. Integra los conceptos de cognición y conocimiento.

Además de estos tres elementos, para desarrollar el razonamiento clínico es preciso tener **pensamiento crítico**, el cual se define como: «El juicio autorregulado y con propósito que se obtiene como resultado de la interpretación, análisis y evaluación de la información recopilada y también como la explicación de las consideraciones de evidencia, conceptuales, metodológicas, criteriológicas o contextuales en las cuales se basa ese juicio».

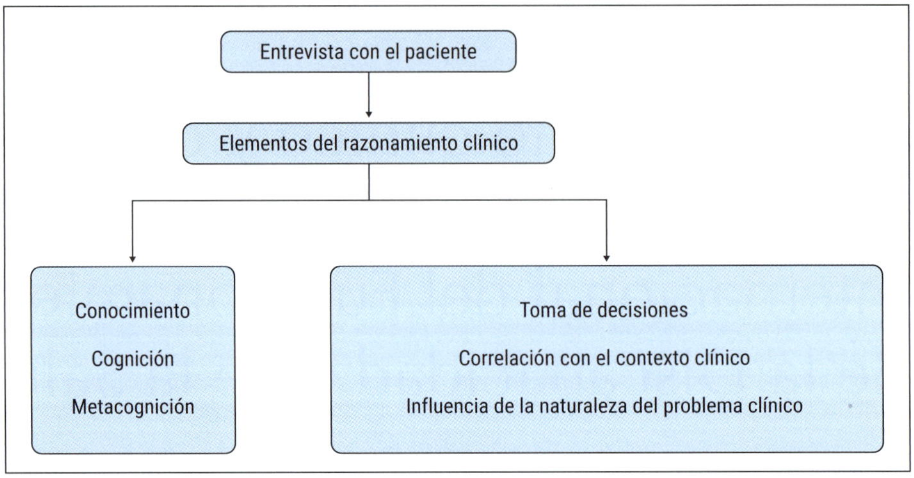

Figura 7-1. Elementos del razonamiento clínico.

El razonamiento clínico implica la integración de conocimiento, cognición y metacognición, además de un buen uso del pensamiento crítico. Permite al fisioterapeuta interrelacionar conceptos, formular hipótesis, objetivos, detectar problemas y tomar decisiones para resolver los mismos.

En el año 2000 Higgs y Jones consideraron tres elementos fundamentales en el proceso de razonamiento clínico, los cuales están implícitos en el modelo anterior: **relación profesional-paciente**, considerando al individuo sujeto activo en su proceso de salud, **correlación con el contexto clínico** y **la naturaleza del caso clínico** al contemplar los diversos factores que intervienen en el proceso (Fig. 7-1).

Factores que influyen en el razonamiento clínico

Los factores que influyen en el razonamiento clínico son los siguientes:

- **Factores inherentes al profesional**: edad, sexo, factores psicosociales, capacidad cognitiva, habilidades y actitudes en la resolución de casos clínicos.
- **Factores inherentes al paciente**: edad, sexo, capacitación para la toma de decisiones en su proceso de salud-enfermedad.
- **Factores inherentes al entorno**: recursos materiales, tiempo dedicado a resolver los casos clínicos.

Modelos de razonamiento clínico

Los modelos de razonamiento clínico se dividen en: modelos cognitivos que forman parte de un paradigma empírico-analítico, modelos interactivos que pertenecen a un paradigma interpretativo y modelo de razonamiento dialéctico (Fig. 7-2). Para el fisioterapeuta no existe un único modelo, ya que durante su experiencia profesional pueden intervenir diversos modelos.

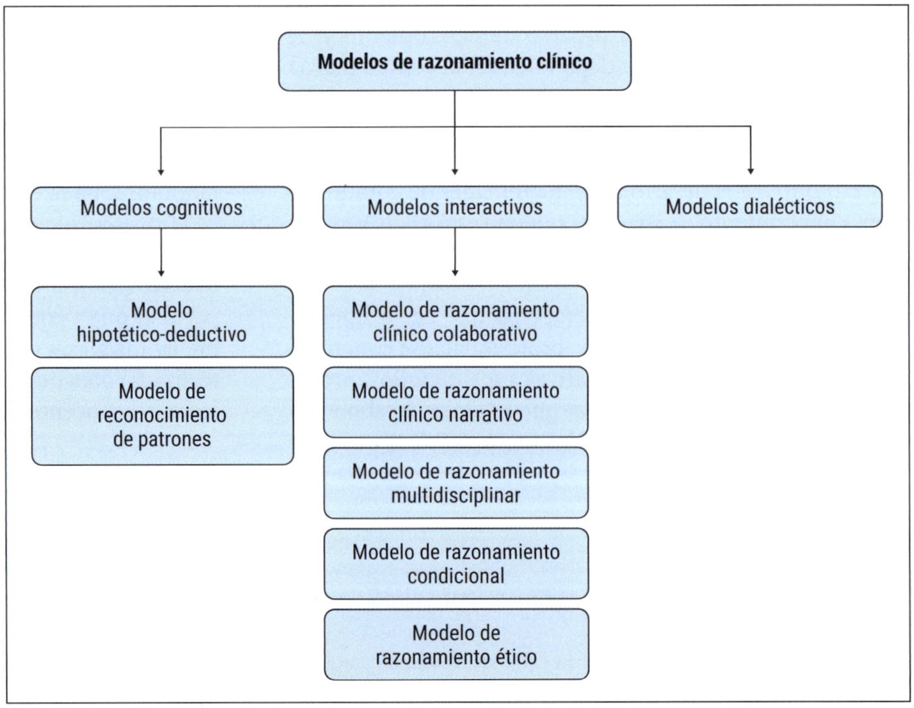

Figura 7-2. Modelos de razonamiento clínico.

Tabla 7-1. Modelos en los que se fundamenta la práctica clínica de fisioterapia

Modelo cinesiológico	• Considera el movimiento como un sistema compuesto de varios elementos, cada uno de ellos con una función básica relativamente única, necesaria para la producción y regulación del movimiento. • Dichos elementos son: – Base (sistema muscular y esquelético) – Modulador (sistema nervioso) – Biomecánico (estático, dinámico) – Sostén (cardíaco, pulmonar y metabólico) • Con su correcto funcionamiento y exactitud se traduce en una buena salud muscular
Modelo patocinesiológico	• Estudio de la anatomía y la fisiología en su relación con movimientos anómalos • Este modelo expresa cómo las enfermedades afectan al movimiento, a los sistemas, y cuáles son las consecuencias que generan en el cuerpo
Modelo cinesiopatológico	• Se centra en los movimientos específicos de las articulaciones • En este modelo ya no es la enfermedad la que afecta al movimiento, sino lo que la propia persona hace y cómo realiza cada movimiento; por lo tanto, le da mucho valor a los movimientos repetitivos • Las alteraciones del movimiento pueden generar dos tipos de síndromes: – Las deficiencias, que pueden determinarse de forma evidente mediante pruebas neurológicas o radiológicas – Las limitaciones funcionales, que no se determinan tan fácilmente; solo se pueden determinar mediante la exploración clínica

Tomado de: Sahrmann SA. Diagnóstico y tratamiento de las alteraciones del movimiento. Badalona (España): Paidotribo; 2006.

Aquellos modelos en los que se fundamenta la práctica clínica de la fisioterapia se encuentran detallados en la tabla 7-1, que recoge la descripción que realizó Sahrmann.

Modelos cognitivos: paradigma empírico-analítico

Dentro de estos modelos se diferencian los de tipo hipotético-deductivo y los de reconocimiento de patrones:

- **Modelo hipotético-deductivo.** Se basa en plantear diversas hipótesis sobre el problema clínico a partir del conocimiento alcanzado en los procesos de cognición y metacognición. Este tipo de modelo también se conoce como «razonamiento hacia atrás» porque el fisioterapeuta inicia un planteamiento general formulando múltiples hipótesis para lograr alcanzar una conclusión concreta. Es un modelo utilizado por diferentes profesionales, tanto los que tienen poca experiencia como los que tienen amplia experiencia, cuando se presentan casos clínicos de gran complejidad. Para generar las hipótesis, Jones propuso en el año 1992 definir siete categorías que representan la relación profesional-paciente para resolver los problemas: déficits funcionales y/o discapacidad del paciente, fisiopatología del proceso, aspectos biopsicosociales, factores asociados, contraindicaciones relativas y absolutas al tratamiento, intervención terapéutica, pronóstico y evolución del paciente.
- **Modelo de reconocimiento de patrones**. Se basa, según lo describieron en 1987 Barrows y Feltovich, en la obtención de información a partir de una base de conocimientos. Según este modelo, el fisioterapeuta identifica el problema y lo resuelve en función de la experiencia que ha tenido con otros casos clínicos. Se conoce como «razonamiento hacia delante» porque el fisioterapeuta va desde lo particular a lo general, y es empleado por los profesionales que poseen amplia experiencia con los casos clínicos planteados.

Modelos interactivos: paradigma interpretativo

Estos modelos se basan en relacionar el conocimiento con el contexto en el cual se produce. Incluyen varios tipos (Tabla 7-2):

- **Modelo de razonamiento clínico colaborativo**. Descrito por Edwards en el año 1995 y por Jones en el año 2000, este modelo incide en el rol del paciente y su actuación en la toma de decisiones clínicas para lograr la adherencia al tratamiento y alcanzar la efectividad del mismo. Se promueve la educación sanitaria del paciente, fomentando el proceso recíproco de enseñanza y aprendizaje entre el profesional y el paciente.
- **Modelo de razonamiento clínico narrativo**. Descrito por Mattingly y Fleming en 1994, es un modelo que se basa en la construcción del significado. La historia clínica del paciente es primordial para planificar la intervención que influirá en los resultados del tratamiento y en la evolución del paciente. El paciente asume un rol activo en el tratamiento, por lo que es fundamental que el fisioterapeuta explique al paciente su problema de salud y el método terapéutico más idóneo para lograr la resolución del caso clínico.
- **Modelo de razonamiento multidisciplinar**. Es un modelo basado en la interacción entre los profesionales del equipo para llevar a cabo la toma de decisiones clínicas.
- **Modelo de razonamiento condicional**. Este modelo también se conoce como modelo predictivo y se emplea para prever los resultados del paciente en respuesta al tratamiento prescrito.

Tabla 7-2. Modelos interactivos: paradigma interpretativo

• Modelo de razonamiento clínico colaborativo • Modelo de razonamiento clínico narrativo • Modelo de razonamiento multidisciplinar • Modelo de razonamiento condicional • Modelo de razonamiento ético

- **Modelo de razonamiento ético**. Este modelo hace referencia a las decisiones tomadas según los aspectos morales, políticos y económicos que influyen en la intervención terapéutica.

Modelo de razonamiento dialéctico

Es un modelo descrito por Edwards en el año 2000 como resultado de la interacción entre los modelos empíricos e interpretativos.

> Existen diversos modelos de razonamiento clínico en los que se fundamentan la intervención del fisioterapeuta.

Procesos de aprendizaje

Para que el razonamiento clínico sea efectivo, el proceso de aprendizaje se clasifica en:

- **Aprendizaje instrumental**: relaciona la causa con el efecto y, a partir de este, se predicen los eventos.
- **Aprendizaje comunicativo**: favorece la relación fisioterapeuta-paciente.
- **Aprendizaje transformador**: promueve el análisis del caso clínico.

Sesgos en el razonamiento clínico

Los sesgos del razonamiento clínico son los siguientes:

- **Errores del fisioterapeuta**. Basados en el modelo de Reason, están vinculados al proceso de razonamiento clínico, o al propio factor humano (fatiga laboral, cansancio, estrés, etcétera).
- **Errores del sistema**. Son errores que dificultan las funciones del fisioterapeuta.
- **Sesgos cognitivos en la toma de decisiones clínicas**. Dificultan que se tomen las decisiones clínicas apropiadas: sesgos de confirmación, de exceso de confianza, de superviviente, de inducción, de efecto primado, de afecto, de reactancia, de causalidad, de costo hundido, de pronóstico.

Estrategias de razonamiento clínico

Edwards clasifica las estrategias de razonamiento clínico en diversos tipos (Tabla 7-3):

- **Estrategias de diagnóstico**. Se distinguen a su vez dos tipos:
  - Estrategias de razonamiento diagnóstico: hacen referencia a elaborar un diagnóstico relacionado con los déficits físicos y funcionales.
  - Estrategias de razonamiento narrativo: están encaminadas a entender las experiencias que viven los pacientes durante la enfermedad.
- **Estrategias de procedimiento**. Existen diversas estrategias de procedimiento:
  - Estrategias de razonamiento relativo al procedimiento: el fisioterapeuta utiliza este tipo de estrategias para discernir cuál es la intervención terapéutica más idónea; se evalúan los resultados del método terapéutico empleado para determinar si se logran los objetivos establecidos.
  - Estrategias de razonamiento interactivo: para valorar al paciente se establece una interacción entre este y el fisioterapeuta.
  - Estrategias de razonamiento colaborativo: la colaboración fisioterapeuta-paciente es primordial para lograr los objetivos propuestos.
  - Estrategias de razonamiento sobre la enseñanza a su paciente: se refiere a estrategias diseñadas para ofrecer al paciente la educación sanitaria que requiere para asumir un rol activo en su proceso de salud.
  - Estrategias de predicción: se basan en discernir qué decisiones se deben llevar a cabo para resolver los casos clínicos presentados.
- **Estrategias de resolución de problemas éticos**. Jensen y sus colaboradores consideran que el aspecto ético es primordial en la relación fisioterapeuta-paciente.

Tabla 7-3. Estrategias de razonamiento clínico

Estrategias de diagnóstico
• Estrategias de razonamiento diagnóstico
• Estrategias de razonamiento narrativo
Estrategias de procedimiento
• Estrategias de razonamiento relativo al procedimiento
• Estrategias de razonamiento interactivo
• Estrategias de razonamiento colaborativo
• Estrategias de razonamiento sobre la enseñanza a su paciente
• Estrategias de predicción
Estrategias de resolución de problemas éticos

Edwards y sus colaboradores consideran que las estrategias de procedimiento y las estrategias de resolución de problemas éticos mantienen un enfoque instrumental y comunicativo en la relación profesional-paciente para lograr la resolución de problemas.

Factores que influyen en el proceso de razonamiento clínico

Los factores que influyen en el proceso de razonamiento clínico son los siguientes:

- **Profesión autónoma e independiente**. El fisioterapeuta, por sus competencias profesionales, tiene capacidad para tomar decisiones basadas en el pensamiento crítico y en las estrategias de razonamiento clínico.
- **Fisioterapia basada en la evidencia**. La toma de decisiones clínicas debe estar basada en la evidencia, y uno de los principales errores del fisioterapeuta es la gran variabilidad de técnicas manuales e instrumentales que utiliza como método terapéutico, muchas de las cuales no poseen evidencia científica. Por ello, se demanda que entre los profesionales exista mayor evidencia científica en el uso de las terapias.
- **Sistema sanitario**. Se refiere a la legislación y política sanitaria que intervienen en los procesos de toma de decisiones clínicas y que influyen en la intervención del fisioterapeuta.

Teoría de la validez

Las decisiones y actuaciones llevadas a cabo durante el proceso del razonamiento clínico deben tener rigor y validez para que puedan ser aplicadas eficazmente. Por ello, la validez lleva implícitos los conceptos de «relevancia» y «fiabilidad» que describió Safrit en el año 1981.

La **relevancia** es la capacidad del sistema para valorar las pruebas medidas de forma precisa y la **fiabilidad** se relaciona con la ausencia de error en la medición y la consistencia de los resultados cuando las pruebas se reproducen en distintas situaciones. Para que sean fiables, las pruebas y test de exploración y valoración y los sistemas de registro de datos utilizados en fisioterapia deben poder reproducirse. Para ello, deben cumplir los criterios de exactitud, precisión, y estabilidad:

- **Exactitud**: el resultado se ajusta al valor verdadero.
- **Precisión**: se refiere al grado de variación de la medida alrededor de la media del valor de dicho parámetro.
- **Estabilidad**: distintas mediciones pueden cumplir los criterios de exactitud y precisión.

> La teoría de la validez debe estar implícita en los procesos de razonamiento clínico.

Tipos de validez

Los tipos de validez son los siguientes:

- **Validez interna**: se refiere a la evidencia de que un tratamiento experimental produzca los efectos observados.
- **Validez externa**: es la extrapolación de los resultados obtenidos con un individuo a la población general, lo cual solo es posible si existe validez interna.

Medición de la validez

El estudio de la medición de la validez puede realizarse desde distintas perspectivas (Tabla 7-4):

- **Validez de propósito**: estudia el grado en el que una prueba mide lo que realmente pretende medir.
- **Validez de contenido**: analiza si la variable medida por un instrumento refleja la diversidad de elementos que se van a estudiar.
- **Validez de concepto**: valora que la prueba se comporte como realmente se prevé.
- **Validez de criterio**: mide la exactitud y la compara con otros criterios.
- **Validez concurrente**: se pueden utilizar diversos métodos que sean válidos respecto al de referencia.
- **Validez predictiva**: relaciona la medición efectuada por un instrumento y su medición posterior.
- **Validez prescriptiva**: la medición justifica el método terapéutico prescrito.
- **Validez subjetiva**: dispone de métodos que validan la información subjetiva.

Tabla 7-4. Medición de la validez
• Validez de propósito
• Validez de contenido
• Validez de concepto
• Validez de criterio
• Validez concurrente
• Validez predictiva
• Validez prescriptiva
• Validez subjetiva

DIAGNÓSTICO FISIOTERÁPICO

El diagnóstico fisioterápico se define como el proceso de análisis de las deficiencias y discapacidades detectadas. Es un proceso de evaluación del pronóstico funcional cuyas deducciones permiten diseñar un programa de tratamiento en función de las necesidades observadas y elegir el método terapéutico más eficaz. A través de un lenguaje común se favorece la comunicación interprofesional e intraprofesional para formular la hipótesis basada en el razonamiento clínico (Fig. 7-3).

La Guía de la *American Physical Therapy Association* (APTA) de 1995 indica que se debe incluir el diagnóstico fisioterápico dentro de los elementos esenciales del abordaje terapéutico del paciente. A este respecto, en legislación internacional aparece aprobado en países latinoamericanos, como Colombia, por la cual se reglamenta el ejercicio de la profesión de fisioterapia (Diario Oficial No, 43,711, de 20 de septiembre de 1999). El artículo 13 del capítulo I de la Ley 528/99 establece que: «Siempre que el fisioterapeuta desarrolle su trabajo profesional, con individuos o grupos, es su obligación partir de una evaluación integral, destinada a establecer un diagnóstico fisioterapéutico, como fundamento de su intervención profesional». Dicha ley, en su artículo 14, se refiere al diagnóstico fisioterápico como la determinación de las capacidades, discapacidades, deficiencias y/o limitaciones funcionales resultantes de enfermedad, lesión, intervención quirúrgica u otras condiciones de salud, directamente relacionadas con su campo específico de saber. La determinación de la patología activa de estas manifestaciones corresponde al diagnóstico médico. En este sentido, en España, no es hasta la Ley 44/2003, de 21 de noviembre (BOE sábado, 22 de noviembre de 2003) de ordenación de las profesiones sanitarias (Art. 5. 1. b. «Los profesionales tienen el deber de hacer un uso racional de los recursos diagnósticos y terapéuticos a su cargo.»), cuando se da pleno respaldo legislativo a la capacidad diagnóstica, y por tanto, facultativa del fisioterapeuta.

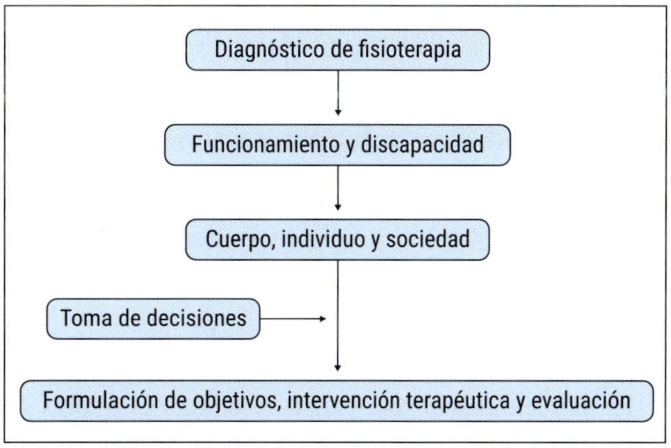

Figura 7-3. Diagnóstico de fisioterapia.

> El diagnóstico fisioterápico se debe incluir dentro de los elementos esenciales del abordaje terapéutico del paciente.

CLASIFICACIÓN INTERNACIONAL DEL FUNCIONAMIENTO, DE LA DISCAPACIDAD Y DE LA SALUD (CIF)

La Clasificación Internacional del Funcionamiento, de la Discapacidad y de la Salud (CIF) fue desarrollada por la Organización Mundial de la Salud para describir la salud y los estados «relacionados con la salud», siendo primordial clasificar el funcionamiento y la discapacidad asociada a las condiciones de salud a partir de un lenguaje unificado y estandarizado.

Define los componentes de la salud y los «relacionados con la salud» del «bienestar»; por ello, los dominios incluidos en la CIF se pueden considerar como dominios de la salud y dominios «relacionados con la salud». Se agrupan sistemáticamente los diversos dominios de una persona en un determinado estado de salud, los cuales se describen desde el punto de vista corporal, individual y en función de los listados de «**funciones y estructuras corporales**» y los de **«actividad y participación»**.

El concepto de «**funcionamiento**» es un término global para referirse a las **funciones corporales, las actividades y la participación**.

El término «**discapacidad**» se refiere a las deficiencias, limitaciones o restricciones en la actividad.

Los «**factores ambientales**» también son mencionados por interactuar con estos constructos.

> La Clasificación Internacional del Funcionamiento, de la Discapacidad y de la Salud (CIF) fue desarrollada por la Organización Mundial de la Salud para describir la salud y los estados «relacionados con la salud».

Objetivos de la CIF

Los objetivos específicos de la CIF son:

- Ofrecer una base científica para comprender la salud y los estados relacionados con ella, los resultados y los determinantes.
- Desarrollar un lenguaje común para describir la salud y los estados relacionados con ella.
- Favorecer la comparación de datos entre distintos servicios de salud, diversas disciplinas sanitarias y cualquier país a lo largo del tiempo.
- Establecer un sistema de codificación sistematizado para que se aplique en los distintos sistemas de información sanitaria.

Aplicaciones de la CIF

Las aplicaciones de la CIF son las siguientes:

- Herramienta estadística para la recogida y el análisis de los datos.
- Herramienta de investigación para medir resultados.
- Herramienta clínica para unificar criterios en el método terapéutico.
- Herramienta de política social en la planificación de sistemas de seguridad social, sistemas de compensación.
- Herramienta educativa para formar a la ciudadanía.

Definiciones de los términos utilizados en la CIF

Las definiciones de los términos utilizados en la CIF son las siguientes:

- **Bienestar**. Incluye todos los dominios de la vida humana, los aspectos físicos, psíquicos y sociales necesarios para tener una «buena vida».
- **Estados relacionados con la salud y dominios relacionados con la salud**. Un «estado relacionado con la salud» es el nivel de funcionamiento dentro de un determinado «dominio relacionado con la salud». Los dominios relacionados con la salud son las áreas de funcionamiento que no se incluyen dentro de los sistemas de salud, sino en otros sistemas que promueven el bienestar general.
- **Condición de salud**. Se codifican empleando la Clasificación Internacional de Enfermedades, 10ª versión (CIE-10), y hacen referencia a la condición de enfermedad, trastorno, traumatismo, lesión, embarazo, envejecimiento, estrés y anomalías congénitas.
- **Funcionamiento**. Este término incluye estructuras y funciones corporales, actividades y participación. Relaciona los aspectos favorables de la interacción entre el individuo con una «condición de salud» y los «factores contextuales».
- **Discapacidad y minusvalía**. Se suprime el término «minusvalía» y se acepta el de «discapacidad» para referirse a los déficits físicos, psíquicos y sociales, y a las limitaciones en la actividad. Al contrario que el «funcionamiento», este término relaciona los aspectos desfavorables de la interacción entre el individuo con una «condición de salud» y los «factores contextuales».
- **Funciones corporales.** Son las funciones de los sistemas corporales, que incluyen los aspectos fisiológicos y psicológicos.
- **Estructuras corporales**. Son las estructuras anatómicas del cuerpo y sus componentes clasificados en relación con los sistemas corporales.
- **Deficiencia**. Se refiere a la anormalidad o ausencia de una función corporal o de una estructura corporal.
- **Actividad**. Es la ejecución de una tarea o acción realizada por una persona.
- **Limitaciones en la actividad**. Son las dificultades que el individuo tiene para realizar las actividades. Puede ser desde una desviación leve hasta una grave en términos de cantidad o calidad, si se compara con la que se espera que realice una persona sin esa condición de salud.
- **Participación**. Es la colaboración del individuo ante una situación vital. Representa la perspectiva de la sociedad respecto al funcionamiento.
- **Restricciones en la participación**. Son los problemas que tiene el individuo para implicarse en situaciones vitales. Está determinada por la comparación de la par-

ticipación de esa persona con la participación que se espera que tenga un individuo sin discapacidad en esa sociedad.

- **Factores contextuales**. Constituyen el contexto donde se desenvuelve la vida del individuo y sobre el que se clasifican los estados de salud en la CIF. Se componen de factores ambientales y factores personales.
- **Factores ambientales**. Son los factores externos que constituyen el contexto de la vida del individuo, y que influyen en el funcionamiento. Se consideran factores ambientales el mundo físico natural, el creado por el hombre, las relaciones con otros individuos, así como los principios éticos, morales y políticos que rigen la sociedad.
- **Factores personales**. Son los factores contextuales que tienen que ver con el individuo: edad, sexo, nivel social, nivel educativo, etcétera.
- **Facilitadores**. Son los factores que constituyen el entorno de una persona y que mejoran el funcionamiento y reducen la discapacidad. Entre ellos destacan la accesibilidad física, los recursos tecnológicos, la participación ciudadana en la condición de salud y la conciencia social ante la discapacidad. La ausencia de un factor puede comportarse como facilitador; por ejemplo, la ausencia de actitudes negativas.
- **Barreras**. Son los factores que, tanto por su presencia como por su ausencia, pueden originar discapacidad. Entre ellos destacan los entornos inaccesibles, la falta de recursos materiales, las actitudes de rechazo de los individuos frente a la discapacidad y los servicios que obstaculizan la interacción de las personas con una condición de salud en todas las áreas de la vida.
- **Capacidad**. Es un constructo que hace referencia al máximo nivel de funcionamiento que un individuo puede alcanzar en un momento determinado, según los dominios incluidos en «actividad» y «participación». Se mide en un entorno normalizado para reflejar la habilidad del individuo en función del ambiente.
- **Desempeño/realización**. Es un constructo que detalla lo que los individuos hacen en su entorno real, en el cual se incluyen los «factores ambientales».

Ámbito de la CIF

Comprende los componentes de funcionamiento y discapacidad y los componentes de factores contextuales (tomado de: https://www.imserso.es/InterPresent2/groups/imserso/documents/binario/435cif.pdf).

Componentes de funcionamiento y discapacidad

El componente «cuerpo» consta de dos clasificaciones, una para las funciones de los sistemas corporales y otra para las estructuras del cuerpo. Los capítulos de ambas clasificaciones están organizados siguiendo los sistemas corporales. El componente «actividades y participación» cubre el rango completo de dominios que indican aspectos relacionados con el funcionamiento tanto desde una perspectiva individual como social. Las funciones y estructuras corporales pueden interpretarse mediante cambios en los sistemas fisiológicos o en las estructuras anatómicas. El componente «actividades y participación» dispone de dos «constructos»: capacidad y desempeño/realización.

Componentes de factores contextuales

El primer componente de los factores contextuales es una lista de factores ambientales. Estos ejercen un efecto en todos los componentes del funcionamiento y la discapacidad y están organizados partiendo del contexto/entorno más inmediato al individuo y llegando hasta el entorno general.

El «constructo» básico de los factores ambientales está constituido por el efecto facilitador o de barrera de las características del mundo físico, social y actitudinal.

Los factores personales son un componente de los factores contextuales, pero no están clasificados en la CIF debido a la gran variabilidad social y cultural asociada con ellos.

PUNTOS CLAVE

- El razonamiento clínico implica la integración de conocimiento, cognición y metacognición, además de un buen uso del pensamiento crítico. Permite al fisioterapeuta interrelacionar conceptos, formular hipótesis, objetivos, detectar problemas y tomar decisiones para resolver los mismos.
- Existen diversos modelos de razonamiento clínico en los que se fundamenta la intervención del fisioterapeuta.
- La teoría de la validez debe estar implícita en los procesos de razonamiento clínico.
- El diagnóstico fisioterápico se debe incluir dentro de los elementos esenciales del abordaje terapéutico del paciente.
- La Clasificación Internacional del Funcionamiento, de la Discapacidad y de la Salud (CIF) fue desarrollada por la Organización Mundial de la Salud para describir la salud y los estados «relacionados con la salud».

BIBLIOGRAFÍA

Christensen N, Jones M, Edwards I. Razonamiento clínico en el diagnóstico y el tratamiento del dolor raquídeo. 3ª ed. Barcelona: Masson; 2006.

Edwards I, Jones M, Carr J, Braunack-Mayer A, Jensen GM. Clinical reasoning strategies in physical therapy. Phys Ther. 2004;84(4):312-35.

Facione PA. Critical Thinking: What it is and Why it Count. Update 2013. Disponible en: https://www.nyack.edu/files/CT_What_Why_2013.pdf [último acceso: marzo 2018].

Higgs J, Jones MA, Loftus S, Christensen N. Clinical reasoning in the health professions. 3ª ed. Oxford: Elsevier Butterworth-Heinemann; 2008.

Organización Mundial de la Salud. Clasificación Internacional del Funcionamiento, de la Discapacidad y de la Salud. CIF. Madrid: Ministerio de Trabajo y Asuntos Sociales. Secretaría General de Asuntos Sociales. Instituto de Migraciones y Servicios Sociales (IMSERSO); 2001.

Estadística aplicada a las ciencias de la salud

8

N. Burgos Alonso y J. Seco Calvo

OBJETIVOS DEL APRENDIZAJE

- Conocer los conceptos básicos de bioestadística.
- Conocer los conceptos de investigación cualitativa y cuantitativa.
- Analizar la metodología científica.
- Conocer los tipos de estudios epidemiológicos.

ESTADÍSTICA APLICADA A LAS CIENCIAS DE LA SALUD

La estadística aplicada a las ciencias de la salud o bioestadística se define como la ciencia que se ocupa en general de fenómenos observables. La ciencia se desarrolla observando hechos, formulando leyes que los explican y realizando experimentos para validar o rechazar dichas leyes. Los modelos que crea la ciencia son de tipo determinista o aleatorio (estocástico). La estadística se utiliza como tecnología al servicio de las ciencias, donde la variabilidad y la incertidumbre forman parte de su naturaleza.

Para comprender mejor este tema se recomienda el estudio previo del tema de salud pública.

> La ciencia se ocupa en general de fenómenos observables: es lo que se entiende como bioestadística.

Estadística descriptiva

La estadística descriptiva es el área de la estadística que se encarga de reunir, analizar, ordenar y resumir los datos de un experimento.

Se define como variable cualquier característica que se mide en un individuo. Estas se clasifican en:

- **Cualitativas**: no se pueden expresar en número y tiene sentido preguntar de qué tipo; por ejemplo, el color de ojos.
- **Cuantitativas**: su modalidad se expresa en número y tiene sentido preguntar cuánto; por ejemplo, la presión arterial.

Las variables **cuantitativas** se pueden clasificar a su vez en:

- **Discretas**: solo pueden tomar una serie de valores predeterminados (número de hijos).
- **Continuas**: pueden tomar cualquier valor en cierto rango (nivel de colesterol en sangre).

Las variables categóricas suelen resumirse en porcentajes.

En la tabla 8-1 se presenta un resumen de los distintos tipos de variables.

La estadística descriptiva es la ciencia de la sistematización, recogida, ordenación y presentación de los datos referentes a un fenómeno que presenta variabilidad o incertidumbre para su estudio metódico.

Estadísticos

En la tabla 8-2 se presenta un resumen de los distintos tipos de estadísticos. A continuación se describen los principales.

Media aritmética ($\overline{x}$)

Se calcula sumando todos los datos entre el número de datos (n):

Tabla 8-1. Tipos de variables

Cualitativas
Si sus valores (*modalidades*) no se pueden asociar naturalmente a un número (no se pueden hacer operaciones algebraicas con ellos): • **Nominales**: si sus valores no se pueden ordenar (Ej.: sexo, grupo sanguíneo, religión, nacionalidad, fumar [sí/no]) • **Ordinales**: si sus valores se pueden ordenar (Ej.: mejoría debida a un tratamiento, grado de satisfacción, intensidad del dolor)
Cuantitativas o numéricas
Si sus valores son numéricos (tiene sentido hacer operaciones algebraicas con ellos): • **Discretas**: si toman valores enteros (Ej.: número de hijos, número de cigarrillos, número de cumpleaños) • **Continuas**: si entre dos valores son posibles infinitos valores intermedios (Ej.: altura, presión intraocular, dosis de medicamento administrado, edad)

Tabla 8-2. Resumen de los distintos tipos de estadísticos
Posición: dividen un conjunto ordenado de datos en grupos con la misma cantidad de individuos: • Cuartiles • Percentiles • Deciles
Centralización: indican valores con respecto a los que los datos parecen agruparse: • Media • Mediana • Moda
Dispersión: indican la mayor o menor concentración de los datos con respecto a las medidas de centralización: • Desviación típica • Coeficiente de variación • Rango • Varianza
Forma: • Asimetría • Apuntamiento o curtosis

$$\overline{\chi} = \frac{\chi_1 + \chi_2 + \ldots + \chi_n}{n}$$

Las propiedades de la media aritmética son:

- Facilidad para realizar el cálculo.
- Es sensible a los valores extremos o valores raros.

Mediana (Me)

Para obtener la mediana se ordenan los datos de menor a mayor y se obtiene el valor central.

Cuando el número de datos (n) es impar, la mediana será el lugar que ocupa el valor que se encuentra en la posición:

$$\frac{n+1}{2}$$

Cuando el número de datos (n) es par, la mediana será el lugar que ocupa el valor que se encuentra en las posiciones:

$$\frac{n}{2}$$

$$\frac{n}{2} + 1$$

Las propiedades de la mediana son:

- Es útil cuando la distribución de los valores es asimétrica.
- Fácil de calcular.
- No es sensible a los valores extremos o raros.

Moda (Mo)

Es el valor que aparece con mayor frecuencia. Puede existir más de una moda.

Las propiedades de la moda son:

- Es el dato estadístico que menos aparece en la literatura científica.
- Se pierde mucha información.

Percentiles (p^j)

Tras ordenar los datos de nuestra muestra, si se dividen en 100 partes, cada parte representa un percentil (p^1, p^2, p^3, $p^4 \ldots p^{98}$, p^{99}, p^{100}). Los percentiles más utilizados son el p^{25}, p^{50} y p^{75}, también denominados cuartil (q) 1, 2 y 3 respectivamente:

$$p^{25} = q^1$$
$$p^{50} = q^2 = Me$$
$$p^{75} = q^3$$

Para calcular la posición en la que se encuentra el percentil que buscamos se puede utilizar la siguiente fórmula:

$$\frac{j \times n}{100}$$

Siendo j = el número de percentil que buscamos.

Por ejemplo, si tenemos 200 datos, para buscar el percentil 75, tras ordenar de menor a mayor todos los datos buscaremos aquel valor que se encuentre en la posición 150, ya que:

$$\frac{75 \times 200}{100} = 150$$

Rango intercuartílico (*RI*)

Es la resta entre el tercer y el primer cuartil:

$$RI = q^3 - q^1$$

Varianza (s^2)

Se calcula de la siguiente forma:

1. Para cada dato se calcula la diferencia con la media.
2. El resultado se eleva al cuadrado.
3. Se suman los cuadrados obtenidos para todos los datos y se divide entre el número de datos.

Las propiedades de la varianza son:

- Es fácil de calcular.
- Al estar todos los datos al cuadrado no está en la misma unidad que la media.

$$s_n^2 = \frac{1}{n} \sum_{i=1}^{n} (x_i - \bar{x})^2$$

Desviación estándar (*s*)

La desviación estándar suele ir acompañada del valor de la media.

Es la raíz cuadrada de la varianza:

$$s = \sqrt{s_n^2}$$

Las propiedades de la desviación estándar son:

- Es fácil de calcular.
- Está en la misma unidad que la media.

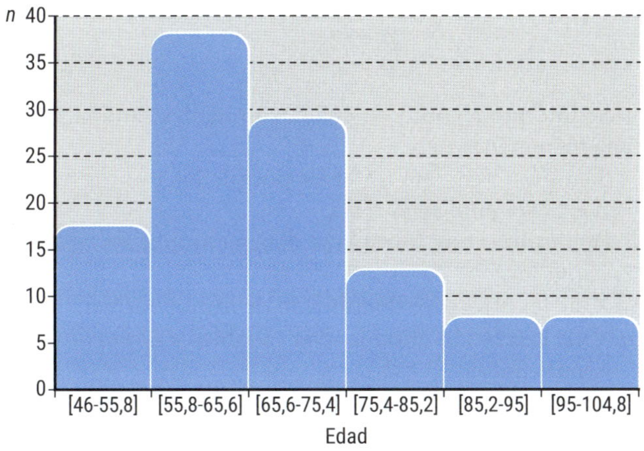

Figura 8-1. Histograma.

Gráficos

En estadística descriptiva no solo se usan parámetros estadísticos sino también gráficos para representar y describir los valores de la muestra.

Histograma

Se utiliza en variables cuantitativas. Las barras se representan juntas y el número de individuos incluidos en cada categoría es proporcional a la altura y la anchura de la barra (Fig. 8-1).

Diagrama de cajas

Se utiliza para representar variables continuas (Fig. 8-2):

- La línea del centro representa la mediana.
- La caja representa el rango intercuartílico.
- El límite de los bigotes representa la media menos dos desviaciones estándar y la media más dos desviaciones estándar.
- Los puntos por fuera de los bigotes son los valores externos de la distribución.

Diagrama de barras

Se utiliza especialmente para representar variables categóricas (Fig. 8-3).

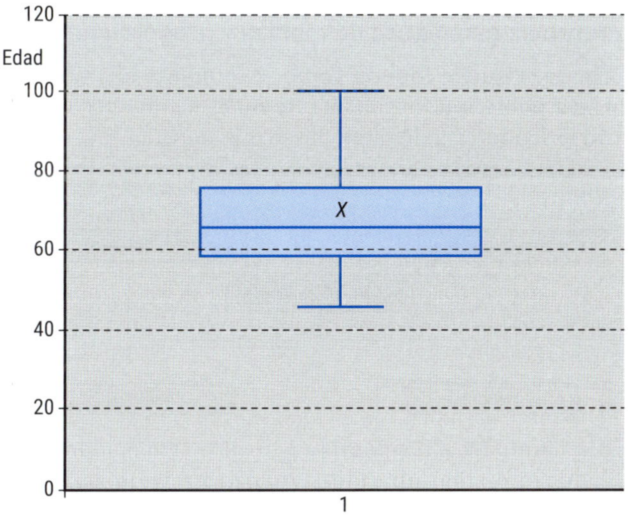

Figura 8-2. Diagrama de cajas.

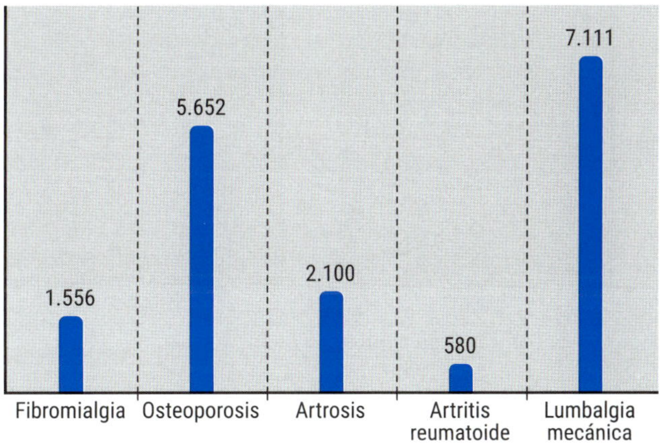

Figura 8-3. Diagrama de barras.

Diagrama de sectores

Es una de las gráficas más empleadas. Se utiliza para representar variables categóricas (Fig. 8-4).

Distribuciones de probabilidad

La forma en que una variable continua de distribuye en una gráfica puede seguir unos patrones determinados, a ello se le denomina distribuciones de probabilidad. La mayoría sigue una distribución normal, esta es simétrica y se caracteriza por que el 68 % de la población se encuentra entre ±1 desviación estándar, el 95 % entre ±2 desviaciones estándar, y el 99,7 % entre ±3 desviaciones estándar.

Inferencia estadística

También conocida como estadística analítica, es aquella rama de la estadística mediante la cual se trata de sacar conclusiones de una población en estudio a partir de la información que proporciona una muestra representativa de la misma, apoyándose en el cálculo de probabilidades. Dentro de la estadística inferencial existen dos ramas paramétricas para analizar datos poblacionales que, por ejemplo, siguen una distribución normal o no paramétrica cuando se desconoce la distribución.

Regresión y correlación

Se usan cuando se pretende conocer la relación entre dos variables cuantitativas. La **correlación** responde a si existe o no una relación entre las variables, y mediante la **regresión** se puede conocer en cuánto se modifica una de las variables al modificar la otra variable.

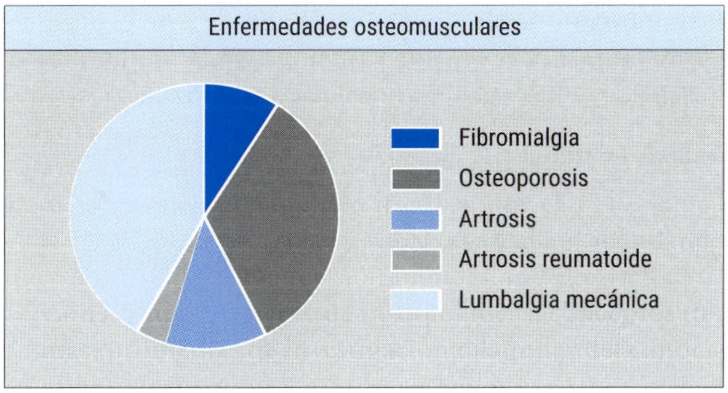

Figura 8-4. Diagrama de sectores.

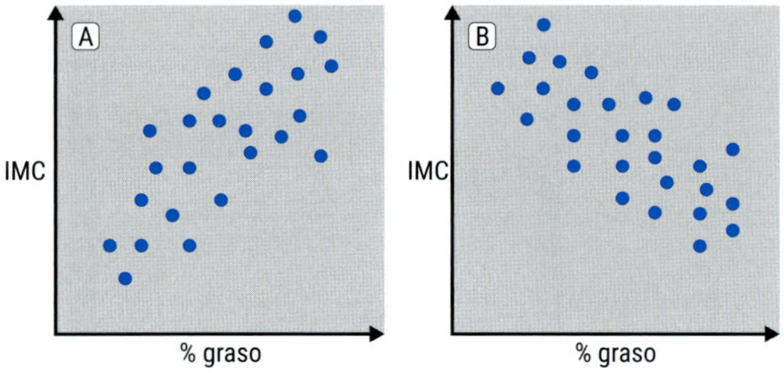

Figura 8-5. Diagrama de puntos.

Antes de comenzar a calcular la correlación o la regresión se debe explorar su gráfica. Por ejemplo, si se pretende valorar si a mayor porcentaje graso se incrementa el índice de masa corporal (IMC), lo más adecuado es utilizar un diagrama de puntos (Fig. 8-5). Así se podrá observar si hay una relación lineal, es decir, que los puntos formen más o menos una recta, y en qué sentido: sentido positivo significaría que a mayor porcentaje graso mayor IMC (la nube de puntos tiende a ascender hacia la derecha), y sentido negativo que a mayor porcentaje graso menor IMC (la nube de puntos tiende a descender hacia la derecha).

Correlación lineal

Se utiliza la r de Pearson para conocer si hay correlación:

$$r = \hat{\rho} = \frac{\sum_{i=1}^{n} (x_i - \bar{x})^2 \, (y_i - \bar{y})^2}{\sqrt{\sum_{i=1}^{n} (x_i - \bar{x})^2 \sum_{i=1}^{n} (y_i - \bar{y})^2}}$$

Se obtienen valores r entre –1 y 1.

Un valor próximo a 0 significa que no hay relación entre las dos variables; un valor –1, que la relación es negativa, y un valor 1, que la relación es positiva.

Es un estudio hipotético sobre el IMC y el porcentaje graso, la r es de 0,460, es decir, la relación es positiva pero no muy intensa.

El cuadrado de r se conoce como **coeficiente de determinación**, es decir, que parte del porcentaje de la variable y varía debido a la variable x. Supongamos que en nuestro ejemplo el resultado es 0,211; esto significa que un 21 % de la dispersión del IMC se explica por el porcentaje graso. Es importante resaltar que el cuadrado de r no explica en cuánto aumenta la variable y (IMC) cuando se modifica la variable x (porcentaje graso); para ello se utiliza la regresión.

Regresión lineal

Cuando la relación es lineal nos interesa conocer la recta que se acerca a la línea de puntos.

La fórmula es:

$$y = \alpha + \beta x$$

donde y es la variable dependiente y x la variable independiente, α es el valor previsto y β es la pendiente de la recta:

$$\beta = r \times \frac{Sx}{Sy}$$

Se interpreta como en cuántas unidades cambia y por cada incremento de x.

Siempre se comete un error porque los puntos nunca caen exactamente en la recta.

Para utilizar esta fórmula se deben cumplir los siguientes supuestos:

a) Que los errores se distribuyan de forma normal.
b) Que la relación entre las dos variables sea aproximadamente lineal.
c) Que la dispersión de la variable y a medida que cambia x sea aproximadamente constante.

Regresión lineal múltiple

En muchos casos la relación entre dos variables es influida por otras. Por ejemplo, cuando hay dos variables dependientes:

$$y = \alpha + \beta_1 x_1 + \beta_2 x_2$$

Regresión logística

Se utiliza cuando la variable dependiente es dicotómica (enferma/no enferma). Utiliza estadísticos *odds ratio* (OR).

Regresión de Cox

Se emplea cuando hay que tener en cuenta el tiempo de seguimiento hasta que se produce el fenómeno de interés. Mide la asociación entre razones de tasas.

La figura 8-6 muestra el esquema diferencial de los distintos tipos de modelos de regresión.

- El análisis de regresión sirve para predecir una medida en función de otra medida (o varias).
- y = variable dependiente (predicha y explicada).
- x = variable independiente (predictora y explicativa).
- ¿Es posible descubrir una relación? $y = f(x)$ + error (f es una función de un tipo determinado; el error es aleatorio, pequeño, y no depende de x).

Inferencia estadística de medias y proporciones

Cuando se quiere conocer cómo se comporta una variable en una población, normalmente no es factible recoger el dato individuo a individuo, por lo que se escoge una muestra representativa para extrapolar los resultados. En esta-

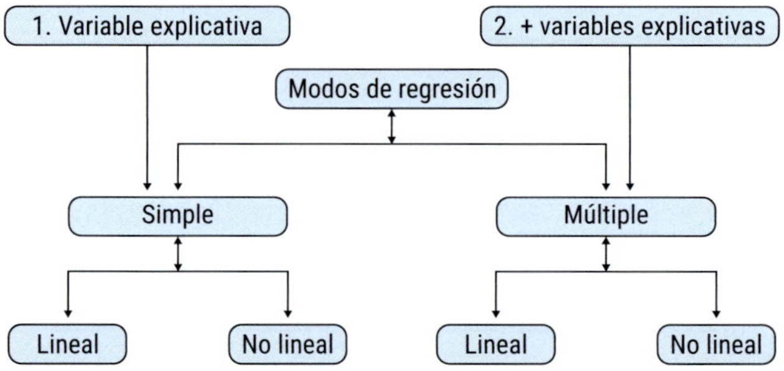

Figura 8-6. Modelos de regresión.

dística descriptiva, una muestra es un subconjunto de casos o individuos de una población; no debe confundirse con censo, que es el recuento de individuos que conforman una población estadística.

Estimación de medias

La estimación de medias es el procedimiento que se utiliza para conocer las características de un parámetro poblacional, a partir del conocimiento de la muestra.

Existen dos formas de realizar la estimación de un parámetro:

- **Puntual**: con base a los datos muestrales de origen a una estimulación evaluada del parámetro.
- **Por intervalo**: se determina un intervalo en el que de forma probable se encuentre el valor de parámetro.

Algunos conceptos que conviene clarificar son:

- **Intervalo de confianza**: intervalo en el que sabemos que está un parámetro con un nivel de confianza específico.
- **Nivel de confianza**: probabilidad de que el parámetro a estimar se encuentre en el intervalo de confianza.
- **Error de estimación máximo**: radio de anchura del intervalo de confianza.

Supongamos que seleccionamos 1.000 personas de una población de 1.000.000 de habitantes y les medimos la altura. La media obtenida fue de 169,5 cm con una desviación de 10,3 cm. Lógicamente, si hubiéramos escogido otra muestra de la misma población, la media y la desviación estándar serían diferentes, de modo que para extrapolar los resultados calculamos un intervalo, llamado **intervalo de confianza** (IC). El más común es el IC al 95 % (IC95 %). Para calcularlo se utiliza la siguiente fórmula:

$$\bar{x} - 1{,}96 \times \frac{s}{\sqrt{n}}; \bar{x} + 1{,}96 \times \frac{s}{\sqrt{n}}$$

$\bar{x}$ = media
s = desviación estándar
n = número de muestra
$s/\sqrt{n}$ = error estándar
Cuanto mayor sea la muestra, menor será el error estándar.
En nuestro ejemplo:

$$169{,}5 - 1{,}96 \times \frac{10{,}3}{\sqrt{1.000}}; 169{,}5 + 1{,}96 \times \frac{10{,}3}{\sqrt{1.000}}$$

Por lo que se puede afirmar que con un 95 % de probabilidad la media real de nuestra población estará entre (168,87-170,13).

Estimación de proporciones

Supongamos que queremos conocer la prevalencia de la escoliosis en esta misma población. Observamos que en nuestra muestra el 5 % tiene escoliosis. Para conocer el IC95 %, se calcula:

$$p - 1{,}96 \sqrt{\frac{p\,(1-p)}{n}}; p + 1{,}96 \sqrt{\frac{p\,(1-p)}{n}}$$

p = proporción
n = tamaño de la muestra
En nuestro ejemplo:

$$0{,}05 - 1{,}96 \sqrt{\frac{0{,}05\,(1-0{,}05)}{1.000}}; 0{,}05 + 1{,}96 \sqrt{\frac{0{,}05\,(1-0{,}05)}{1.000}}$$

Por lo que se puede afirmar que con un 95 % de probabilidad la media real estará entre (0,04-0,06).

Test de hipótesis

Cuando se quiere comparar las medias de dos muestras y saber si las diferencias se deben al azar o no, se usa el test de hipótesis, ya que si se seleccionan dos muestras al azar el valor de la media de la variable nunca es el mismo; por ello, es necesario saber si esa diferencia se debe al propio azar o realmente se produce por otras características o razones. En el ▶ vídeo 8-1 se muestra un tutorial sobre cómo se realiza.

Supongamos que cogemos dos muestras al azar, una de hombres y otra de mujeres, y analizamos su colesterol total. ¿Esta diferencia entre hombres y mujeres existirá también en nuestra población? ¿O se debe al azar por las muestras escogidas? Para responder a esta pregunta se utiliza el test de hipótesis (Tabla 8-3):

- **H_0 o hipótesis nula**: los niveles de colesterol total son iguales en hombres y en mujeres.
- **H_1 o hipótesis alternativa**: los niveles de colesterol total son más altos en mujeres que en hombres.

> - La hipótesis nula indica que un parámetro de población es igual a un valor hipotético; suele ser una afirmación inicial que se basa en análisis previos o en conocimiento especializado. Siempre se refiere a la población.
> - La hipótesis alternativa indica que un parámetro de población es diferente del valor hipotético de la hipótesis nula; es lo que se podría pensar que «es cierto» o espera probar que «es cierto».

Para ello se calcula un número llamado p valor (supongamos que el resultado es p valor = 0,004). El p valor significa que si la hipótesis nula es cierta (es decir, que hay el mismo nivel de colesterol en los hombres que en las mujeres), solo en cuatro muestras de cada 1.000 se habría encontra-

Tabla 8-3. Test de contraste de hipótesis

Atendiendo a los resultados del estadístico se decide			
		No rechazar	Rechazar
H_0	Verdadera	Decisión correcta	Error tipo tipo I (α)
	Falsa	Error tipo II (β)	Decision correcta

Hipótesis nula: H_0: μ1 = μ2 (los dos medios son iguales). Hipótesis alternativa: H_1: μ1 ≠ μ2 (los dos medios no son iguales).

do una diferencia tan grande o mayor como la que hay entre nuestras dos muestras.

En medicina, el límite para afirmar que las diferencias se deben al azar está en 0,05; si $p > 0{,}05$, entonces la posibilidad de que el resultado se deba al azar es muy alta. En nuestro caso, la diferencia no se debería al azar, por lo tanto, se puede afirmar que la diferencia es estadísticamente significativa.

Valor de *p*: es la probabilidad de obtener, por azar, una diferencia tan grande o mayor de la observada, cumpliéndose que no haya diferencia real en la población de la que proceden las muestras.
Así, por convenio suele establecerse que si este valor de probabilidad:

- Es menor del 5 % (0,05), es lo suficientemente improbable que se deba al azar como para rechazar con una seguridad razonable la H_0 y afirmar que la diferencia es real.
- Si es mayor del 5 %, no tendremos la confianza necesaria como para poder negar que la diferencia observada sea obra del azar.

Error tipo I, II y potencia del estudio. Existen distintos tipos de error (α y β), que son la expresión de las distintas posibilidades de aceptación de H_0 (Tabla 8-4):

- **Error tipo I** = error α: aceptar la hipótesis alternativa cuando es falsa; o lo que es lo mismo, se rechaza la hipótesis nula cuando es verdadera; en general se considera un 5 %.
- **Error tipo II** = error β: aceptar la hipótesis nula cuando es falsa; o lo que es lo mismo, cuando la hipótesis nula es falsa se acepta, se suele aceptar un 20 %.
- **Potencia del estudio** = 1 − error β = probabilidad que hay de dar por buena una hipótesis alternativa cuando es cierta. En medicina se suele aceptar un 80 %. Cuanto mayor es la muestra, mayor es la potencia.

Por ejemplo, cuando se prueba un medicamento nuevo o una técnica de fisioterapia en un ensayo clínico y queremos ver si la mejora de la patología es estadísticamente significativa, en la comunidad científica se acepta peor que se diga que el nuevo medicamento mejora cuando no lo hace (por eso se acepta un error α del 5%), que afirmar que no hace efecto cuando realmente lo hace (se acepta el 20% de error β).

Tabla 8-4. Tipos de error (α y β). Distintas posibilidades de aceptación de H_0

	H_0 es verdadera	H_0 es falsa
Aceptar H_0	Se acepta correctamente	Se acepta incorrectamente Error tipo II (β)
Rechazar H_0	Se rechaza incorrectamente Error tipo I (α)	Se rechaza correctamente

Decisiones posibles y tipos de errores (α y β). Distintas posibilidades de aceptación de H_0.

- Error α: aceptar la hipótesis alternativa cuando es falsa; se considera un 5%. Error tipo β: aceptar la hipótesis nula cuando es falsa; se acepta un 20 %.
- El error tipo I (error tipo alfa (α)1 o falso positivo), es el error que se comete cuando se rechaza la hipótesis nula (H_0) siendo esta verdadera en la población. Es equivalente a encontrar un resultado falso positivo.
- El error tipo II (error tipo beta (β) o falso negativo) se comete cuando no se rechaza la hipótesis nula, siendo esta falsa en la población. Es equivalente a la probabilidad de un resultado falso negativo.

Pruebas estadísticas más utilizadas. Estas son algunas de las pruebas estadísticas que se utilizan con más frecuencia para calcular el *p* valor para muestras independientes, es decir, dos muestras de grupos diferentes (v. Tabla 8-5):

- Dos variables cuantitativas: **correlación de Pearson** (estadística paramétrica) y correlación de Spearman (estadística no paramétrica).
- Una variable cuantitativa y otra separada en dos grupos: **t de Student** (estadística paramétrica) y U de Mann-Whitney (estadística no paramétrica).
- Una variable cuantitativa y otra separada en más de dos grupos: **ANOVA** (estadística paramétrica) y prueba de Kruskal-Wallis (estadística no paramétrica).
- Las variables cuantitativas se suelen resumir con la media y la desviación estándar. Una distribución frecuente para las variables cuantitativas es la distribución normal. Las variables categóricas suelen resumirse en porcentajes.
- El grado de relación entre dos variables cuantitativas puede medirse con el coeficiente de regresión lineal de Pearson.
- Gracias al valor medio de una muestra se puede estimar el valor medio de una población.
- Podemos someter al test de hipótesis dos medias o proporciones de dos muestras para conocer su igualdad.

INVESTIGACIÓN CUANTITATIVA Y CUALITATIVA

Veámoslas por separado.

Investigación cualitativa

La metodología cualitativa se describe como la investigación que produce datos descriptivos, las propias palabras de las personas, habladas o escritas y la conducta observable. Es menos habitual que los análisis cuantitativos, se utiliza principalmente cuando se analiza un fenómeno social. Se realiza una investigación explicativa, descriptiva y menos controlada que la cuantitativa. Es mucho más laboriosa y costosa que los métodos cuantitativos.

Utiliza el razonamiento inductivo: «Comienza con la recogida de datos mediante la observación empírica o mediciones de alguna clase, y a continuación construye, a partir de las relaciones descubiertas, sus categorías y proposiciones teóricas. Pretenden descubrir una teoría que justifique los datos. Mediante el estudio de los fenómenos semejantes y diferentes analizados, desarrolla una teoría explicativa» (Quecedo y Castaño, 2002).

Tabla 8-5. Tipo de pruebas estadísticas para hacer comparaciones entre muestras (inferencias)

Distribución	Variable independiente (predictora)	Variable dependiente (resultado)	Relación entre las muestras	Prueba estadística
Normal (paramétricos)	Una sola muestra (se compara con valor teórico)	Cuantitativa		t-Student para una muestra
	Dicotómica	Categórica	No relacionadas	No existe (usar chi-cuadrado de Pearson)
			Relacionadas	No existe (usar no paramétricos)
		Cuantitativa	No relacionadas	t-Student muestras independientes
			Relacionadas	t-Student muestras relacionadas
	Policotómica	Categórica	No relacionadas	No existe (usar chi-cuadrado de Pearson)
		Cuantitativa	No relacionadas	ANOVA de una vía
			Relacionadas	ANOVA de medidas repetidas
No normal (no paramétricos)	Una sola muestra (se compara con valor teórico)			• Binomial • Chi-cuadrado de Pearson • Chi-cuadrado de Mantel-Haenszel • Prueba de Kolmogorov-Smirnov • Prueba de las rachas
	Dicotómica	Categórica	Relacionadas	• Test exacto de McNemar • Prueba de los signos
			No relacionadas	• Chi-cuadrado de Pearson • Test exacto de Fisher • Test de Wilcoxon • Prueba de los signos
		Cuantitativa	Relacionadas	• Mann-Whitney • Mediana
			No relacionadas	• Z de Kolmogorov-Smirnov • Rachas de Wald-Wolfowitz • Valores extremos de Moses
	Policotómica	Categórica	No relacionadas	Prueba Q de Cochran
		Cuantitativa	Relacionadas	• Prueba de Friedman • W de Kendall (concordancia)
			No relacionadas	• Prueba de Kruskal-Wallis • Mediana K variables • ANOVA de dos vías por rangos
Covariación (medidas de dos variables en los mismos sujetos o unidades de análisis del estudio)				
Paramétrico	Cuantitativa	Cuantitativa		Correlación de Pearson
No paramétrico	Cuantitativa	Cuantitativa		Correlación de Spearman

Dentro de esta investigación se distinguen las siguientes **fases**:

- **Definiciones del estudio** y establecer tanto su marco teórico como los propósitos de este.
- **Seleccionar la muestra y definir los criterios de la investigación**. Se trata de buscar muestras pequeñas y representativas donde puedan estar representados la mayor parte de los componentes relacionados con el tema o problema que se pretende estudiar. Por ejemplo, si existe un problema en la asistencia en los centros de salud del País Vasco, tendrán que tomar parte diferentes centros de salud de zonas urbanas y rurales, así como representantes de diferentes ámbitos del centro de salud, desde las personas que forman parte en sus políticas y órganos de dirección (gobierno vasco, gerentes de áreas y de centros de salud), profesionales (médicos de dife-

rentes especialidades, enfermería, auxiliares y administración) y pacientes de diferentes características y edad.

- **Recogida de datos** (es fundamental la observación de los participantes, el análisis de documentos, las entrevistas). Las entrevistas pueden ser de varios tipos:
  - **Cuestionario**. Formulario impreso que puede ser impartido y es completado por el encuestado. Es de bajo coste, puede ser enviado por correo electrónico o en papel. A veces es confidencial, por lo que el encuestado se siente más libre para contestar la verdad. Mediante este formato se pierde mucha información.
  - **Entrevistas en profundidad**. Puede ser individual o en grupo, y hay distintos tipos: estructurada, semiestructurada o no estructurada. Se necesita un entrevistador. Es más costoso, se necesita más tiempo, pero es más eficaz, ya que se puede recoger más información. Suele ser estructurada y organizada. En este caso no es confidencial, y el entrevistado puede mentir o maquillar la verdad con más facilidad.
  - **Grupos de discusión**. En las entrevistas grupales se pueden crear debates de grupo. En ellas es importante la figura del moderador, que siguiendo una guía plantea las preguntas y dirige los turnos de palabra. También conviene que participe una persona ajena y pasiva llamada «observadora», que recoge un resumen de lo que ocurre en el debate. Tanto el entrevistador como el observador deben tener formación en esta actividad.
- **Grupos focales**. Consisten en una reunión con modalidad de entrevista grupal abierta y estructurada, en donde se procura que un grupo de individuos seleccionados por los investigadores discutan y elaboren, desde la experiencia personal, una temática o hecho social que es objeto de investigación; por ejemplo, una detección de necesidades de capacitación.
- **Análisis de datos**. De alta complejidad por la extensión y carácter polisémico de los datos. Se aplican técnicas de agrupamiento y reducción de datos.
- **Obtención y verificación de conclusiones**.

Finalmente, es preciso cumplir con los requisitos de calidad de todo informe de investigación: objetividad, mostrar validez interna, validez externa, etcétera.

Investigación cuantitativa

Tiene como finalidad establecer conexiones entre las variables. En este caso se recogen datos concretos y se analizan de forma numérica. A veces se pierde información, pero es más fácil tanto recogerlos como analizarlos y entenderlos.

Utiliza el razonamiento deductivo: «Comienza con un sistema teórico, desarrolla definiciones operacionales de las proposiciones y conceptos de la teoría y las aplica empíricamente en algún conjunto de datos. Pretenden encontrar datos que ratifiquen una teoría» (Quecedo y Castaño, 2002).

Las **técnicas** más utilizadas se reflejan en la tabla 8-6.

Tabla 8-6. Técnicas más utilizadas en la investigación cuantitativa

- Observación
- Registros
- Resultados de pruebas diagnósticas
- Tasas
- Prevalencias
- Datos
- Encuestas

METODOLOGÍA DE LA INVESTIGACIÓN BÁSICA E INVESTIGACIÓN APLICADA

La investigación científica se clasifica en dos grandes grupos dependiendo de su utilidad: la **investigación básica o pura**, cuyo objetivo es acrecentar los conocimientos de un área determinada, y la **investigación aplicada**, cuyo objetivo es utilizar dichos conocimientos para resolver problemas concretos.

En cualquier tipo de estudio se debe utilizar el **método científico** (Tabla 8-7) para responder a aquellas preguntas que se plantean en el área médica. Es un método sistemático, que mediante un razonamiento lógico pretende dar solución a problemas o situaciones pertinentes en la sociedad. Los datos se obtienen de una realidad objetiva, y puede pretender describir o explorar un fenómeno mediante los estudios descriptivos o querer conocer la causalidad de los fenómenos mediante estudios analíticos.

Sus diferentes **fases** son (v. Fig. 8-7):

- **Teoría**. Primero se debe conocer la situación actual del problema o patología. Se debe acceder a la mayor fuente de datos posible para conocer la situación en el entorno de actuación (datos sobre la población, sus patologías, determinantes de la salud, etcétera).
- **Identificar el problema**. Se debe plantear una **pregunta científica** en torno al problema encontrado. La pregunta debe ser lo más específica posible y se recomienda que cumpla el **acrónimo PICO** (*Patients, Intervention, Comparation, Outcomes*). Esta estrategia representa cada una de las partes sucesivas con relación al paciente, la intervención, la comparación y *outcomes* (resultados). A este respecto, resulta relevante destacar que:

Tabla 8-7. Apartados del protocolo de investigación

- Introducción
- Objetivos
- Hipótesis
- Diseño del estudio, que especifica cada paso del estudio: cómo, dónde, cuándo y quién va a realizar el trabajo de campo, así como los participantes del estudio (cómo, dónde, cuándo y quién les va a ofrecer participar)
- Cronograma específico
- Variables de resultado: cómo, cuándo, quién y en qué medidas o mediante qué escalas se van a recoger los datos
- Análisis estadístico
- Control de calidad: cómo se va a controlar la recogida de datos de estudio; siempre conviene que otra persona compruebe que los datos están bien recogidos para minimizar los errores humanos
- Plan de difusión de resultados

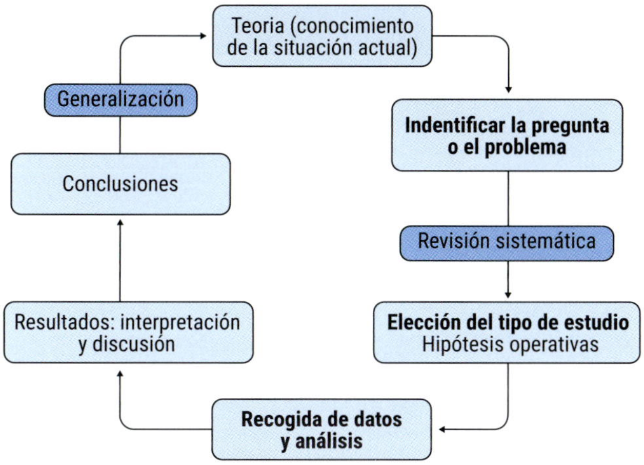

Figura 8-7. Método científico.

- En atención primaria de salud, la mayor parte de las preguntas son acerca de diagnóstico y tratamiento; las primeras admiten dos matices: la evaluación sobre el impacto de su uso y el estudio sobre su validez.
- La formulación de preguntas clínicas constituye la fase inicial de la práctica de la fisioterapia basada en la evidencia (FBE).
- Las preguntas clínicas pueden clasificarse:
  - Según su carácter:
    - Generales.
    - Específicas.
  - Según su naturaleza:
    - Tratamiento.
    - Etiología.
    - Diagnóstico.
    - Pronóstico.
    - Etcétera.
- Los **componentes de la pregunta** (fundamentalmente la elección de las variables de resultado, tanto favorables como desfavorables, y la descripción del paciente) y la **naturaleza de la pregunta** determinan los criterios de inclusión y el tipo de estudio que es necesario buscar en la siguiente etapa de búsqueda de la evidencia. Tras definir la pregunta de investigación se recomienda realizar una revisión sistemática para saber qué se ha publicado hasta el momento sobre el problema.

- **Planificación del estudio**. Dentro de este punto y antes de comenzar con el trabajo de campo se deben crear hipótesis concretas, tanto principales como secundarias, así como conocer los recursos de los que se dispone y cómo se van a obtener.
- **Seleccionar el tipo de estudio y diseño** que más se adecúe a nuestra situación.
- **Crear un protocolo de investigación**. Debe ser concreto, realista, reproducible, coherente y ético. Los apartados del protocolo se recogen en la **tabla «Apartados del protocolo de investigación»**.
- **Pedir los permisos a las agencias reguladoras**.
- **Trabajo de campo**. Poner en marcha el protocolo. El protocolo puede ir adaptándose a la práctica; el cronograma, por ejemplo, puede sufrir modificaciones. Cualquier modificación debe ser unánime para todos los centros y profesionales, no debe modificar el objetivo, se debe mantener la ética y debe ser autorizada por las agencias reguladoras.
- **Análisis de los datos**.
- **Interpretación de los resultados**.
- **Discusión y conclusión**.
- **Difusión de los resultados**. Es fundamental publicar los resultados. También es preciso que esta difusión cumpla con los requisitos de calidad en investigación (validez, objetividad, aplicación, etcétera).

> Las preguntas específicas se descomponen con el sistema PICO en: Pacientes, Intervención/Comparación y resultados (*Outcomes*).

TIPOS DE ESTUDIOS DE INVESTIGACIÓN

Cuando seleccionamos el diseño de estudio para poder responder a nuestra pregunta de investigación existen varias opciones (v. Tabla 8-7), que se describen seguidamente.

Estudios transversales o longitudinales

Se clasifican según el seguimiento (v. Tabla 8-7). Si se toma el dato en un momento puntual, son estudios **transversales**, y si hay un seguimiento en el tiempo, se denominan estudios longitudinales.

Los estudios **longitudinales** pueden ser estudios prospectivos, en los que se estudian dos poblaciones, una expuesta y otra no expuesta a una variable, y se pretende conocer si desarrolla un efecto, o bien retrospectivos, en los que se investiga en la población de estudio y su exposición anterior.

Los **estudios exploratorios**, estudios longitudinales no prospectivos, son comunes en investigaciones comportamentales, en particular cuando se dispone de escasa información. Se utilizan en los siguientes supuestos:

- Para investigar problemas del comportamiento humano.
- Para obtener información sobre la posibilidad de llevar a cabo una investigación más completa sobre un contexto particular de la vida real.
- Para establecer prioridades para investigaciones posteriores o sugerir afirmaciones verificables.
- Cuando se precisa aumentar el grado de familiaridad con fenómenos relativamente desconocidos.

Estudios descriptivos o analíticos

Descriptivos son aquellos estudios donde se recogen los datos en un momento puntual, son datos transversales. No se puede conocer la causalidad, pero son útiles para lanzar hipótesis de trabajo. Dentro de este tipo de estudios están los estudios descriptivos o transversales, ecológicos y series de casos.

En los estudios **analíticos** sí se persigue conocer la causa de un efecto. La causalidad trata de explicar la razón por la cual dos o más variables se asocian entre sí.

> Los estudios analíticos son estudios donde se pretende conocer la causalidad de un efecto.

Tabla 8-7. Tipos de estudios de investigación

Según la secuenciación en el tiempo			
Estudios longitudinales	Estudios prospectivos	Con intervención deliberada	Secuencial
			Paralelo
			Controles externos
		Observacionales	Causas e incidencia de enfermedades
			Intervenciones deliberadas no controladas
			Historia natural: pronóstico
		Pseudoprospectivos	
Estudios transversales	Descripción de afecciones/ lesiones		
	Diagnóstico y clasificación		Rangos normales
			Gravedad de la afección/lesión
	Procesos patológicos		Exploratorios
			Observacionales
			Estudios de casos
Según la orientación epidemiológica			
Estudios experimentales			Ensayo clínico
			Ensayo de campo
			Ensayo comunitario de intervención
Estudios no experimentales			Estudios ecológicos
			Estudios de prevalencia
			Estudios de casos y controles
			Estudios de cohortes o de seguimiento
Estudios descriptivos	En poblaciones		Estudios ecológicos
	En individuos		A propósito de un caso
			Series de casos
			Transversales/prevalencia
Estudios analíticos	Observacionales		Estudios de casos y controles
			Estudios de cohortes (retrospectivos y prospectivos)
	Intervención		Ensayo clínico
			Ensayo de campo
			Ensayo comunitario

Estudios observacionales o experimentales

Observacionales son aquellos estudios donde no hay intervención, simplemente se observa qué ocurre en la población. Estos estudios son indicados cuando se analiza un determinante de la salud negativo, por ejemplo, un hábito que se sospecha que es perjudicial, como puede ser exposición a un tóxico, hábitos no saludables, etcétera.

Dentro de los estudios **analíticos observacionales** están los estudios de cohortes y los de casos y controles:

- Los **estudios de cohortes** normalmente son prospectivos (pueden ser retrospectivos). Se selecciona a dos grupos de personas, uno de ellos expuesto al determinante que se sospecha que puede producir un efecto y el otro sin exposición, y se observa si tras un período de tiempo se genera el efecto o no.

- Los **estudios de casos y controles** siempre son retrospectivos. Se selecciona un grupo de personas que ya tiene el efecto (por ejemplo, una enfermedad) y otro grupo sin el efecto (o sin la enfermedad), y se investiga si anteriormente han estado expuestos o no a un determinante sospechoso. Este tipo de estudios son más económicos y son especialmente indicados para enfermedades poco comunes.

> Los estudios de cohortes y los de casos y controles son estudios analíticos observacionales.

En los estudios **experimentales** se realiza una intervención. El investigador selecciona dos grupos de personas y realiza una intervención en al menos uno de los grupos; por ejemplo, indicándoles la pauta de un nuevo fármaco, o de placebo, una pauta de ejercicio, de alimentación, etc. Este tipo de estudios se denominan **ensayos clínicos**, y los dos grupos se denominan **intervención** y **control**.

Dentro de los ensayos clínicos hay muchos **tipos** (Tabla 8-8):

- **Según la aleatorización**. En los estudios aleatorizados los pacientes se clasifican al azar en un grupo u otro (intervención/control). En el caso de que se aleatoricen centros o profesionales se denominará ensayo clínico cuasi-experimental y no aleatorio.
- **Estudios paralelos o cruzados**:
  - En los estudios **paralelos**, un grupo de pacientes está expuesto a una intervención (por ejemplo, la toma de un fármaco) y el otro grupo toma el tratamiento o pauta control (por ejemplo, placebo). Durante todo el estudio siguen el mismo patrón.
  - Los estudios **cruzados**, sin embargo, constan de dos fases: primero se lleva a cabo la intervención en un grupo llamado A, y el grupo B es el control, y tras un período de lavado, se intercambian los grupos, las personas del grupo A siguen las pautas del grupo control y en el grupo B se realiza la intervención. La recogida de datos se efectúa antes y después de cada fase para poder comparar los resultados.
- **Abierto, simple ciego, doble ciego, triple ciego**:
  - **Abierto**: los pacientes y los profesionales conocen a qué grupo pertenecen los primeros (intervención o control).
  - **Simple ciego**: los pacientes no saben a qué grupo pertenecen (intervención o control).
  - **Doble ciego**: ni los profesionales ni los pacientes saben a qué grupo pertenecen estos (intervención o control).
  - **Triple ciego**: ni el paciente ni el médico ni el estadístico saben a qué grupo pertenecen los pacientes (intervención o control).

Tabla 8-8. Tipos de ensayos clínicos

- Abierto: sin grupo control
- Simple ciego
- Doble ciego
- Triple ciego
- Paralelo
- Cruzado
- Ensayo clínico de $n = 1$
- Explicativo
- Unicéntrico
- Multicéntrico
- Secuencial
- Ensayo comunitario

Fase de estudio. En todo estudio de investigación hay varias fases:

- **Fase preclínica**: estudios realizados en el laboratorio y con animales; para evaluar el efecto y seguridad de un fármaco.
- **Fase I**: ensayos donde participan voluntarios sanos; para detectar problemas graves del fármaco y su farmacocinética (cómo funciona el fármaco en nuestro organismo).
- **Fase II**: el objetivo es conocer la dosis del fármaco; en este caso participan voluntarios enfermos.
- **Fase III**: ensayos para probar la eficacia y seguridad del fármaco; se utiliza una muestra elevada de enfermos (200-500).
- **Fase IV**: estudio realizado tras la comercialización del fármaco a largo plazo y en una población más diversa; en este caso se realizan estudios observacionales

En la tabla 8-9 se muestra un resumen de las características de los principales estudios epidemiológicos.

Otros tipos de estudios: revisiones sistemáticas y metaanálisis

La **revisión sistemática** es la síntesis de los resultados de varios estudios que, mediante ciertas técnicas, limitan los sesgos y el error aleatorio. Mediante una técnica estadística se pueden integrar los resultados de diferentes estudios en lo que se denomina **metaanálisis**.

Las **fases** de una revisión sistemática son las siguientes:

- **Hipótesis de trabajo**. Primero se ha de realizar una pregunta de investigación en la que esté incluido el sistema PICO: paciente, intervención, comparación y resultado (*outcome*).
- **Selección de estudios**. Tras definir estos cuatro puntos fundamentales de forma lo más específica posible, se identifican las fuentes de información que se van a utilizar (bases de datos). Y se define la estrategia de búsqueda, es decir, qué combinación de palabras clave se incluye en la búsqueda.
- **Criterios de selección**. Tras realizar la búsqueda en los diferentes buscadores y eliminar los artículos duplicados, se establecen los criterios de inclusión y exclusión de estudios. Por ejemplo, selección de tipo de estudio, idioma, período, etcétera.
- **Selección de artículos**. Una vez establecidos los criterios, se leen todos los resúmenes de los artículos para saber cuántos responden a nuestra pregunta de investigación. Se recoge la razón de exclusión de los que queden excluidos. Y tras este proceso se leen en profundidad los artículos no excluidos y se eliminan de nuevo aquellos que no respondan a nuestra pregunta de investigación. Toda esta información debe ir representada en un diagrama pro-

Tabla 8-9. Características de los principales tipos de estudios epidemiológicos

Diseño de estudio	Tipo de estudio	Recogida de datos	Medida de asociación	Ventajas y desventajas
Descriptivo transversal	Transversal o descriptivo	Datos transversales	Prevalencia	• No se puede demostrar la causalidad • Son económicos y fáciles de realizar
Analítico observacional	Cohortes	Prospectivo o retrospectivo	RR/OR	• Pueden mostrar causalidad • Mayor coste y tiempo
Analítico observacional	Casos y controles	Retrospectivo	OR	• Pueden mostrar causalidad • Menor coste y tiempo • Indicados para enfermedades raras
Analítico experimental	Ensayos clínicos	Prospectivo	RR/NNT	• Muestran causalidad • Son tan controlados que a veces no reflejan la realidad • Muy costosos

NNT: número necesario a tratar; OR: *odds ratio*; RR: riesgo relativo.

puesto por la organización PRISMA (http://prisma-statement.org/PRISMAStatement/FlowDiagram).

- **Evaluación de la información**. Se evalúa la calidad de los estudios valorando sus sesgos con la escala de PEDro (https://www.pedro.org.au/spanish/), la escala de Jadad, la propuesta por *Cochrane Handbook for guidance* (http://training.cochrane.org/es/manual-cochrane-de-revisiones-sistem%C3%A1ticas-de-intervenciones), etc. Se extrae la información relevante de estos estudios: nombre del autor, año de publicación, diseño del estudio, tamaño muestral, intervención, comparación, variable de resultados, resultado, observaciones, etcétera.

En los **metaanálisis** cada estudio individual proporciona un parámetro: diferencia de medias, riesgo relativo, *odds ratio*. Se integran mediante técnicas estadísticas y teniendo en cuenta el tamaño muestral del estudio. Se valora la heterogeneidad: cuanta mayor heterogeneidad, menos consistentes serán los resultados. Se debe analizar la razón de esta heterogeneidad, que puede ser estadística, metodológica o clínica.

> Existen diferentes tipos de estudios: transversales o longitudinales, prospectivos o retrospectivos, descriptivos o analíticos y observacionales o experimentales.

MEDIDAS DE FRECUENCIA, DE ASOCIACIÓN Y DE IMPACTO

Se pueden utilizar métodos epidemiológicos para describir y comparar las distintas poblaciones, su estado de salud y los determinantes de salud.

Medidas de frecuencia

La medida más básica consta de describir el número absoluto de casos o de personas expuestas. Sin embargo, en epidemiología es más útil referir el número de casos al tamaño de la población mediante porcentaje o tasas.

Las principales medidas de frecuencia se describen a continuación.

Prevalencia (P)

La fórmula es la siguiente:

$$P = \frac{N^o \text{ casos existentes en un momento dado}}{\text{Total de población}}$$

Ejemplo: *En una población de 1.000 personas 150 sufrían lumbalgia. La prevalencia de lumbalgia es de 0,15, que se puede expresar en porcentaje, 15 %.*

Es importante resaltar que el dato de prevalencia se refiere al número de casos en un momento concreto.

Incidencia acumulada (IA)

Es la proporción de personas con riesgo de enfermar en un momento concreto. Es útil utilizarla en cohortes fijas, donde no varía el número de personas estudiadas durante el período de estudio. A veces se la denomina «riesgo».

$$P = \frac{N^o \text{ casos nuevos de enfermedad durante un período de tiempo}}{\text{Total de población en riesgo de enfermedad*}}$$

*Número de personas sin enfermedad que podrían enfermar al principio del período de estudio.

Ejemplo: En una población de 1.000 personas, 300 personas están vacunadas de varicela y otras 200 han pasado la enfermedad. Durante 2017 enferman de varicela 30 personas.

La incidencia acumulada de varicela en el año 2017 fue del 6 %.

$$IA = \frac{30}{1.000 - 300 - 200} = 0{,}06$$

Tasa de incidencia (I) (o hazard rate, incidence rate*)*

La tasa de incidencia es más útil utilizarla en poblaciones dinámicas, donde el período de seguimiento es prolongado y la población sufre variaciones, pérdidas, nacimientos, etcétera.

Tabla 8-10. Tabla 2 × 2. Riesgo relativo. Tamaño del efecto

	Enfermos	No enfermos
Expuestos	a	b
No expuestos	c	d

$$I = \frac{\textit{Nº de casos nuevos de enfermedad durante un período de tiempo}}{\textit{Total de personas en riesgo – tiempo*}}$$

*Se refiere de nuevo al número de personas que tienen riesgo de contraer la enfermedad, pero se tiene en cuenta el tiempo, expresado en años (personas-año) o en meses (personas-mes).

Ejemplo: Supongamos que queremos calcular la incidencia de migraña en un aula de 15 personas durante 5 años. 3 personas empezaron a participar en el aula 1 año más tarde, y 5 personas abandonaron el aula 2 años antes. Durante el período de estudio, 6 personas sufrieron migrañas.

$$I = \frac{6}{(3 \times 4) + (5 \times 3) + (7 \times 5)} = 0{,}09 \text{ años}^{-1}$$

Se puede expresar también como, 9 casos/100 personas-año.

Medidas de asociación

Son medidas que se utilizan para conocer la asociación entre un factor y una enfermedad.

Riesgo relativo (RR)

Se emplea en estudios analíticos en los que todos los pacientes han tenido el mismo período de seguimiento. Para realizar el análisis primero se debe completar una tabla de 2×2 en la que se reflejan las personas que han estado expuestas al factor y las que no, y dentro de estas, las que han desarrollado el efecto (normalmente la enfermedad) y las que no (Tabla 8-10).

$$RR = \frac{\textit{Incidencia en población expuesta}}{\textit{Incidencia en población no expuesta}} = \frac{a/(a+b)}{c/(c+d)}$$

Si el resultado de RR es mayor de 1 significa que el factor de estudio es un factor de riesgo, es decir, que las personas expuestas tienen mayor riesgo de tener el efecto que las no expuestas; si el valor es 1 no hay asociación, y si el valor es menor de 1 es un factor protector.

Es importante considerar los intervalos de confianza del RR para valorar el resultado.

Tabla 8-11. Tabla 2 × 2. Riesgo relativo: ejemplo con enfermos de enfermedad pulmonar obstructiva crónica

	Enfermos	No enfermos
Expuestos	25	475
No expuestos	40	1.460

Tabla 8-12. Tabla 2 × 2. *Odds ratio*

	Enfermos	No enfermos
Expuestos	a	b
No expuestos	c	d

Ejemplo: En un estudio sobre el hábito de fumar y la enfermedad pulmonar obstructiva crónica (EPOC), observamos a 2.000 pacientes durante 10 años. Del grupo de pacientes, 500 eran fumadores durante el estudio y 1.500 no lo eran. De los 500 fumadores, 25 desarrollaron EPOC, y entre los no fumadores, 40 desarrollaron EPOC (Tabla 8-11).

$$RR = \frac{25/(25+475)}{40/(40+1.460)} = 1{,}9$$

El RR es mayor de 1, por lo tanto, indica que el hábito tabáquico es un factor de riesgo para desarrollar EPOC.

Odds ratio (OR)

Se emplea en estudios analíticos para asociar un evento a un factor. Se selecciona un grupo de personas enfermas y otro grupo de personas no enfermas, y se indica si han estado expuestas o no al factor en cada uno de los grupos. Se realiza una tabla 2 × 2 (Tabla 8-12).

$$OR = \frac{a \times d}{b \times c}$$

Si el resultado de OR es mayor de 1 significa que el factor de estudio es un factor de riesgo, es decir, que las personas expuestas tienen mayor riesgo de tener el efecto que las no expuestas; si el valor es 1 no hay asociación, y si el valor es menor de 1 es un factor protector.

Es importante considerar los intervalos de confianza del OR para valorar el resultado.

Ejemplo: Comparamos a 300 personas que padecen tumor óseo primario y 1.000 personas que no. Y observamos cuántas han estado expuestas a radiación en el pasado. Entre las personas enfermas, 30 estuvieron expuestas a radiación, y entre las no enfermas, 50 estuvieron expuestas a radiación (Tabla 8-13).

$$OR = \frac{30 \times 950}{50 \times 270} = 2{,}1$$

La OR es mayor de 1, por lo tanto, indica que la exposición a la radiación es un factor de riesgo para desarrollar cáncer de huesos.

Tabla 8-13. Tabla 2 × 2. *Odds ratio*: ejemplo con pacientes de tumor óseo primario

	Enfermos	No enfermos
Expuestos	30	270
No expuestos	50	950

Razón de prevalencias (RP)

La razón de prevalencias puede ser utilizada en estudios transversales. No sirve para valorar la asociación, pero se pueden lanzar hipótesis.

$$RP = \frac{\textit{Prevalencia en expuestos}}{\textit{Prevalencia en no expuestos}}$$

Medidas de impacto

Las medidas de impacto indican la contribución del factor a que se desarrolle la enfermedad.

$$\textit{Diferencia de riesgos} = \textit{Riesgo de enfermedad en expuestos} - \textit{Riesgo de enfermedad en no expuestos}$$

Tabla 8-14. Índices utilizados en estadística. Recopilación de términos

Término	Descripción
Especificidad	Proporción de casos negativos que son bien detectados por la prueba. Llamada también *tasa de verdaderos negativos* *Especificidad = VN / (VN + FP)*
Sensibilidad	Proporción de casos positivos que están bien detectados por la prueba. Equivalente a la *tasa de positivos verdaderos* *Sensibilidad = VP / (VP + FN)*
Odds ratio (OR)	Cociente entre dos *odds*. Un *odds* es una forma alternativa de expresar la posibilidad de ocurrencia de un evento de interés o de presencia de una exposición. Por tanto, la OR indica la medida de un efecto: la cantidad de un fenómeno que es más probable que sea positivo si el resultado es positivo, en comparación con los casos en que la prueba es negativa. Por ejemplo, una OR = 3 significa que la probabilidad de que el caso positivo se produzca es tres veces superior si la prueba es positiva que si es negativa. La OR es un valor positivo o nulo *Odds ratio = VP × VN / (FP × FN)*
Prevalencia	Frecuencia relativa de los acontecimientos de interés en la muestra total *P = (VP + FN) / N*
Razón de verosimilitud negativa (LR–)	Esta relación indica hasta qué punto un paciente tiene más posibilidades de dar negativo en realidad cuando la prueba está diciendo que es positivo. El LR– es un valor positivo o nulo *LR– = (1 – sensibilidad) / (especificidad)*
Razón de verosimilitud positiva (LR+)	Esta relación indica hasta qué punto un paciente tiene más posibilidades de dar positivo en realidad cuando la prueba está diciendo que es positivo. La RP+ es un valor positivo o nulo *LR+ = sensibilidad / (1 – especificidad)*
Riesgo (*risk, hazard*)	Probabilidad de que un individuo, libre de enfermedad y susceptible de ella, la desarrolle en un período determinado, condicionada a que el individuo no muera a causa de otra enfermedad durante el período
Riesgo relativo (RR)	Cociente entre el riesgo en el grupo con el factor de exposición y el riesgo en el grupo de referencia (que no tiene el factor de exposición) como índice de asociación. Un valor cercano a 1 corresponde a un caso de independencia entre las filas y columnas, y una prueba de que funciona tan bien cuando es positiva que cuando es negativa *Ejemplo*: un RR = 3 significa que la prueba es tres veces más potente cuando es positiva que cuando es negativa El RR es un valor nulo o un valor positivo dado por: *RR = VP / (VP + FP) / (FN / (FN + VN))*
Tamaño del efecto	Medida de la fuerza de un fenómeno. Si las unidades de medida son significativas a nivel práctico, se recomienda utilizar una medida no estandarizada (coeficiente de regresión o diferencia de medias) en vez de una medida estandarizada (*r* o *d*)
Tasa de falsos negativos (FNR)	Proporción de casos positivos que la prueba detecta como negativos
Tasa de falsos positivos (FPR)	Proporción de casos negativos que la prueba detecta como positivos
Valor predictivo negativo (VPN)	Proporción de casos verdaderamente negativos entre los casos negativos detectados por la prueba. Este índice depende también de la prevalencia, que es independiente de la calidad de la prueba *VPN = VN / (VN + FN)*, o *VPN = especificidad × (1 – prevalencia) / [(especificidad (1 – prevalencia) + (1 – sensibilidad) × prevalencia]*
Valor predictivo positivo (VPP)	Proporción de casos verdaderamente positivos entre los casos positivos detectados por la prueba. Es un valor fundamental que depende de la prevalencia, un índice que es independiente de la calidad de la prueba *VPP = TP / (TP + FP)*, o *VPP = sensibilidad × prevalencia / [(sensibilidad × prevalencia + (1 – especificidad) (1 – prevalencia)]*

Riesgo atribuible en expuestos (RAE)

Expresa la incidencia en la enfermedad debida a la exposición.

$$RAE = \begin{matrix} \textit{Incidencia acumulada de expuestos} - \\ \textit{Incidencia acumalada de no expuestos} \end{matrix}$$

Fracción etiológica de expuestos (FEE)

Expresa la proporción de casos entre los expuestos a un factor de riesgo que pueda atribuirse a la presencia de ese factor.

$$FEE = \frac{RAE}{\textit{Incidencia acumulada de expuestos}}$$

Riesgo atribuible poblacional (RAP)

Es la frecuencia de la enfermedad en toda la población debida al factor de exposición.

$$RAP = RAE \times \textit{Proporción de personas expuestas en la población}$$

Fracción etiológica poblacional (FEP)

Es la proporción de casos en la población atribuible a la exposición al factor.

$$FEP = \frac{\textit{Incidencia acumulada en la población}}{\textit{Incidencia acumulada de expuestos}}$$

CURVAS ROC*

Un gran número de test diagnósticos muestran sus resultados cuantitativamente utilizando escalas continuas (e. g. evolución de amplitudes articulares, fuerza muscular, etc.), en las que para formular el diagnóstico fisioterapéutico en un determinado procedimiento, se establece un **punto de corte** sobre el cual se apoya la presencia del diagnóstico y bajo el cual se rechaza, o viceversa. El análisis sobre la base de **curvas ROC** (*receiver operating characteristic curve*) constituye un método estadístico para determinar la exactitud diagnóstica de test que utilizan escalas continuas, siendo utilizadas con tres propósitos específicos: determinar el punto de corte en el que se alcanza la sensibilidad y especificidad más alta, evaluar la capacidad discriminativa del test diagnóstico, es decir, su capacidad de diferenciar sujetos sanos *versus* enfermos y comparar la **capacidad discriminativa** de dos o más test diagnósticos que expresan sus resultados como escalas continuas.

La capacidad discriminativa de un test diagnóstico se refiere a su habilidad para distinguir pacientes sanos *versus* enfermos. Para ello, el parámetro a estimar es el **área bajo la curva ROC** (AUC, *area under the curve*), medida única e independiente de la prevalencia de la enfermedad en estudio. El **AUC** refleja la fiabilidad del test para discriminar

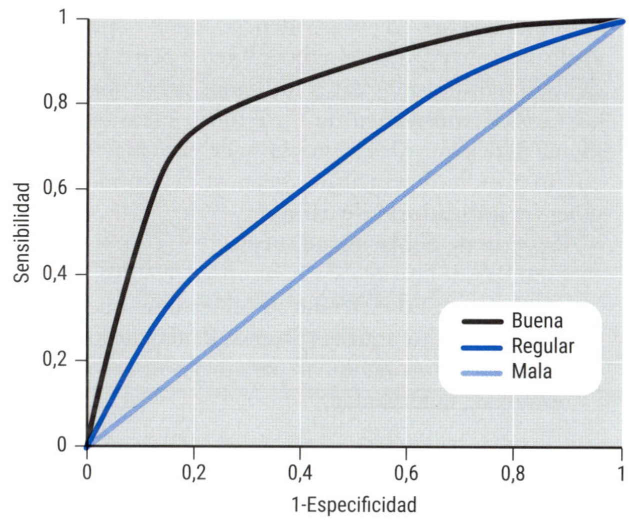

Figura 8-8. Curva ROC.

pacientes con y sin la enfermedad a lo largo de todo el rango de puntos de corte posibles.

En la tabla 8-14 se recuerdan los principales términos estadísticos. Para comprender de mejor manera el concepto de **discriminación**, es más simple pensar que el **eje Y** del gráfico de curva ROC corresponde a la proporción de **verdaderos positivos** sobre el total de pacientes enfermos (**sensibilidad**), y que el **eje X** corresponde a la proporción de **falsos positivos** sobre el total de sujetos sanos (**especificidad**) (Fig. 8-8). Visto de esta manera, un gráfico de curva ROC ilustra la proporción de verdaderos positivos (**eje Y**) *versus* la proporción de falsos positivos (**eje X**) para cada punto de corte de un test diagnóstico cuya escala de medición es continua. Como fue mencionado anteriormente, a modo de referencia se traza una línea desde el punto 0,0 al punto 1,1 (**diagonal de referencia, o línea de no-discriminación**). Esta línea describe lo que sería la curva ROC de un test diagnóstico incapaz de discriminar pacientes sanos *versus* enfermos, debido a que cada punto de corte que la compone determina la misma proporción de verdaderos positivos y de falsos positivos. Un **test diagnóstico** tendrá mayor capacidad discriminativa en la medida en que sus puntos de corte tracen una curva ROC lo más lejana posible a la línea de no-discriminación; dicho de otra manera, lo más cercana posible a los lados izquierdo y superior del gráfico.

Para una construcción e interpretación correcta de gráficos de curvas ROC es necesario tener en cuenta tres conceptos fundamentales:

- La **sensibilidad**, **especificidad** y **AUC** son estimadores muestrales de parámetros poblacionales; por consiguiente, cada uno tiene asociado un error de estimación, siendo necesario reportar sus respectivos intervalos de confianza.
- Los estudios de **exactitud diagnóstica** a partir de los cuales se construyen curvas ROC corresponden generalmente a diseños de tipo transversal. La validez de estos estudios (i. e. riesgo de sesgo) debe ser evaluada críticamente, siguiendo las recomendaciones descritas por

*Modificado de: Cerda J, Cifuentes L. Uso de curvas ROC en investigación clínica: Aspectos teórico-prácticos. Rev Chil Infectol. 2012;29(2):138-41.

la fisioterapia basada en la evidencia. A este respecto, un análisis de curva ROC estadísticamente perfecto carece de todo sentido si los datos utilizados para construir la curva ROC provienen de un estudio metodológicamente deficiente. Desde un punto de vista metodológico, un estudio de exactitud diagnóstica cumple los siguientes **indicadores de calidad**:

- Espectro de población adecuado.
- Estándar de oro (*gold standard*) adecuado. El *gold standard* o test de referencia es el término que se utiliza para definir aquellas pruebas de diagnóstico que ofrecen máxima fiabilidad para diagnosticar una determinada enfermedad.
- Interpretación ciega del test y del estándar de oro.
- Independencia entre el test y el estándar de oro.
- No presentar sesgo de verificación.

- El uso de curvas ROC trasciende el área de los test diagnósticos, siendo frecuentemente empleadas para evaluar la **capacidad predictora** de modelos de regresión logística, ampliamente utilizados en investigación clínica y poblacional. Invitamos a los lectores a profundizar sus conocimientos referentes a esta valiosa herramienta estadística, de gran utilidad para la práctica clínica e investigación en fisioterapia.

Visto lo cual, las curvas ROC son útiles para:

- Conocer el rendimiento global de una prueba. Área bajo la curva.
- Comparar dos pruebas o dos puntos de corte. Comparación de dos curvas o de dos puntos sobre una curva.
- Elegir el punto de corte apropiado para un determinado paciente.

Y las limitaciones del uso de las curvas ROC son:

- Solo contemplan dos estados clínicos posibles (ej.: sano/enfermo; amplitud articular normal/no normal).
- No sirven para situaciones en que se trata de discernir entre más de dos situaciones de salud/enfermedades.

Nota del director: En el Anexo 2, el lector dispone de numerosos vídeos sobre los distintos procedimientos estadísticos en metodología de la investigación. Están presentados en un algoritmo diagnóstico o esquema a modo de árbol de decisión. Cliquear en el icono de la cámara.

PUNTOS CLAVE

- Las variables cuantitativas se suelen resumir con la media y la desviación estándar.
- Una distribución frecuente para las variables cuantitativas es la distribución normal.
- Las variables categóricas suelen resumirse en porcentajes.
- El grado de relación entre dos variables cuantitativas puede medirse con el coeficiente de correlación lineal de Pearson.
- Gracias al valor medio o proporción de una muestra se puede estimar el valor medio de una población.
- Podemos someter al test de hipótesis dos medias o proporciones de dos muestras para conocer su igualdad.
- Existen diferentes tipos de estudios: transversales o longitudinales, prospectivos o retrospectivos, descriptivos o analíticos y observacionales o experimentales.

BIBLIOGRAFÍA

Cerda J, Cifuentes L. Uso de curvas ROC en investigación clínica: Aspectos teórico-prácticos. Rev. chil. infectol. [Internet]. 2012;29(2):138-141.
Gómez M. Introducción a la investigación científica. Editorial Brujas; 2006.
Hernández-Aguado I, Lumbreras Lacarra B. Manual de epidemiología y salud pública: para grados en ciencias de la salud. 3ª ed. Madrid: Editorial Médica Panamericana; 2018.
Moreno Altamira L, Cano Valle F, García Romero H. Epidemiología clínica. 2ª ed. Editorial Interamericana-McGraw-Hill; 1994.
Quecedo R, Castaño C. Introducción a la metodología de investigación cualitativa. Revista de Psicodidáctica. 2002;14:5-39.

Salud pública y fisioterapia

9

N. Burgos Alonso

OBJETIVOS DEL APRENDIZAJE

- Estudiar el concepto de la salud y la salud pública.
- Conocer los indicadores demográficos.
- Estudiar la promoción y la prevención de la salud.
- Conocer los métodos de trabajo en grupo y la coordinación con los distintos niveles asistenciales.
- Examinar los conceptos de minusvalía, deficiencia y discapacidad.

SALUD PÚBLICA Y FISIOTERAPIA

Estudiaremos en primer lugar los determinantes de salud, las implicaciones de la fisioterapia en la salud pública y los índices demográficos.

Salud y sus determinantes

El concepto de salud poseía un carácter negativo, se centraba fundamentalmente en la ausencia de la enfermedad. En 1941 Sigerist definió la salud como: «La salud no es simplemente la ausencia de enfermedad; es algo positivo, una actitud gozosa y una aceptación alegre de las responsabilidades que le impone la vida al individuo». La Organización Mundial de la Salud (OMS) incluyó en 1946 la definición de Stampar: «La salud es el estado de completo bienestar físico, mental y social, y no solo la ausencia de enfermedad o invalideces». Pero debido a que el estado completo de bienestar es un concepto utópico y subjetivo, Terris (1915-2002) propuso modificar la definición, actualmente aceptada por la OMS: «La salud es un estado de bienestar físico, mental y social con capacidad de funcionamiento, y no solo de ausencia de enfermedad o invalideces».

> Según la OMS, la salud es un estado de bienestar físico, mental y social con capacidad de funcionamiento, y no solo de ausencia de enfermedad o invalideces.

La salud es una situación de bienestar percibido (nivel subjetivo), pero también es funcional (nivel objetivo). Se define la salud como la capacidad de funcionar, y se puede medir en grados la capacidad de funcionar en la actividad diaria. La salud es la capacidad de adaptación del hombre a su entorno físico, psíquico y social.

La salud y la enfermedad son el resultado de la **interacción de diversos determinantes**. Según el esquema de Laframboise, que fue desarrollado por Lalonde en 1974, hay cuatro grandes grupos para clasificar los determinantes, que se muestran en la (Tabla 9-1).

Según Winslow, la salud pública se define como la ciencia y el arte de prevenir las enfermedades, prolongar la vida, fomentar la salud y la eficiencia física y mental, mediante el esfuerzo organizado de la comunidad. La salud pública es el esfuerzo organizado de la comunidad dirigido a fomentar y promocionar el bienestar de la población cuando está sana y a restaurar y reestablecer su salud cuando esta se pierde. Y en caso de necesidad, rehabilitar y reinsertar al enfermo, integrándolo de nuevo en su medio social, laboral y cultural.

Como dice la definición, la salud pública actúa tanto en la persona sana, ofreciéndole protección de la salud, promoción y prevención de la enfermedad, como en la persona enferma. Cuando se habla de **protección de la salud** se hace referencia a aquellas actuaciones que se dan en el entorno de los individuos. Es decir, mediante actuaciones de protección se realiza el saneamiento en el medioambiente (contaminantes físicos, químicos y biológicos del agua, aire y suelo) y se encarga también de asegurar la calidad e higiene de los alimentos.

Tabla 9-1. Determinantes de la salud

- **Biología humana** (constitución, carga genética, crecimiento, envejecimiento)
- **Medioambiente** (contaminación física, química, biológica, psicosocial y sociocultural)
- **Estilos de vida y conductas de salud** (consumo de drogas, sedentarismo, alimentación, situaciones psíquicas como estrés o violencia)
- **Sistema de asistencia sanitaria**

La salud pública es el esfuerzo organizado de la comunidad dirigido a fomentar y promocionar el bienestar de la población cuando está sana, y a restaurar y reestablecer su salud cuando esta se pierde. Y en caso de necesidad, rehabilitar y reinsertar al enfermo, integrándolo de nuevo en su medio social, laboral y cultural.

La **promoción de la salud y la prevención de la enfermedad** son actuaciones dirigidas a individuos sanos. En el caso de personas enfermas se procurará restaurar la salud y, si hay secuelas, se realizarán acciones para rehabilitar y reinsertar al enfermo.

La diferencia entre **salud pública y salud comunitaria** es que la salud pública trata de la vigilancia y valoración de la salud de la población y busca y reevalúa políticas y estrategias efectivas en los servicios de salud. La salud comunitaria es la responsabilidad y participación de la comunidad en la planificación, administración, gestión y control de las acciones que conducen al óptimo estado de salud de sus integrantes.

Los determinantes de la salud son la biología humana, los estilos de vida, el medioambiente y los servicios sanitarios.

Fisioterapia en la salud pública

La salud pública y comunitaria está inmersa en todos los niveles y sectores de la sociedad. Participan diferentes instituciones y sectores, como el sanitario, educativo, comunitario, industria, etc. Por lo tanto, los profesionales participan desde diferentes áreas: médicos, enfermeros, farmacéuticos, biólogos, sociólogos, fisioterapeutas, estadistas, etc. Esto le otorga una característica multiprofesional o multidisciplinaria.

Dentro de estos equipos multidisciplinares se encuentra el fisioterapeuta, cada vez más demandado. La incorporación cada vez mayor del profesional fisioterapeuta en la atención primaria está facilitando que se desarrollen sus actividades en los proyectos comunitarios.

Las intervenciones están dirigidas principalmente a promover la salud, prevenir la enfermedad en personas sanas y aumentar su calidad de vida y bienestar social, y tratar a personas ya enfermas. En caso de secuelas, no solo se intenta aumentar también su bienestar social, sino que se ejercerán funciones para potenciar su capacidad. Por lo tanto, el fisioterapeuta actúa en cuatro niveles de la salud pública (promoción, prevención, tratamiento y rehabilitación). En la tabla 9-2 se muestran las actividades que se desarrollan en la salud comunitaria.

Debe existir, por tanto, una unión estrecha entre diferentes instituciones, centros de salud, centros sociales, educativos, deportivos y/o de ocio.

Tabla 9-2. Actividades de fisioterapia que se desarrollan en la salud comunitaria

- Valoración de los problemas de salud
- Participación en programas de salud
- Estimulación de la participación ciudadana
- Educación para la salud, estrategias para crear una ciudadanía responsable y autoidentificar problemas de salud, así como dar herramientas para actuar

Ejemplos de actividades del fisioterapeuta en la salud comunitaria:

- Promoción de ejercicio físico como hábito de vida
- Educación sobre higiene postural y adaptación ergonómica
- Identificación y abordaje temprano en factores de riesgo como desviaciones vertebrales o hipomovilidad en discapacidad física

Índices demográficos

Una de las herramientas de la salud pública son los índices demográficos. La demografía es la ciencia cuyo objeto es el estudio de las poblaciones humanas y que trata de su dimensión, estructura, evolución y características generales, consideradas principalmente desde un punto de vista cuantitativo.

Puede ser estática o dinámica:

- **Demografía estática**: conocimiento de la población en un momento dado (estudios de estructura).
- **Demografía dinámica**: conocimiento de la evolución de la población (nacimientos, muertes y fenómenos migratorios).

Los índices demográficos son útiles para la elaboración de tasas y otros indicadores sanitarios, así como para la planificación y programación en programas de salud pública.

La **demografía estática** es el estudio de la dimensión, estructura y características generales de una población:

- **Dimensión**: número de personas que residen en un territorio.
- **Estructura**: clasificación de los habitantes según variables de persona.

Algunas de las variables de interés en la población son el sexo, edad, estado civil, lugar de nacimiento, nacionalidad, lengua hablada, nivel de instrucción, características económicas y datos sobre fecundidad.

Pirámide de población

La pirámide de población es la representación de la estructura de la población por sexo y edad. Es un histograma de frecuencias de cada grupo de edad, figurando en las abscisas, a uno y otro lado, los sujetos de uno y otro sexo de cada edad. Normalmente la representación se usa con grupo quinquenales de edad.

La pirámide puede tener diferentes formas (v. Fig. 9-1): Formas de la pirámide de población.

- **Pagoda**. Es la pirámide progresiva. Tiene la base ancha produciéndose una disminución rápida en el vértice. Ocurre cuando la población es joven, con alta natalidad. Esta forma se da en países subdesarrollados.
- **Campana**. Es la pirámide estancada. Tiene la base intermedia con una disminución lenta en el vértice. Ocurre cuando la población es estacionaria. Esta forma se da

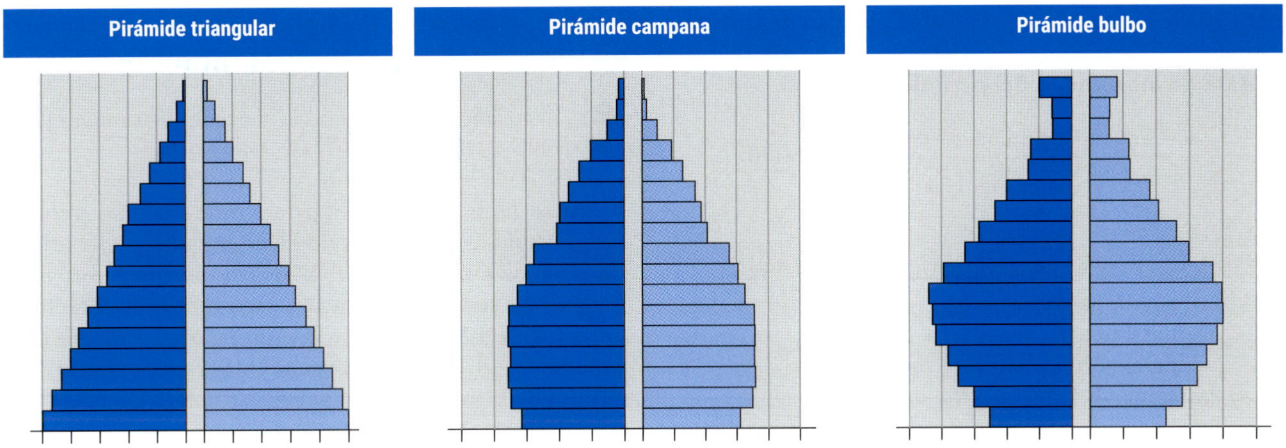

Figura 9-1. Formas de la pirámide de población.

en países en vías de desarrollo, en los que se ha controlado la mortalidad y se ven los primeros indicios de control de la natalidad reciente. Se puede considerar como el paso intermedio desde una pirámide progresiva a otra regresiva.

- **Bulbo (también denominada «en hucha»)**. Es la pirámide regresiva. Tiene la base estrecha, se ensancha progresivamente en el centro y vuelve a disminuir lentamente en el vértice. Son poblaciones con un marcado proceso de envejecimiento. Esta forma se da en poblaciones regresivas y en países ya industrializados, desarrollados.

Índices demográficos estáticos

Son los siguientes:

- **Índice de Friz**. Es la proporción de la población entre 0 y 19 años con respecto a la población entre 30 y 49 años. Si el resultado es mayor de 160: la población es joven, es un país subdesarrollado o en vías de desarrollo. Si el resultado es entre 60 y 160: la población es madura y estable. Cuanto más se acerque el valor a 60, más desarrollado es el país, y cuanto más se acerque a 160, menos desarrollado. Y si el resultado es menor de 60, se considera un país muy desarrollado.
- **Índice de Burgdöfer**. Calcula la proporción de sujetos entre 6 y 15 y entre 45 y 65. Clasifica la población como joven, madura o vieja.
- **Índice de Sundbarg**. Divide los sujetos en grupos de 0 a 14 años, de 15 a 49 años y de más de 50 años. El grupo de edad entre 15 y 49 se utiliza como base para calcular el porcentaje de los otros dos valores. Clasifica la población entre progresiva, estacionaria o regresiva.
- **Índice de Rosset**. Similar al índice de Sundbarg, pero cambiando la edad en los grupos: el segundo grupo es de 15 a 64 años, y el tercero, de más de 65 años.

Índices demográficos dinámicos

Según el Instituto Nacional de Estadística (INE), la **esperanza de vida** es un índice demográfico que indica el número medio de años que esperaría seguir viviendo una persona de una determinada edad en caso de mantenerse el patrón de mortalidad por edad (tasas de mortalidad a cada edad) actualmente observado. Se puede hablar de **esperanza de vida al nacer** o **esperanza de vida a determinada edad**.

- Nacimientos y fecundidad:
  - Tasa de natalidad

$$\frac{\textit{N}^{o}\ \textit{de nacidos vivos}}{\textit{Población total}} \times 1.000$$

  - Tasa de fecundidad

$$\frac{\textit{N}^{o}\ \textit{de nacidos vivos}}{\textit{N}^{o}\ \textit{de mujeres entre 15 y 49 años}} \times 1.000$$

- Mortalidad:
  - Tasa de mortalidad general

$$\frac{\textit{N}^{o}\ \textit{de muertos}}{\textit{Población total}} \times 1.000$$

  - Tasa de mortalidad proporcional

$$\frac{\textit{N}^{o}\ \textit{de muertos} > \textit{50 años}}{\textit{Total de muertos}} \times 100$$

  - Tasa de mortalidad específica por edad

$$\frac{\textit{N}^{o}\ \textit{de muertos a una edad}}{\textit{Población de esa edad}} \times 1.000$$

  - Tasa de morbilidad

$$\frac{\textit{N}^{o}\ \textit{de personas con una enfermedad}}{\textit{Población total}} \times 100.000$$

  - Tasa de mortalidad infantil

$$\frac{\textit{Muertos en el primer año de vida}}{\textit{N}^{o}\ \textit{de nacidos vivos}} \times 1.000$$

Las siguientes tasas de mortalidad se calculan de la misma forma:

- **Tasa de mortalidad del período X**:

$$\frac{N^o \text{ de muertos en el período } X}{N^o \text{ de nacidos vivos}} \times 1.000$$

- Períodos:
  - Prenatal: 28 semanas de gestación hasta el parto.
  - Intranatal: parto.
  - Neonatal precoz: 1ª semana.
  - Neonatal tardío: 7 días a 1 mes de vida.
  - Posneonatal: 1 mes a 1 año de vida.
  - Perinatal: prenatal + intranatal + neonatal precoz.
  - Neonatal: neonatal precoz + neonatal tardío.
  - Infantil: neonatal + posneonatal.

PREVENCIÓN Y PROMOCIÓN DE LA SALUD

La prevención de la enfermedad y la promoción de la salud son aspectos fundamentales en la salud pública. Son aquellas actuaciones focalizadas en personas sanas. La Organización Mundial de la Salud define tres niveles de prevención (Tabla 9-3):

- **Prevención primaria**: se centra en evitar la adquisición de la enfermedad (vacunación, eliminación y control de riesgos ambientales, educación sanitaria, etcétera).
- **Prevención secundaria**: se centra en detectar la enfermedad en estadios precoces intentando evitar su progresión a través de distintas medidas, tales como el CRIBADO, SCREENING o PROGRAMAS de detección.
- **Prevención terciaria**: se centra en el tratamiento y la rehabilitación de una enfermedad para ralentizar su progresión y evitar complicaciones.

A veces es complicado clasificar las acciones como promoción o prevención. Algunos autores afirman que mediante las estrategias de prevención se reduce la aparición de enfermedades específicas, utilizando intervenciones concretas y puntuales basadas en conocimientos científicos y aplicadas por médicos en el marco de la atención primaria, aunque a veces también se realizan en escuelas, industria, etc. La promoción de la salud trata de fomentar la salud en individuos y colectivos promoviendo que realicen actividades saludables.

Tabla 9-3. Nivel de prevención

	Primaria	Secundaria	Terciaria
Actúa mediante	Medidas para evitar la aparición de las alteraciones	Detección precoz de las alteraciones	Medidas para superar o paliar las alteraciones
Aparición de las alteraciones	No	Sí	Sí
Aparición de la clínica	No	No	Sí

> Mediante las estrategias de prevención se reduce la aparición de enfermedades específicas.

Así, se diseñaron métodos para la priorización de problemas de salud, como el método Hanlon, que permite priorizar los problemas mediante el análisis de cuatro variables (magnitud, severidad, eficacia y factibilidad) o el método **OPS-CENDES** (https://www.youtube.com/watch?v=kA_M0YNLQiU), que pone especial énfasis en la eficacia económica de la intervención; se expresa con la fórmula:

$$\frac{M \times T \times V}{CE}$$

Donde:

M = magnitud del problema (p. ej., número o tasa de defunciones y/o de morbilidad).

T = trascendencia (p. ej., valor o impacto social según el rol o edad de la población afectada).

V = vulnerabilidad del problema (p. ej., capacidad de evitar un daño).

CE = coste/efecto (p. ej., coste de evitar una muerte o un caso).

> - El método OPS-CENDES considera que la mejor intervención es aquella que rinde mayores beneficios a menor coste.
> - Respecto a los elementos de priorización de problemas en materia de salud, la «capacidad técnica que poseamos para reducir o eliminar un problema con medidas de prevención primaria, secundaria o terciaria» define la **vulnerabilidad**.

Prevención de la enfermedad

La clasificación epidemiológica de las enfermedades, atendiendo a su historia natural, las divide en enfermedades **transmisibles**, que son aquellas que se pueden contagiar mediante un agente causal o etiológico, y enfermedades **no transmisibles**, que son aquellas que, salvo excepciones, no se contagian pero en las que existen factores que aumentan el riesgo de padecerlas.

Prevención de las enfermedades transmisibles

Son las que se contagian por agentes causales. Los agentes causales son aquellos microorganismos que producen la enfermedad (bacterias, virus, hongos, priones, parásitos, etcétera).

Esta transmisión se lleva a cabo por una **cadena epidemiológica**. La fuente de infección es un ser animado o inanimado que transmite el agente causal al huésped susceptible. La fuente puede ser el humano (personas enfermas o portadores sanos), animales, suelo y agua. El **mecanismo de transmisión** es el modo o manera a través del cual un agente causal pasa desde la fuente de infección a un huésped susceptible. Estos mecanismos pueden ser **directos** (cuando existe cercanía en el tiempo y el espacio entre la fuente de infección y el huésped susceptible) a través del contacto de piel, mucosas, contacto sexual, mordedura, arañazo o aire (gotas de Flügge); o **indirectos** (cuando la fuente de infección y el huésped susceptible están alejados en tiempo y/o espacio), a través del agua, alimentos, fómites, sangre o derivados, artrópodos o aire (núcleos goticulares de Wells). El huésped susceptible es aquella persona que no padece la enfermedad y que es capaz de contraerla, es decir, no es inmune a la enfermedad.

Hay dos **tipos de prevención**:

- **Profilaxis de exposición**: se pretende que el sujeto sano susceptible no se exponga al contacto con el agente causal.
- **Profilaxis de disposición**: se pretende que el sujeto sano susceptible esté dispuesto para enfrentarse al agente causal si tiene contacto con él.

En la **profilaxis de exposición**, por un lado están las acciones focalizadas en la **fuente de infección**. Dentro de estas acciones está la realización de la vigilancia epidemiológica: diagnóstico y tratamiento precoz y correcto, declaración obligatoria de enfermedades, encuesta epidemiológica, vigilancia a convivientes, aislamiento, cuarentena. También se pueden realizar acciones sobre los animales: diagnóstico precoz, tratamiento, aislamiento, sacrificios, vacunaciones, desinsectación, desratización, etc. Y las realizadas en el suelo y/o agua: desinfección, desinsectación y desratización del suelo. Por otro lado, están las medidas focalizadas en el **mecanismo de transmisión**: medidas de saneamiento básico (potabilidad del agua de consumo, depuración de aguas residuales, correcta eliminación de los residuos sólidos) y ambiental (desinfección, desinsectación y desratización).

En la **profilaxis de disposición** se enmarcan aquellas acciones realizadas en el huésped susceptible, que incluyen actividades como quimioprofilaxis, inmunoglobulinas, sueros y vacunas.

Prevención de las enfermedades no transmisibles

Las enfermedades no transmisibles también son conocidas como enfermedades **crónicas**. No las genera un agente causal concreto, sino que se producen por diversas causas (multicausalidad), no se contagian (salvo excepciones) y suelen ser enfermedades crónicas y de larga duración.

Estas enfermedades están en aumento debido al envejecimiento de la población y al incremento de factores de riesgo como los malos hábitos de vida. Esto provoca unas tasas de morbimortalidad elevadas, discapacidades y por consiguiente una carga económica importante para la sociedad.

Las enfermedades no transmisibles se clasifican según sus períodos, y en cada período se ejerce un tipo de prevención:

- **Período prepatogénico**: no existe enfermedad, pero están presentes varios factores de riesgo. En este período se ejerce la prevención primaria, la eliminación de los factores de riesgo.
- **Período patogénico**: cuando ya ha aparecido la enfermedad. Puede encontrarse en un estadio presintomático, con lesión anatómica sin síntomas, o sintomático. En este período se ejerce la prevención secundaria, un diagnóstico y tratamiento precoz de la enfermedad. Dentro de este nivel se realizan exámenes de salud en grupos de personas con alto riesgo de padecer la enfermedad (por ejemplo, pruebas de cribado, autoexploración).
- El último período es la **resolución del proceso**: curación, muerte, secuelas o cronificación. En estos dos últimos casos se puede ejercer la prevención terciaria, rehabilitación física y psíquica y la reinserción y readaptación social.

Los principales grupos de las enfermedades no transmisibles son: enfermedades cardiovasculares, neoplasias malignas, enfermedades respiratorias crónicas, enfermedades endocrinas y metabólicas, enfermedades mentales, enfermedades musculoesqueléticas, enfermedades degenerativas del sistema nervioso central, caries y periodontopatías, y discapacidad.

- La clasificación epidemiológica de las enfermedades, atendiendo a su historia natural, las divide en enfermedades transmisibles, que son aquellas que se pueden contagiar mediante un agente causal o etiológico, y enfermedades no transmisibles, que no se contagian pero en las que existen factores que aumentan el riesgo de padecerlas.
- Hay tres niveles de prevención: primaria, secundaria y terciaria.

Promoción de la salud

La promoción de la salud se basa en actividades dirigidas a la población general, individuos y colectivos de riesgo, y mediante mecanismos como la educación sanitaria pretende fomentar la calidad de vida y la preservación de la salud de la población. De esta manera, permite a la población controlar los determinantes de salud.

Promoción de la salud en recién nacidos

Se ocupa de la prevención, diagnóstico, tratamiento y rehabilitación de las enfermedades congénitas. Las enfermedades congénitas existen desde el nacimiento, a veces se detectan en el nacimiento y otras veces no. Pueden ser genéticas, ambientales o de origen mixto, es decir, de origen genético que solo se activan por factores de riesgo ambientales.

Antes del embarazo se puede calcular el riesgo de tener enfermedades congénitas genéticas mediante un consejo genético a personas con enfermedades genéticas o portadores que quieran ser padres. Antes del embarazo también se pueden controlar factores de riesgo ambientales, por ejemplo, administrando ácido fólico 0,4 mg/día para prevenir la espina bífida.

Durante el embarazo se realiza un control de factores de riesgo ambientales, como evitar radiaciones ionizantes, drogas, tener cuidado con los medicamentos, seguir una dieta adecuada, etc., y se realiza un diagnóstico de enfermedades congénitas genéticas antes de dar a luz en embarazos de alto riesgo, como en las mujeres mayores de 35 años.

Tras el parto, se realiza un diagnóstico precoz sistemático de enfermedades congénitas, examen del recién nacido, análisis de la sangre del cordón umbilical, análisis de sangre 4-7 días después, etcétera.

Promoción de la salud en la mujer

El foco fundamental lo constituyen los problemas relacionados con la violencia machista (violencia física, sexual, acoso laboral, etc.), y su prevención reside en buscar políticas que reduzcan la desigualdad y protejan la vida de la mujer.

También existen problemas específicos de salud derivados de la maternidad: complicaciones o bien provocadas por el mismo embarazo, parto o puerperio, o enfermedades o problemas sociales anteriores que se complican tras el embarazo. Para ello existen medidas de prevención, desde la planificación familiar, derecho al aborto y asistencia sanitaria adecuada durante el embarazo, parto y puerperio.

Promoción de la salud en niños y adolescentes

La edad de la niñez comprende desde el nacimiento hasta los 10-11 años en mujeres y 11-12 en hombres, y la adolescencia desde la edad anterior hasta los 20-25 años.

Mientras que en países no desarrollados las primeras causas de muerte son las enfermedades transmisibles y el hambre, en los países desarrollados la mortalidad en este período es muy baja.

Las enfermedades más comunes en la primera etapa de la vida son las enfermedades congénitas, la muerte súbita del recién nacido y las enfermedades transmisibles. Entre el primer año y los 11 años, los más frecuentes son los trastornos psicomotores y problemas de crecimiento, problemas auditivos y de vista, caries y problemas dentales, malos tratos y abandono, accidentes como traumatismos y envenenamientos, enfermedades congénitas y cáncer. Y entre los 11-21 años: las causadas por malos hábitos de vida (droga, alimentación, etc.), accidentes de tráfico, embarazos no deseados y enfermedades de transmisión sexual.

Se realizan controles periódicos (15 días, 1, 2, 4, 6, 9, 12 y 18 meses, 2, 4, 6, 10, 14 años), en los que se efectúa un examen físico y un control del peso, altura, vista, oído, diagnóstico de enfermedades congénitas, etcétera.

Se ofrecen consejos mediante programas de salud para evitar la muerte súbita del recién nacido, informar sobre las ventajas de la lactancia materna, medidas para evitar accidentes, exámenes del dentista, hábitos de vida saludables (drogas, dietas, ejercicio físico) y métodos para evitar embarazos no deseados y enfermedades de transmisión sexual (ETS), también denominadas infecciones de transmisión sexual (ITS).

Promoción de la salud en la edad adulta

La edad adulta comprende desde los 25 hasta los 64 años. La causa de mortalidad más frecuente en el adulto más joven, entre los 25 y 34 años, son los accidentes de tráfico, y en el adulto mayor, entre los 35 y 64, las enfermedades cardiovasculares y el cáncer.

Las medidas de prevención se centran en fomentar hábitos de vida saludables, prevenir accidentes de tráfico, implantar programas para evitar enfermedades de transmisión sexual, dar a conocer los primeros síntomas de algunas enfermedades para su detección precoz (cáncer de mama, cáncer de piel, etc.), cribados. Se recomienda realizar exámenes de salud cada 5 años.

Promoción de la salud en la vejez

La vejez es la edad que comprende a partir de los 65 años. En los países desarrollados aumenta considerablemente la esperanza de vida y esto hace que aumenten la prevalencia y la incidencia de las enfermedades. Las enfermedades cardiovasculares y el cáncer son las principales causas de muerte. Otros problemas en este período son la discapacidad, la pérdida de autonomía y la dependencia física, psíquica y social.

El objetivo de la promoción de la salud se centra en conseguir el nivel de salud máximo y mantenerlo, prevenir enfermedades e invalideces y evitar la pérdida de autonomía. Se fomentan hábitos de vida saludables (sin tabaco, alcohol o bebidas estimulantes, práctica de ejercicio físico y seguir una dieta adecuada), evitar accidentes y crear medidas de prevención, vacunar de ciertas enfermedades transmisibles como gripe, tétanos, etcétera.

Se recomienda realizar pruebas físicas periódicas (a partir de los 60 años cada 2 años y a partir de los 75, una al año) donde se mide el peso y la altura, presión arterial, se realizan pruebas para detectar algunos cánceres (pecho, colon, útero, próstata), comprobación de la vista y oído, valoración geriátrica, etcétera.

- La promoción de la salud se basa en actividades dirigidas a la población general, individuos y colectivos de riesgo, y mediante mecanismos como la educación sanitaria pretende fomentar la calidad de vida y la preservación de la salud de la población.
- El envejecimiento de la población hace que aumenten la prevalencia y la incidencia de las enfermedades crónicas. La causa de mortalidad más frecuente es el cáncer y las enfermedades cardiovasculares.

EQUIPO MULTIDISCIPLINAR

Un equipo es un grupo de personas que comparten intereses comunes. Un equipo multidisciplinar es la composición formada por diferentes profesionales que trabajan en un área común de forma organizada, coordinada y supeditada a los intereses de la organización. Comparten una metodología de trabajo y unos objetivos comunes.

Es fundamental establecer unos criterios de evaluación periódica, protocolos o guías, donde entre otros aspectos se defina el papel y la responsabilidad de cada profesional y se establezcan claramente los objetivos.

Trabajo en equipo

Las características para un buen trabajo en equipo son (Tabla 9-4):

Tabla 9-4. Características para un buen trabajo en equipo
• Ambiente adecuado • Buena planificación y definición de objetivos • Buen liderazgo • Polivalencia y autonomía de los integrantes • Buena comunicación

Tabla 9-5. Roles productivos

- **Coordinador**: persona trabajadora que organiza y toma la iniciativa habitualmente
- **Cohesionador**: da apoyo, concilia y disminuye tensiones entre los integrantes
- **Cerebro**: individuo de pensamiento, aquel que solventa problemas, con capacidad de crear ideas
- **Investigador**: evita que el equipo encalle en el progreso de un proyecto.
- **Impulsor**: favorece la iniciación y finalización de un proyecto, el seguir adelante cuando se complica
- **Evaluador**: se caracteriza por el rigor en el análisis de las ideas, valorando ventajas e inconvenientes de cada una
- **Resolutivo**: persona con gran habilidad para sondear en busca de información y pensar por sí misma

- Un **ambiente adecuado**: por un lado, el lugar físico de trabajo debe ser adecuado en temperatura, iluminación, espacio, etc., pero también es importante un ambiente emocional positivo, donde los integrantes se encuentren cómodos para expresar sus ideas.
- Una **buena planificación y definición de objetivos**, así como de una buena distribución de las responsabilidades de los integrantes del equipo.
- Un **buen liderazgo**: el líder no debe ser escogido por su antigüedad, sino por su capacidad. Este debe saber crear objetivos claros y favorecer la comunicación en el equipo.
- **Polivalencia y autonomía de los integrantes**: es importante que tengan una buena autonomía en la resolución de problemas. De igual forma, en el caso de que faltase un integrante del equipo por alguna circunstancia, es positivo que el resto sea capaz de seguir trabajando para alcanzar el objetivo.
- **Buena comunicación**: la estructura debe ser participativa, tanto en lo que respecta al contenido como al procedimiento, así como el aspecto socioemocional (creando un clima positivo en el grupo).

Los **roles de los integrantes** del equipo pueden ser:
- **Roles productivos**: vienen definidos en la tabla 9-5.
- **Roles improductivos**: como los de aquellas personas que buscan poder por encima del bienestar del grupo o aquellos que tienden a eludir responsabilidades.

Las **ventajas** y **desventajas** del trabajo en equipo se referencian en la tabla 9-6.

> En el trabajo en equipo es fundamental contar con un buen liderazgo, con personas con roles productivos, un buen ambiente y comunicación. De igual forma, se deben establecer unos criterios de evaluación periódica y protocolos, donde entre otros aspectos se defina el papel y la responsabilidad de cada profesional y se establezcan claramente los objetivos.

Organización del trabajo

Para una buena organización de trabajo se deben abordar los siguientes puntos:
- Acordar el sistema de comunicación.

Tabla 9-6. Ventajas y desventajas del trabajo en equipo

Ventajas
- Cada profesional con diferente formación y conocimiento aporta riqueza al grupo, siendo más fácil la resolución de problemas
- División de trabajo, el reparto justo de tareas hace más fácil su ejecución. Permite una mayor optimización de recursos
- Incremento de motivación y compromiso con la decisión tomada
- Aumento de la creatividad; la discusión conjunta permite alcanzar de forma más eficiente los objetivos
- Aumento de satisfacción personal, que a su vez aumenta la productividad

Desventajas
- Mayor consumo de tiempo para alcanzar decisiones
- Un equipo con mal clima, donde no hay buena comunicación ni buen reparto de trabajo o roles inadecuados, puede generar conflictos de difícil resolución

- Se realizarán reuniones periódicas (generalmente semanales) con los diferentes miembros del equipo, poniendo en común la evolución del paciente desde sus respectivas áreas, discutiendo las diferentes opiniones y revisando los objetivos propuestos.
- Identificar el problema y definirlo operativamente, concretarlo lo más posible.
- Fijar un objetivo común.
- Identificar las diferentes opciones para alcanzar el objetivo establecido.
- Establecer un plan de actuación.
- Evaluar el plan de actuación y ser capaces de aceptar cambios, planificando a su vez las alternativas.
- Debe existir la figura del coordinador o líder del equipo, que variará en función de las necesidades del paciente y la situación.

Definición de objetivos

Un punto importante es identificar el problema, y a partir de ahí los miembros del equipo plantean diferentes opciones para resolverlo. Los objetivos deben estar bien definidos y deben ser priorizados. Deben de ser claros y completos, concretos e inequívocos, con un plazo de tiempo, lugar de aplicación, población a la que se dirige y profesionales que la imparten.

Las metas deben de ser realistas y evaluables. Estas siguen un proceso de jerarquización. El criterio de priorización se puede dividir como clínico-social (según la gravedad del problema, su prevalencia, alarma social y su conexión con otros problemas) u organizativo-productivo (la eficacia del objetivo, su factibilidad y su coste estimado).

Los objetivos se clasifican como generales y específicos o principales y secundarios.

Coordinación entre niveles asistenciales

El Sistema Nacional de Salud se estructura en dos niveles asistenciales: la atención primaria y la especializada. Dentro de la **atención primaria** está el equipo de atención primaria, que se encuentra en el centro de salud, y en la **atención especializada** están los especialistas del área sanitaria, integrados en un servicio jerarquizado que tiene como referencia el hospital. El área geográfica es la unidad estructural y funcional que integra los dos niveles asistenciales.

El objetivo del sistema de salud es crear un sistema integrado no solo en sus centros sanitarios, sino también con la diputación, ayuntamientos y comunidad, entre otros.

El problema fundamental de coordinación entre los dos niveles asistenciales reside en las difíciles interrelaciones que existen, en la dificultad de realizar intercambios bidireccionales en condiciones de igualdad y en la difícil colaboración entre los niveles. En las últimas políticas sanitarias se ha pretendido fomentar la atención primaria quitando carga asistencial a la especializada. Los cambios que están sufriendo los profesionales del área, tanto informáticos como estructurales, dificultan la coordinación y el trabajo en equipo.

Los protocolos conjuntos facilitan la práctica sanitaria creando conductas estandarizadas frente a diversos problemas.

DEFICIENCIA, DISCAPACIDAD Y MINUSVALÍA SEGÚN LA ORGANIZACIÓN MUNDIAL DE LA SALUD

Tener un conocimiento de estos conceptos es fundamental. En 1980, la OMS elaboró la Clasificación Internacional de Deficiencias, Discapacidades y Minusvalías (CIDDM).

Las definiciones de estos conceptos son:

- **Deficiencia**. «Dentro de la experiencia de la salud, una deficiencia es toda pérdida o anormalidad de una estructura o función psicológica, fisiológica o anatómica». Con «anormal» se hace referencia, estrictamente, a una desviación significativa respecto a la norma estadística establecida (por ejemplo, la desviación respecto a la media de la población obtenida a partir de normas de evaluación estandarizadas) y solo debe usarse en este sentido. Esta definición hace referencia a las anormalidades de la estructura corporal y de la apariencia, y a la función de un órgano o sistema, cualquiera que sea su causa. En principio, las deficiencias representan trastornos a nivel de órgano. Pueden ser temporales o permanentes. Existen diversos tipos de deficiencia:
  - **Física**: es aquella que limita o impide el desempeño motriz de la persona derivado de un deficiente funcionamiento del aparato osteoarticular, nervioso o muscular.
  - **Intelectual o cognitiva**: la persona no tiene la capacidad de aprender a los niveles esperados y funcionar normalmente en la vida cotidiana.
  - **Psíquica**: son trastornos que llevan a la persona a no adaptarse completamente a la sociedad.
  - **Sensorial**: afecta a los órganos de los sentidos y por tanto puede derivar en problemas de comunicación (ceguera, sordera).
- **Discapacidad**. «Dentro de la experiencia de la salud, una discapacidad es toda restricción o ausencia (debida a una deficiencia) de la capacidad de realizar una actividad en la forma o dentro del margen que se considera normal para un ser humano». Indica los aspectos negativos de la interacción entre un individuo (con una «condición de salud») y sus factores contextuales (factores ambientales y personales). Se caracteriza por excesos o insuficiencias para realizar la actividad de la vida diaria. Pueden ser permanentes o temporales, reversibles, irreversibles, progresivas o regresivas. Puede darse como consecuencia de una deficiencia.
- **Minusvalía**. «La dificultad para realizar actividades que, según la edad y sexo y entorno social, se consideran básicas para la vida diaria, como el cuidado personal, las relaciones sociales y la actividad económica». La minusvalía no solo se produce por la desventaja que tiene una persona a la hora de cumplir un rol o llevar a cabo una acción debida a una deficiencia y discapacidad, sino que también se produce por la respuesta de la sociedad hacia la situación de dicha persona, y la sociedad responde de distinta manera según las deficiencias sean visibles o invisibles y las desventajas graves o ligeras. Las minusvalías pueden ser:
  - Físicas:
    - Limitaciones orgánicas no motoras: enfermedades cardiovasculares, renales, pulmonares, digestivas, metabólicas, hematológicas y nerviosas.
    - Limitaciones motoras derivadas de trastornos musculares nerviosos.
  - Afecciones físicas o mentales.
  - Sensoriales: ceguera, sordera y trastornos de lenguaje.

> - **Deficiencia**: dentro de la experiencia de la salud, una deficiencia es toda pérdida o anormalidad de una estructura o función psicológica, fisiológica o anatómica.
> - **Discapacidad**: dentro de la experiencia de la salud, una discapacidad es toda restricción o ausencia (debida a una deficiencia) de la capacidad de realizar una actividad en la forma o dentro del margen que se considera normal para un ser humano.
> - **Minusvalía**: dificultad para realizar actividades que, según la edad y sexo y entorno social, se consideran básicas para la vida diaria, como el cuidado personal, las relaciones sociales y la actividad económica.

Concepto de rehabilitación

Según la OMS: «La rehabilitación y la habilitación son procesos destinados a permitir que las personas con discapacidad alcancen y mantengan un nivel óptimo de desempeño físico, sensorial, intelectual, psicológico y/o social. La rehabilitación abarca un amplio abanico de actividades, como atención médica de rehabilitación, fisioterapia, psicoterapia, terapia del lenguaje, terapia ocupacional y servicios de apoyo. Las personas con discapacidad deberían tener acceso a una atención médica general y a servicios adecuados de rehabilitación. Los países deben garantizar que las personas con discapacidad tengan acceso a servicios de salud apropiados, incluida la atención sanitaria general y servicios de habilitación y rehabilitación, y no sufran discriminación en la prestación de servicios de salud».

Concepto de diversidad funcional y necesidades educativas especiales

El principio de los sistemas educativos es que estén protegidos los derechos a la educación de todos, reconociendo la diversidad, sus necesidades, combatiendo las desigualdades y adoptando un modelo educativo abierto y flexible que permita el acceso y la permanencia escolar de todo el alumnado, así como unos resultados escolares aceptables.

La **educación especial** se puede definir como aquella que se dirige a sujetos que, por diferentes causas que pueden ser psíquicas, físicas, emocionales, no pueden adaptarse por completo a una enseñanza habitual. El proceso educativo es fundamental para que los sujetos con diversidad funcional puedan alcanzar la formación humana y la preparación necesaria para integrarse personal, social y profesionalmente en la sociedad.

La **atención a la diversidad** se aborda dentro de la Ley Orgánica de Educación de 2006, en la que se contemplan medidas ordinarias y específicas para la educación primaria y secundaria. En la educación primaria se establece el apoyo en grupo, se realizan agrupamientos flexibles, adaptaciones, medidas de apoyo, refuerzo fuera del horario escolar y un plan específico e individualizado de refuerzo o recuperación. En la educación secundaria se establecen los agrupamientos flexibles, desdoblamiento de grupos, apoyo, medidas de refuerzo, adaptaciones del currículo, plan específico personalizado y plan de atención específico.

Concepto de calidad de vida relacionada con la salud (CVRS)

La Organización Mundial de la Salud definió la salud como algo más que la ausencia de la enfermedad, ampliando el concepto a la totalidad del bienestar físico, psicológico y social. La salud, por tanto, se ha convertido en un bien social al que se tiene derecho. Además, se percibe como uno de los determinantes del desarrollo personal y de la felicidad del individuo. Esta ampliación del concepto de salud conlleva una mayor exigencia por parte de todos los agentes implicados, en definir exactamente cómo y cuánto el cuidado sociosanitario es capaz de prevenir y fomentar la salud de los individuos.

Por todo ello, se han desarrollado los instrumentos de medición de los resultados de la intervención sanitaria, lo que ha llevado al concepto de medicina, fisioterapia **basada en la evidencia** y, consecuentemente, a los de calidad de vida relativa a la salud.

El término ***calidad de vida*** se refiere al bienestar físico, emocional y social de las personas, así como a su capacidad para desenvolverse y desarrollar tareas típicas de la vida cotidiana.

La calidad de vida relativa a la salud (*Health Related Quality of Life*, HRQoL) se centra en los aspectos de nuestra vida dominados o influenciados significativamente por la salud personal y en las actividades que realizamos para mantener o mejorar dicha salud (Bungay *et al.*, 1996). Existen otras definiciones de la calidad de vida relacionada con la salud (CVRS), como las que aporta Bulpit (1997) o Kind (2001).

Las dimensiones utilizadas más frecuentemente en relación con la CVRS son:

- Funcionamiento físico.
- Bienestar psicológico.
- Estado emocional.
- Dolor.
- Funcionamiento social.
- Percepción general de la salud.
- Otras dimensiones (función sexual, grado de satisfacción con la vida, impacto sobre la productividad laboral y las actividades de la vida diaria, etcétera).

CIE-10

[Tomado de: **CIE-10-ES Diagnósticos**. Editado por el Ministerio de Sanidad, Servicios Sociales e Igualdad, Secretaría General Técnica (© Ministerio de Sanidad), Servicios Sociales e Igualdad. ISBN: 978-84-340-2438-0. Madrid. Enero 2018]

CIE-10-ES Diagnósticos, es la traducción de la Modificación Clínica de la Clasificación Internacional de Enfermedades, 10ª revisión (*International Classification of Diseases, 10th Revision, Clinical Modification* [ICD-10-CM], en su denominación original en inglés), publicada por el Gobierno de los Estados Unidos (EE. UU.). La ICD-10-CM fue desarrollada por el Centro Nacional de Estadísticas de Salud (NCHS), perteneciente al Departamento de Salud del Gobierno Federal de EE. UU. (DHHS). La modificación clínica está basada en la CIE-10, clasificación original de la Organización Mundial de la Salud (OMS), la cual autorizó a su vez el desarrollo de la mencionada modificación clínica.

La CIE-10-ES sustituye a la CIE-9-MC, modificación clínica de la 9ª revisión de la CIE, como clasificación de referencia en los registros de morbilidad y codificación clínica en España, desde el 1 de enero de 2016. La CIE-9-MC dejó de actualizarse en 2013, siendo su novena edición, de enero de 2014, la última disponible para España. El Ministerio de Sanidad, Servicios Sociales e Igualdad, responsable de su traducción y actualización, coordinó la traducción y validación de los materiales originales de la CIE-10 para diagnósticos y procedimientos, dando lugar a la CIE-10-ES.

Los trabajos de traducción y validación, que se remontan a 2011, fueron llevados a cabo merced a la participación de las comunidades autónomas a través de los miembros de la Unidad Técnica de la CIE-9-MC. Asimismo, se contó con la colaboración de 17 Sociedades Médicas y numerosos expertos en documentación clínica.

Los contenidos de la actual edición incorporan la adenda de diagnósticos correspondiente a ICD10CM FY2017. La clasificación se acompaña de una serie de convenciones y normativa de codificación que es revisada y actualizada por la Unidad Técnica CIE-10-ES y fue publicada por el Ministerio de Sanidad, Servicios Sociales e Igualdad (http://www.msssi.gob.es/estadEstudios/estadisticas/normalizacion/home.htm)

Actualmente, este ministerio se denomina Ministerio de Sanidad, Consumo y Bienestar Social. El documento completo está disponible en: https://www.msssi.gob.es/estadEstudios/estadisticas/normalizacion/CIE10/CIE10ES_2018_diag_pdf_20180202.pdf

PUNTOS CLAVE

- Según la OMS, la salud es un estado de bienestar físico, mental y social con capacidad de funcionamiento, y no solo de ausencia de enfermedad o invalideces.
- La salud pública es el esfuerzo organizado de la comunidad dirigido a fomentar y promocionar el bienestar de la población cuando está sana, y a restaurar y reestablecer su salud cuando esta se pierde. Y en caso de necesidad, rehabilitar y reinsertar al enfermo, integrándolo de nuevo en su medio social, laboral y cultural.
- Los determinantes de la salud son la biología humana, los estilos de vida, el medioambiente y los servicios sanitarios.
- Mediante las estrategias de prevención se reduce la aparición de enfermedades específicas.
- La clasificación epidemiológica de las enfermedades, atendiendo a su historia natural, las divide en enfermedades transmisibles, que son aquellas que se pueden contagiar mediante un agente causal o etiológico, y enfermedades no transmisibles, que no se contagian pero en las que existen factores que aumentan el riesgo de padecerlas.
- Hay tres niveles de prevención: primaria, secundaria y terciaria.
- La promoción de la salud se basa en actividades dirigidas a la población general, individuos y colectivos de riesgo, y mediante mecanismos como la educación sanitaria pretende fomentar la calidad de vida y la preservación de la salud de la población.
- El envejecimiento de la población hace que aumenten la prevalencia y la incidencia de las enfermedades crónicas. La causa de mortalidad más frecuente es el cáncer y las enfermedades cardiovasculares.
- En el trabajo en equipo es fundamental contar con un buen liderazgo, con personas con roles productivos, un buen ambiente y comunicación. De igual forma se deben establecer unos criterios de evaluación periódica y protocolos, donde entre otros aspectos se defina el papel y la responsabilidad de cada profesional y se establezcan claramente los objetivos.
- Deficiencia: dentro de la experiencia de la salud, una deficiencia es toda pérdida o anormalidad de una estructura o función psicológica, fisiológica o anatómica.
- Discapacidad: dentro de la experiencia de la salud, una discapacidad es toda restricción o ausencia (debida a una deficiencia) de la capacidad de realizar una actividad en la forma o dentro del margen que se considera normal para un ser humano.
- Minusvalía: dificultad para realizar actividades que, según la edad y sexo y entorno social, se consideran básicas para la vida diaria, como el cuidado personal, las relaciones sociales y la actividad económica.

BIBLIOGRAFÍA

Egea C, Sarabia A. Experiencias de aplicación en España de la Clasificación Internacional de Deficiencias, Discapacidades y Minusvalías. Madrid: Real Patronato sobre Discapacidad; 2001.

Hernández-Aguado I, Lumbreras Lacarra B. Manual de epidemiología y salud pública para grados en ciencias de la salud. 3ª ed. Madrid: Editorial Médica Panamericana; 2018.

Martínez Rodríguez A, coordinadora. Fisioterapia en Atención Primaria. Síntesis; 2008.

Piédrola G. Medicina preventiva y salud pública. 12ª ed. Elsevier Masson; 2015.

Educación para la salud

10

N. Burgos Alonso y J. Seco Calvo

OBJETIVOS DEL APRENDIZAJE

- Estudiar los principales métodos para realizar la educación para la salud.
- Conocer las diferentes técnicas de comunicación utilizadas en la educación para la salud.
- Conocer los modelos teóricos para realizar el cambio de conductas.
- Conocer los programas de educación para la salud.

INTRODUCCIÓN

La educación para la salud es una práctica que se ha llevado a cabo desde la Antigüedad y constituye una herramienta muy valiosa, especialmente para la promoción de la salud. El concepto de educación para la salud ha sufrido variaciones a lo largo de los años:

- Organización Mundial de la Salud (1969): «La educación sanitaria se basa en inducir a las personas a adoptar y mantener las costumbres de una vida sana, a utilizar razonablemente los servicios sanitarios puestos a su disposición y también a tomar decisiones, individual y colectivamente, para mejorar su estado de salud y el del medio en que habitan».
- Para definir la **educación para la salud** (EPS), el IV Grupo de Trabajo de la *National Conference on Preventive Medicine* (EE. UU., 1975), presidido por Anne R. Somers, determinó que: «La EPS es un proceso que informa, motiva y ayuda a la población a adoptar y mantener prácticas y estilos de vida saludables, propugna los cambios ambientales necesarios para facilitar esos objetivos, y dirige la formación profesional y la investigación hacia esos mismos objetivos». Esta definición incorpora una serie de acciones conducentes a (acrónimo **IMAPPI**):
  - **Informar (I)** a la población sobre la enfermedad, la salud, la invalidez y las formas mediante las cuales los individuos pueden mejorar su propio estado de salud.
  - **Motivar (M)** a la población para que modifique sus hábitos y los transforme en otros más saludables.
  - **Ayudar (A)** a la población a adquirir actitudes, conocimientos y las habilidades necesarias para mantener un estilo de vida saludable.
  - **Propugnar (P)** cambios en el medioambiente que faciliten una conducta hacia la salud positiva y unas condiciones de vida saludables.
  - **Promover (P)** la capacitación, enseñanza y formación de todos y cada uno de los Agentes de Educación para la Salud de la Comunidad.
  - **Incrementar (I)**, mediante la evaluación y la investigación, los conocimientos sobre el modo más efectivo de lograr los objetivos planteados.
- Turner (aprobado por la Organización Mundial de la Salud en 1978): «La educación sanitaria supone un conjunto de experiencias que contribuye a inculcar en la persona hábitos, actitudes y conocimientos útiles relacionados con la salud individual, familiar y colectiva».
- Modolo (1981): «La educación sanitaria es uno de los instrumentos de promoción de la salud y acción preventiva. Es un instrumento que ayuda a los individuos a adquirir un conocimiento científico de los problemas y comportamientos útiles para conseguir el objetivo salud».
- Nutbeam (2000): «Son las habilidades cognitivas y sociales que determinan la motivación y la capacidad de los individuos para acceder, comprender y utilizar la información encaminada a la promoción y mantenimiento de una buena salud».

Hoy en día ha cambiado el término, y en vez de «educación sanitaria» se denomina «educación para la salud». Educar no es enseñar, es aportar conocimientos con el fin de que la persona los utilice para tomar las decisiones conscientes y autónomas.

La educación sanitaria se realiza principalmente para que la sociedad entienda la importancia de los programas de salud pública y tome parte en ellos. Su finalidad, entre otras, reside en eliminar hábitos inadecuados, factores de riesgo, accidentes y/o enfermedades. De igual manera, también ayuda a la población a participar activamente en el diagnóstico precoz, tanto de forma activa mediante autoexploraciones o conocimientos de los primeros síntomas, como de forma pasiva participando en programas de cribado.

La educación para la salud no solo está dirigida a personas sanas, también es fundamental en personas con alguna patología, con el fin de que conozcan su enfermedad y las pautas terapéuticas y realicen el cumplimiento del tratamiento de forma adecuada.

Por lo tanto, el objetivo de la educación para la salud es aportar conocimientos a la sociedad para fomentar comportamientos y hábitos positivos de salud.

La educación para la salud no solo la imparten los profesionales en salud (médicos, enfermeras, fisioterapeutas, farmacéuticos, psicólogos, etc.), sino también aquellas personas involucradas en la comunidad como asistentes sociales, educadores, etc. Tanto unos como otros tienen el rol de modelo, por lo tanto, deben ser coherentes con lo que imparten; es decir, no serían creíbles, por ejemplo, si pretendieran fomentar el abandono de tabaco siendo fumadores.

> La educación para la salud se realiza principalmente para que la sociedad entienda la importancia de los programas de salud pública y tome parte en ellos. Su finalidad, entre otras, reside en eliminar hábitos inadecuados, factores de riesgo, accidentes y/o enfermedades, así como en influir en las personas enfermas para que tengan conocimiento sobre su enfermedad y tratamiento.

COMUNICACIÓN

Las habilidades en comunicación ayudan a **mejorar las relaciones interpersonales**. La comunicación es un acto por el que el comunicador transmite un mensaje al receptor. Para facilitar la comunicación, el comunicador debe atraer al receptor, atendiendo tanto a la comunicación verbal como a la no verbal.

Elementos de la comunicación

Los elementos de la comunicación se recogen en la tabla 10-1. Hay que destacar que el **código** es un elemento del proceso de comunicación, y que se define como el conjunto de signos o señales y reglas que comparten dos o más interlocutores.

Tipos de comunicación

En todo proceso de comunicación se dan dos elementos básicos:

- Lo que decimos, esto es, el mensaje que se quiere transmitir, la lingüística.
- El cómo se dice o se da el mensaje.

Tabla 10-1. Elementos de la comunicación

- **Emisor**: persona que emite el mensaje
- **Receptor**: persona que recibe el mensaje
- **Mensaje**: el contenido de la información
- **Canal de comunicación**: medio por el que se envía el mensaje
- **Contexto**: situación en la que se produce la comunicación

Tabla 10-2. Elementos paralingüísticos

Tono	Agudos	• Se asocian con la alegría y el entusiasmo • Pueden considerarse poco serios e infantiles • No transmiten mucha credibilidad
	Graves	• Sugieren serenidad, madurez • Generan confianza y credibilidad • Si es excesivamente grave transmite desconfianza y aburre
Volumen	Bajo	• Indica algo íntimo, cercanía • También sugiere inexperiencia o represión
	Alto	• Denota imposición, agresividad, debilidad, impaciencia • Transmite rechazo
Ritmo o latencia (hace referencia a la fluidez verbal)	Lento o entrecortado	• Revela rechazo al contacto, deseo de retirada y frialdad en la interacción, desinterés
	Rápido	• Crea desconfianza y tensión
	Regular y monótono	• Aburre, es antinatural
	Irregular	• Crea confusión

En este segundo elemento es en el que se engloban otros conceptos relevantes de la comunicación no verbal:

- La cinesia, o cinestesia, es decir, cómo nos movemos.
- La paralingüística (Tabla 10-2).

La comunicación puede ser verbal o no verbal:

- **Comunicación verbal**: se refiere a la comunicación mediante palabras y tono de voz:
  - El lenguaje debe ser adecuado al público al que está dirigido.
  - El discurso debe ser claro y ordenado.
  - Se deben repetir los puntos importantes.
- **Comunicación no verbal (no lingüística)**: se refiere a la comunicación mediante gestos, posturas, etc., e incluye:
  - Elementos paraverbales: silencios, volumen, timbre, ritmo y velocidad adecuada.
  - Apariencia física: ir arreglado, limpio y vestido acorde al lugar de trabajo.
  - Distancia física: espacio suficiente para que las dos personas se encuentren cómodas.
  - Lenguaje postural: puede reflejar autoridad, interés, nerviosismo o rechazo dependiendo del lugar donde coloquemos las manos, miremos o movamos la cabeza y/o el tronco.

Técnicas de comunicación

Para mejorar la comunicación se pueden utilizar las siguientes técnicas:

- **Ser específico**, pensar en el objetivo que se quiere conseguir y transmitirlo de forma clara y concreta.
- Ser **breve** y evitar generalizar.
- Practicar la **escucha activa**, no interrumpir cuando la otra persona está hablando, incluso parafrasear o asentir para que la otra persona sea consciente de que se le está escuchando y no contraargumentar o contar tu propia historia.
- **No juzgar**, evitar frases negativas como «no colaboras» o similares, y procurar ser positivo («necesito que colabores en…»).
- **Incluir aspectos positivos en el mensaje**, emitir palabras de refuerzo o cumplidos.

> Las técnicas de comunicación ayudan a mejorar las relaciones interpersonales y, gracias a ello, se puede aumentar la confianza con el paciente, mejorando así la influencia en la educación para la salud. Estas técnicas se basan tanto en la comunicación verbal como no verbal, pero también en practicar la escucha activa y ser eficaz en el mensaje.

MÉTODOS Y MEDIOS DE EDUCACIÓN PARA LA SALUD

El método de educación para la salud es el proceso mediante el cual el mensaje alcanza al educando. En general, cuanto más estrecha es la relación entre el educador y el educando y mayor la interacción, mayor es la eficacia del método.

Los **elementos para la educación para la salud** incluyen:

- **Educador o agentes para la educación para la salud**: es el emisor, es decir, la persona que emite el mensaje que debe llegar al receptor. Se encuentran en este grupo tanto profesionales de la salud (médicos, fisioterapeutas, enfermeras, farmacéuticos) como profesionales que realizan tareas educativas o profesionales de la comunicación (periodistas, personas con influencia en redes sociales, etcétera).
- **Población, grupo y/o individuo**: es el receptor o educando, persona o personas que reciben el mensaje, que puede estar dirigido a toda la población o a grupos de riesgo concretos (ancianos, embarazadas, etcétera).
- **Mensaje**: es el contenido de la información de la conducta que se modifica y ofrece métodos para ayudar a alcanzar el objetivo. En él influyen tanto la comunicación verbal como la no verbal, técnicas de motivación, complementos que se utilicen, etcétera.
- **Canal de comunicación:** es el medio por el que se envía el mensaje; se pueden utilizar tanto métodos directos como indirectos.

Los **factores que influyen en los métodos de educación para la salud** son los siguientes:

- **Factores del entorno social**: condiciones de vida, recursos económicos y sociales, valores socioculturales.
- **Factores del entorno próximo**: apoyo del grupo familiar.
- **Factores personales**: conocimientos, habilidades tanto emocionales como físicas, manejo social, manejo del tiempo, de las relaciones personales, del estrés, etcétera.

Métodos directos

En los métodos directos se utiliza el contacto directo entre el agente de educación sanitaria y los educandos. Se emplea la palabra hablada, aunque también se pueden usar complementos como la pizarra, diapositivas, programas como *PowerPoint*, *Prezi*, entre otros. Su ventaja radica en que se facilita la aclaración de dudas o problemas que surgen durante la explicación.

Se han observado resultados positivos en programas que fomentan cambio de hábitos de vida.

Diálogo, entrevista sanitaria o consejo

Este método se considera el más efectivo, pero es importante que exista confianza entre el educador y el educando. Consiste en que una persona experta facilita información a una persona que desconoce el mensaje.

La entrevista es un tipo de diálogo, y es fundamental para realizar correctamente el diagnóstico y tratamiento del problema.

Se debe escuchar y hablar claro, así como dar consejo de forma específica y breve. Si el educando es una persona enferma, debido a su preocupación, será más receptiva a la información que aquella que está sana.

Clase o charla

Es el método más utilizado. Las clases se dan en el aula, en escuelas, institutos o lugares de formación, mientras que las charlas van dirigidas especialmente a grupos interesados, por ejemplo, de asociaciones o de la comunidad.

Se suelen utilizar complementos como *PowerPoint*, *Prezi*, pizarras u otros. Hay que tener en cuenta que es difícil mantener la atención de los educandos durante más de 30-45 minutos. Asimismo, el orador debe conocer el tema en profundidad. Es importante que la clase o charla esté bien organizada y planificada con antelación y conviene siempre hacer un resumen al terminar. En el caso de las charlas, a veces se puede realizar un pequeño coloquio al final.

Tampoco hay que olvidar la importancia del lugar donde se realiza la clase o charla: debe estar bien climatizado, con asientos adecuados y buena acústica.

Grupos de discusión

Este método se considera adecuado para fomentar el cambio de actitudes y conductas. La metodología se basa en la reunión de grupos pequeños. Conviene que existan las figuras de moderador y observador. También es importante tratar temas de interés para los participantes y que estos conozcan el asunto en profundidad.

Grupos de autoayuda. Concepto

Mención aparte merecen los **grupos de autoayuda**. También se denominan **grupos de ayuda mutua**. Son verdaderas **redes de apoyo** que se conforman para superar un problema común a sus miembros. Comenzaron en Massachusetts, en 1905, con un grupo de pacientes tuberculosos, siendo su creador J. H. Pratt quien los llamó Grupos didácticos, pues su objetivo era precisamente informarles sobre la citada enfermedad. Posteriormente se crearía el de alcohólicos anónimos. Actualmente los hay de muchos tipos y funcionan en prácticamente todo el mundo.

Los grupos de autoayuda surgen como alternativa al sistema tradicional donde la dirección y la responsabilidad eran exclusivas de un profesional sociosanitario.

Conceptualmente, la Organización Mundial de la Salud adoptó la definición propuesta por Katz y Bender (1976), que se transcribe literalmente: «los grupos de autoayuda son grupos pequeños y voluntarios estructurados para la ayuda mutua y la consecución de un propósito específico. Estos grupos están integrados habitualmente por iguales que se reúnen para ayudarse mutuamente en la satisfacción de una necesidad común, para superar un hándicap común o problemas que trastornan la vida cotidiana, y conseguir cambios sociales y/o personales deseados. Los iniciadores y miembros de estos grupos perciben que sus necesidades no son o no pueden ser satisfechas por las instituciones sociales existentes. Los grupos de ayuda mutua enfatizan la interacción social cara a cara y la responsabilidad personal de sus miembros.

Con frecuencia, proporcionan ayuda material, así como apoyo emocional; están orientados a la causa del problema y promueven una ideología o conjunto de valores a través de los cuales los miembros del grupo pueden obtener e incrementar un sentimiento de identidad personal».

En el ámbito de la fisioterapia, es habitual que las personas con enfermedades crónicas pertenezcan a estos grupos, lo cual resulta fundamental en la disminución de los hándicaps derivados de sus afecciones, en su vida diaria.

Métodos indirectos

En los métodos indirectos, el educador y el educando no están en contacto. Se procura utilizar un mensaje simple. Puede utilizarse un método visual (carteles, folletos, cartas, circulares, periódicos), sonoro (radio) o mixto: cine, televisión, vídeo, Internet. Su efecto principal es aumentar el conocimiento de la población, así como incidir positivamente sobre las conductas de salud positivas ya instauradas.

Carteles

Dentro de los métodos indirectos, es muy utilizado en la educación para la salud.

Debe atraer la atención y representar una idea de forma rápida y clara. Solo se puede presentar una idea en cada cartel y se debe ubicar en un lugar visible. Hay que prestar atención al color: debe existir un color principal llamativo y el resto de colores deben estar bien combinados. Se suele incluir un dibujo relacionado con el tema para que con un simple vistazo se entienda el mensaje.

Folletos

Deben de ser simples y sobre un tema específico. Al ser un elemento que las personas pueden guardar, perdura más en el tiempo que los carteles. A veces se usan como complementos de métodos directos, se reparten en visitas médicas, clases o charlas. Otra de sus ventajas es su bajo coste de producción, pero su distribución puede suponer un aumento de dicho coste.

Los textos deben ser cortos, el lenguaje debe estar adecuado al receptor. El diseño es fundamental (díptico, tríptico) y aumenta su influencia si se reparte a personas ya interesadas en el tema, por ejemplo, en charlas o consultas.

Prensa

Se puede utilizar para comunicar noticias o ideas novedosas. Facilita mucho el mensaje, ya que se puede releer o repetir en distintas publicaciones. No obstante, puede crear alarmas sociales, como ocurre con los brotes de enfermedades o transmisiones, y a veces se reproduce información falsa sobre métodos no comprobados científicamente, dando falsas esperanzas a los enfermos.

La información debe ser coherente y bien estructurada. Se deben utilizar pocas palabras y con un lenguaje adaptado al receptor. Es útil poner ejemplos o hacer referencias personales, así como utilizar imágenes.

Radio y televisión

Sirven para fijar ideas y promover interés. La información debe ser breve, de 6-7 minutos, con un lenguaje simple y atrayente. Se puede usar un formato de charla o entrevistas, donde incluso pueden participar oyentes o televidentes.

En estos medios, la información está más controlada que en Internet, ya que existe una regulación de contenidos.

Internet

Algunas personas mayores no tienen acceso a esta información, pero cada vez su cobertura es mayor. Cabe destacar la influencia creciente de las redes sociales en las personas jóvenes.

Existen muchas webs relacionadas con la salud, pero, si no se consultan webs oficiales, pueden generar mucha desinformación, crear alarmas sociales y confusión.

> La metodología de la educación para la salud consta de métodos directos (diálogo, entrevista, charla, clase o grupos de discusión) y métodos indirectos (carteles, folletos, prensa, radio, televisión, Internet).

Técnicas didácticas

Las técnicas didácticas se reflejan en la tabla 10-3.

Teorías y modelos de modificación de comportamientos en salud

Las teorías y modelos de modificación de comportamientos en salud más relevantes se describen a continuación.

*Creencias en salud (*Health Belief Model*)*

Este modelo está basado en la percepción de la persona sobre la amenaza del problema de salud y la efectividad de la conducta recomendada para prevenir o manejar dicho problema. Se centra en la percepción que tiene el individuo sobre su vulnerabilidad frente a la enfermedad y la

Tabla 10-3. Técnicas didácticas		
Técnicas	**Metodología**	**Objetivo**
Expresión	Escucha activa y empática	Aportar contenidos en el área efectiva, aunque también en habilidades y conocimientos
	Preguntas abiertas y cerradas	
	Citaciones	
Análisis	Resumir y ordenar	Trabajar valores, actitudes y conocimientos
	Proponer ejercicios prácticos	
	Confrontar incongruencias	
	Personalizar	
Información	Establecer conexiones	Fomentar habilidades cognitivas y aportar conocimientos
	Discusión	
	Participación	
	Toma de decisiones	
Desarrollo de habilidades	Simulaciones operativas	Entrenarse en habilidades específicas y aprender a comportarse en situaciones concretas
	Demostración con entrenamiento	
	Tareas para casa	
	Connotación positiva	

gravedad de esta, así como en los beneficios que cree que puede obtener con el cambio de conducta y las barreras que pueda percibir para realizar el cambio. Por último, es fundamental la confianza que la persona tenga en sí misma para iniciar el cambio.

En la práctica conviene que el profesional indague en cómo la persona percibe el riesgo, explorar las barreras percibidas para realizar el cambio, buscar estímulos y proporcionar estrategias para conseguirlo, así como fomentar la confianza en sí misma.

*Acción planificada y acción razonada (*Theory of Planned Behavior*)*

Este modelo se basa en la teoría de que las personas son seres racionales y su intención de conducta determina la ejecución de esta. Influyen las creencias, las actitudes, las normas subjetivas y el control percibido sobre la conducta. Por ejemplo, una persona tendrá una actitud positiva hacia un comportamiento si piensa que el resultado será positivo, y al revés, si tiene creencias de que el resultado será negativo, tendrá una actitud negativa frente al cambio.

Tabla 10-4. Etapas de cambio en el modelo transteórico de las etapas de cambio (*Transtheoretical Model*)

- **Precontemplación**: la persona no tiene interés en modificar la conducta en un futuro cercano
- **Contemplación**: la persona es consciente del problema y piensa en cambiar la conducta en algún momento
- **Preparación**: la persona toma la decisión de cambiar la conducta y prepara un plan de acción
- **Acción**: la persona modifica la conducta
- **Mantenimiento**: la persona mantiene la conducta a lo largo del tiempo
- **Recaída**: la recaída es un suceso común y parte del proceso de cambio

En la práctica es fundamental evaluar la intención de conducta del individuo. También se puede indagar en la percepción del individuo sobre la opinión del entorno respecto al cambio, subrayar los aspectos positivos del cambio y fomentar la confianza en sí mismo.

*Modelo transteórico de las etapas de cambio (*Transtheoretical Model*)*

Se trata de un modelo dinámico de cambio en el que las personas progresan a lo largo de diversas etapas. La disposición o intención de cambiar una conducta varía entre los individuos, e incluso en el mismo individuo, a través del tiempo. La recaída es un suceso común y parte del proceso de cambio.

Las **etapas de cambio** son las que aparecen en la tabla 10-4.

En la práctica conviene adecuar las intervenciones al estadio de disposición al cambio, buscando que las personas avancen en el proceso. Conviene utilizar estrategias motivacionales o informativas en las primeras fases y también estrategias de dotación de habilidades para realizar la nueva conducta y afrontar las dificultades para evitar recaídas.

*Proceso de adopción de precauciones (*Precaution Adoption Process Model*)*

La adopción de una nueva conducta requiere un proceso a través de siete etapas o pasos:

- La persona no es consciente del riesgo.
- La persona es consciente del riesgo, pero no se considera susceptible al mismo o implicada por el problema.
- La persona está en el proceso de toma de decisión, que puede ser:
  - No actuar.
  - Preparada para actuar.
  - Acción.
  - La persona mantiene la conducta.

En la práctica no solo consiste en motivar al sujeto, se trata de informar en las primeras etapas y apoyar a la persona que decide actuar.

*Modelo sociocognitivo o teoría social del aprendizaje (*Social Cognitive Theory*)*

Este modelo se basa en que el comportamiento viene determinado por la interacción dinámica de los factores personales, las influencias ambientales y la propia conducta. Según esta teoría, el individuo aprende no solo de su propia experiencia, sino de la conducta de los demás. La teoría afirma que la conducta está influida no solo por los conocimientos del individuo y su propia conducta, sino también por los factores ambientales, las normal sociales, la comunidad, etcétera.

En este modelo es importante el concepto de «autoeficacia», que hace referencia a la confianza en uno mismo y a la capacidad que uno mismo percibe para realizar el cambio.

En la práctica, es importante focalizarse en objetivos concretos y progresivos, utilizar herramientas como la automonitorización o el refuerzo frente a resultados y promover el aprendizaje de habilidades.

Modelo PRECEDE-PROCEDE

Este modelo se basa en realizar un diagnóstico emocional antes de intentar realizar el cambio de conducta. PRECEDE significa *Predisposing, Reinforcing, and Enabling, Causes in Educational Diagnosis and Evaluation.*

> El modelo PRECEDE-PROCEDE, modificado por Green y Kreuter (1991), se plantea como un guion para desarrollar actividades en promoción de la salud.

En la práctica se debe indagar en los factores predisponentes hacia la conducta que se quiere cambiar, así como la actitud de la persona hacia el cambio. Se debe informar al sujeto sobre la conducta y conocer las habilidades que tiene, así como los recursos de los que dispone para realizar el cambio. Una vez que adquiere la conducta, para facilitar el mantenimiento se intenta conocer qué factores reforzantes tiene el individuo.

PRECEDE tiene cuatro fases:

- **Fase 1**: identificar el resultado final deseado.
- **Fase 2**: identificar y establecer prioridades entre los asuntos de salud o comunitarios, así como también los determinantes de comportamiento y ambientales que entorpecen la obtención de ese resultado, o las condiciones que se deben alcanzar para lograr ese resultado; e identificar los comportamientos, estilos de vida y/o factores ambientales que afectan esos asuntos o condiciones.
- **Fase 3**: identificar los factores que contribuyen a la predisposición, facilitación y refuerzo, que pueden afectar los comportamientos, actitudes y factores ambientales con prioridad en la fase 2.
- **Fase 4**: identificar los factores administrativos y normativos que influencian lo que puede ser implementado.

PROGRAMAS DE INTERVENCIÓN COMUNITARIA Y PREVENCIÓN

Una de las herramientas de educación para la salud son los programas de intervención comunitaria dirigidos a toda la sociedad (Tabla 10-5), que se clasifican en función de sus objetivos.

Tabla 10-5. Programas de intervención comunitaria y prevención

- Educación para la salud en las escuelas
- Educación para la salud en el entorno laboral
- Educación para la salud en la comunidad
- Educación para la salud en enfermos

Educación para la salud en escuelas

La educación que se imparte en estas instituciones tiene como objetivo aportar conocimiento para que los niños instauren hábitos y comportamientos positivos, que ayuden en su desarrollo y crecimiento, y eviten enfermedades prevalentes. Son los programas con mayor eficacia, ya que su cobertura es total (todos los niños van a la escuela) y, por la edad, tienen mayor capacidad de aprender. Además, no tienen todavía instaurados hábitos poco saludables como el consumo de alcohol y tabaco.

Educación para la salud en el entorno laboral

Se ofrece especialmente en aquellos trabajos donde existen riesgos específicos (como lesiones físicas y/o enfermedades por sustancias tóxicas), sin embargo, se pueden aplicar programas para la higiene postural y ergonomía en aquellos puestos de oficina, o programas generales para la población adulta.

Por un lado, se aporta información sobre los factores de riesgo y su prevención inculcando hábitos positivos (casco, mascarilla, etc.); pero también, dependiendo de la empresa, pueden fomentar hábitos saludables generales como el abandono del hábito tabáquico, la promoción de ejercicio físico o de una alimentación sana, entre otros.

Educación para la salud en la comunidad

El lugar principal donde se realizan estos programas son los centros de atención primaria (centros de salud, ambulatorios, farmacias, etc.), pero también en asociaciones, grupos y por supuesto en los medios de comunicación. Igualmente, su objetivo suele ser general, aportando conocimientos y para fomentar hábitos saludables, pero también se pretende identificar personas o grupos de riesgo, informar y motivar para que abandonen hábitos de riesgo, así como animar a que tomen parte en programas de cribado.

Educación para la salud en enfermos

Estos se realizan en casa, centros de atención primaria y/u hospitales. En este caso, su objetivo principal es dar información sobre cómo aparece la enfermedad y cómo controlarla, sobre los tratamientos, alternativas, pautas, etc. No solo se imparte a los enfermos, sino también a sus amigos y familiares, o aquellos allegados interesados en conocer tanto la enfermedad como sus tratamientos.

Criterios para desarrollar un programa de salud

Los criterios para desarrollar programas de salud son los siguientes:

- Capacitación de los individuos.
- Consentimiento de la comunidad.
- Sensibilización de la comunidad hacia ese tema.
- Consideración de la situación socioeconómica y cultural de la población.

- Constituir un equipo que asegure la continuidad y su participación en programas de salud.

> Los programas de educación para la salud se realizan tanto en escuelas como en el ámbito laboral, en la comunidad y en el área sanitaria.

PAPEL DEL FISIOTERAPEUTA EN LA FORMACIÓN Y EDUCACIÓN PARA LA SALUD

Los tipos de educación donde el fisioterapeuta participa son los siguientes:

- **Educación formal**: se realiza en instituciones que tienen explícitamente una intención y objetivos educativos (facultades de Fisioterapia).
- **Educación no formal**: no se lleva a cabo en una institución educativa, pero tiene objetivos educativos (cursos de formación, congresos, etcétera).
- **Educación informal**: el fisioterapeuta la realiza durante su trabajo cotidiano y en su trato con los pacientes. Va dirigida a profesionales de la salud, enfermos y cuidadores.

Papel del fisioterapeuta en la educación para la salud en escuelas

El objetivo del fisioterapeuta se basa en la detección precoz de alteraciones ortopédicas como la escoliosis, hipercifosis, etc., y la prevención de las complicaciones derivadas de estos problemas.

Las actividades se basan en informar sobre el uso correcto de la espalda, realizar sesiones de higiene postural y ergonomía, y ejercicios de columna preventivos y correctores. También puede participar en programas de fomento de ejercicio físico.

Papel del fisioterapeuta en la educación para la salud en el entorno laboral

Su objetivo principal es prevenir lesiones, disminuir las algias producidas por la mala higiene postural y ergonomía, corregir posturas anómalas y promover las actividades preventivas de lesiones. De igual forma, se previenen lesiones en trabajos donde existe manipulación de cargas o ejercicios repetitivos. También se realizan ejercicios de relajación y de respiración para evitar el estrés.

Papel del fisioterapeuta en la educación para la salud en la comunidad

Se realizan charlas en colectivos y asociaciones (amas de casa, enfermos, residencias de la tercera edad).

En las asociaciones de ancianos su objetivo es fomentar la actividad física, conservar las aptitudes psicomotrices para que lleven una vida lo más independiente posible, o prevenir caídas y accidentes; en definitiva, conseguir su independencia funcional.

Las actividades incluyen ejercicios de mantenimiento de las amplitudes articulares y fuerza muscular, ejercicios de equilibrio y coordinación, y enseñar el uso de adaptadores de la vida diaria.

Papel del fisioterapeuta en la educación para la salud en el entorno sanitario

El objetivo es que el paciente tome conciencia de su problema y adopte medidas para ralentizarlo. Se pueden realizar tanto actividades grupales como individuales.

En personas con procesos degenerativos como la artrosis, se enseñan ejercicios para mantener la movilidad y fuerza muscular, evitando el avance de la enfermedad.

En personas con enfermedades reumáticas, se realizan actividades de cinesiterapia para mantener el recorrido articular y disminuir el dolor e inflamación, así como posibles atrofias.

En personas con enfermedades respiratorias, se enseñan ejercicios para trabajar la capacidad ventilatoria y favorecer la eliminación de secreciones.

En personas con alteraciones del sistema nervioso central, se utilizan medidas para conseguir la independencia funcional en las actividades de la vida diaria.

En el caso de programas de atención a la mujer durante el embarazo, se ayuda a prevenir complicaciones como varices, lumbalgias, prolapsos o diástasis abdominal. Se enseñan técnicas de relajación y respiración, ejercicios de flexibilización del raquis, fortalecimiento pélvico y preparación para el parto. En el posparto se enseñan ejercicios de suelo pélvico para su recuperación, cinesiterapia para prevenir alteraciones de columna y ejercicios para el fortalecimiento de la musculatura abdominal.

> El papel del fisioterapeuta es fundamental en la educación formal, no formal e informal.

LA ENTREVISTA CLÍNICA EN FISIOTERAPIA

Como ya se ha mencionado, el estudio del paciente se inicia con la historia clínica, una historia tomada por una persona que debe estar entrenada también para escuchar, porque solo un observador hábil puede escuchar las inflexiones vocales que sugieren la importancia de las cosas para el paciente, las claves no verbales que iluminan el significado de las palabras y entender la información que se dice y que se siente y cómo aglutinar toda la información para rescatar lo realmente vital para esa persona y para el diseño de nuestra actuación. Sin duda alguna, una de las aptitudes más importantes y significativas que diferencia a un profesional de un ayudante es la realización de una entrevista en fisioterapia de la que extraer un juicio crítico para poder desarrollar un adecuado plan de actuación. Así, la entrevista clínica de fisioterapia se define como una de las aptitudes consustanciales a la práctica de la fisioterapia y, por lo tanto, para la aplicación del Método de intervención en fisioterapia (Gallego, 2007).

La entrevista de fisioterapia es una oportunidad clara de coincidencia en el espacio y el tiempo del fisioterapeuta y el paciente, siendo pues una ocasión planificada para preguntar, consultar y deliberar con el paciente con el objetivo de conocer información relevante para definir el marco de actuación, consensuar metas a conseguir, compartir posibilidades de intervención y, en definitiva, identificar los elementos clave del proceso de salud-enfermedad de la persona susceptible de recibir una actuación de fisioterapia.

La historia clínica es más que la elucidación de los hechos del caso, más que una construcción de síntomas y vida del paciente, su familia y sus esperanzas. Escuchar a los pacientes es más que un conjunto de indicaciones para estudios posteriores. Es en sí mismo un acto terapéutico mayor, y, el fisioterapeuta, por sí mismo, un potente instrumento terapéutico. Junto con la colocación de las manos que se sigue en la exploración física, el encuentro del fisioterapeuta y el paciente cubre una necesidad primordial de la parte vulnerable que debe atenderse, cuidarse y revisarse. Según Eliot (poema «La roca», 1934), el conocimiento solo surge al integrarse con la historia del paciente, como se desprende de la historia clínica y la exploración física; así, es posible que la sabiduría sea lo que los fisioterapeutas adquieren cuando reconocen esta verdad. Evidentemente, lo que se siente, se ve y se oye durante la entrevista de fisioterapia aportará la información necesaria para la valoración de fisioterapia y, en gran medida, la capacidad y habilidad en el proceso de comunicación del fisioterapeuta, y también del paciente, será clave para obtener información fundamental. Así, todo fisioterapeuta que desee ser considerado como un buen profesional, además de disponer de un nivel de formación académica y científica adecuado, deberá desarrollar su capacidad de observación y escucha, cualidades imprescindibles para obtener un relato fidedigno de los problemas que plantea el paciente.

> La entrevista de fisioterapia es un instrumento básico de la atención fisioterapéutica y solo a través de ella pueden conseguirse los objetivos de esa atención que se centran en prestar atención continuada, promover medidas preventivas, educar para la salud, prestar apoyo emocional y proporcionar el seguimiento del proceso.

La entrevista clínica es fundamental para obtener datos de un gran valor cualitativo que nos van a ayudar a comprender cómo vivencia el paciente su proceso de salud-enfermedad, y tal y como analizamos el dolor, también podemos abordar la limitación funcional, el resto de la valoración analítica y funcional, la definición de objetivos consensuados a corto, medio o largo plazo, el programa de fisioterapia y la evolución del mismo, pues todos los aspectos que nos vinculan con nuestro paciente requieren la participación activa de este, y para ello, tenemos que ser capaces de realizar las preguntas adecuadas en el momento idóneo para, sin llegar a saturar al paciente, sí poder conseguir los datos necesarios y suficientes y controlar el seguimiento y la evolución del paciente.

En relación al proceso sobre cómo realizar la entrevista en fisioterapia, Gallego y Yuste (1996) y Gallego (2008) definían los pasos fundamentales a tener en consideración: crear una relación de confianza, utilizar procedimientos adecuados de observación, realizar las preguntas apropiadas y saber escuchar, considerando el modelo de entrevista centrada en el paciente que es el modelo que debemos instaurar en el marco de la entrevista clínica. Así, la realidad de la práctica clínica en fisioterapia hace que sea difícil establecer unas pautas encorsetadas acerca de la entrevista clínica como tal y su manera de llevarla a cabo en cuanto al trato con el paciente. Esto sucede en cualquier profesión sanitaria, también en fisioterapia, pues la variabilidad de sucesos y procesos que aquejan al paciente son infinitos, si bien es cierto que deben existir unos mínimos requisitos a revisar para la calidad de la entrevista realizada.

Atrás debe quedar el modelo «paternalista» en el que el paciente era guiado por el fisioterapeuta en lo que debía o no hacer, sin consensuar ni objetivos a conseguir ni procedimientos de actuación. Ahora, dentro de los modelos de actuación biopsicosocial (v. Fig. 10-1), el paciente debe participar activamente en su proceso de recuperación funcional, tomando decisiones consensuadas con su fisioterapeuta y colaborando en el día a día con el desarrollo e implementación de hábitos de vida saludables, pues, siguiendo a Borrell (2011), aunque el fisioterapeuta sea el poseedor de los conocimientos y habilidades que le son propios en su área de conocimiento, es el paciente el que presenta las preferencias por su carga biopsicosocial. Está claro que este cambio de paradigma, como todo proceso complejo, precisa de una adaptación de los actores que lo componen y, en ocasiones, las razones que han llevado al cambio pueden no estar claras para los propios pacientes o quienes les atienden, necesitándose, además, un cambio en los métodos de comunicación asistencial, cambios que pasan, entre otras cuestiones, por mejorar las conductas comunicativas del profesional sanitario (Gavilán, 2010), elementos que, al menos en parte, mejorarán la calidad de los servicios sanitarios que reciben las personas actualmente.

VOLUNTADES ANTICIPADAS*

La sociedad actual reclama para sus ciudadanos una mayor autonomía en las decisiones, a través del acceso a una cantidad ingente de información, y de mayor calidad. Así, la toma de decisiones compartidas en la relación del profesional sanitario con el paciente es hoy una realidad, ampliamente respaldada por la legislación vigente, tanto nacional como autonómica.

La **capacidad de decisión del paciente** no solo se hace efectiva a través del consentimiento informado en lo relativo a la aplicación de determinadas prácticas, sino que se extiende al final de la vida, momento en el que no pocas veces el paciente no se halla en disposición de manifestar sus deseos con respecto a las actuaciones que desearía que se tuviesen en cuenta.

Estas actuaciones pueden ser aquellas referidas al soporte vital, por ejemplo, o la donación de órganos con fines

*Nota: esta información ha sido obtenida y modificada de: https://saludextremadura.ses.es/web/expresion-anticipada-voluntades.

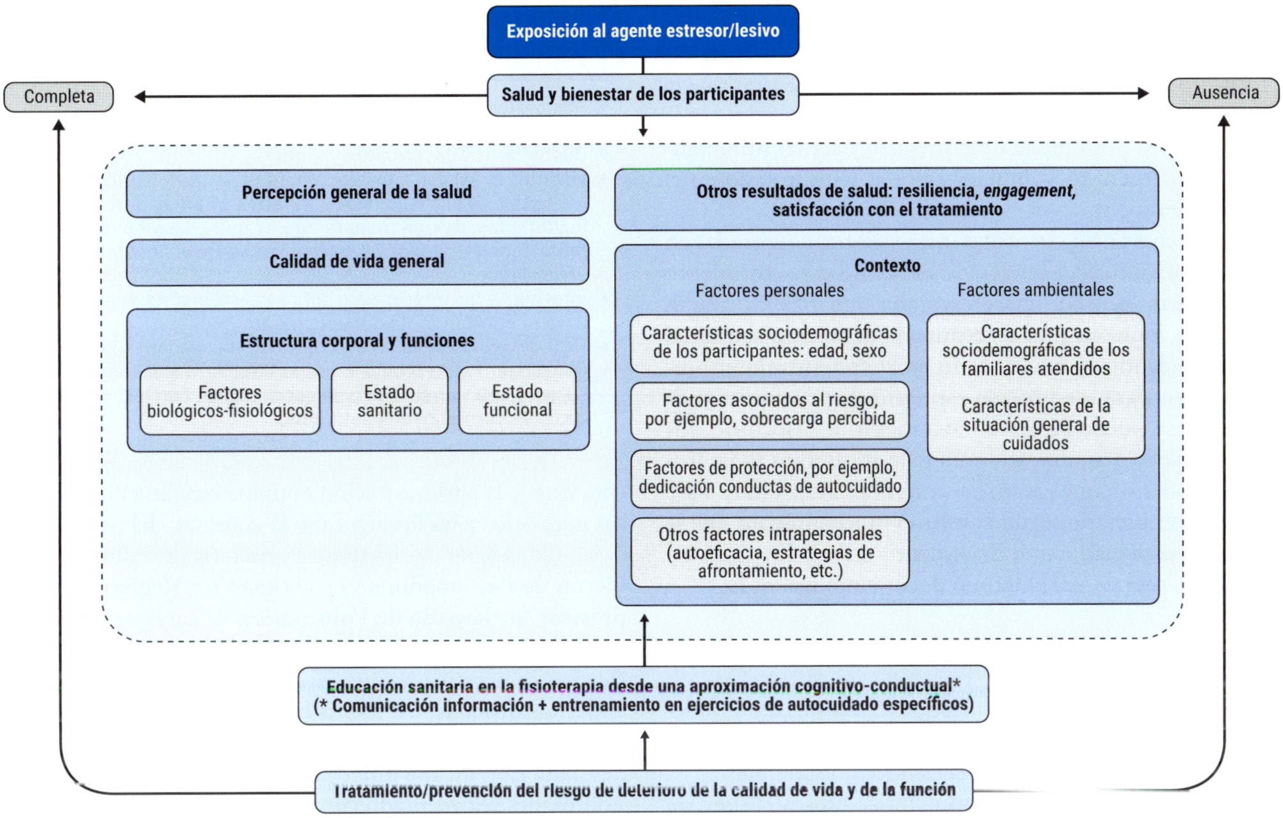

Figura 10-1. Modelo integrador sobre evaluación de la eficacia de intervenciones fisioterapéuticas para la reducción/control del deterioro de la calidad de vida y la función. Tomado de: Alonso-Cortés Fradejas B, González Cabanach R, Jesús Seco Calvo J. Modelo integrador para evaluar la eficacia de intervenciones fisioterapéuticas sobre el deterioro de la calidad de vida relacionada con la función. Cuestiones de fisioterapia: revista universitaria de información e investigación en Fisioterapia. 2016;45(2):142-152.

de trasplante, investigación o docencia. En cualquier caso, se deben tener en cuenta los valores personales y objetivos vitales, a fin de ayudar en su momento a la interpretación de las voluntades expresadas por el paciente.

Para hacer efectivo el derecho de los ciudadanos a dejar constancia de su voluntad en lo referente a las actuaciones a llevar a cabo en el final de la vida, se creó el **Registro de Expresión Anticipada de Voluntades de la Comunidad Autónoma de Extremadura**, con el fin de dar cabida a las inscripciones de los documentos que tradicionalmente se han denominado de «testamento vital».

La legislación aplicable al efecto es:

- Ley 41/2002, de 14 de noviembre, básica, reguladora de la autonomía del paciente y de derechos y obligaciones en materia de información y documentación clínica: artículo 11.
- Ley 3/2005, de 8 de julio, de información sanitaria y autonomía del paciente: artículos 17 al 22.
- Decreto 31/2007, de 15 de octubre, por el que se regula el contenido, organización y funcionamiento del Registro de Expresión Anticipada de Voluntades de la Comunidad Autónoma de Extremadura y se crea el fichero automatizado de datos de carácter personal del citado registro.
- R. D. 124/2007, de 2 de febrero, por el que se regula el Registro Nacional de Instrucciones Previas y el correspondiente fichero automatizado de datos de carácter personal.

Este testamento vital o documento de **Expresión Anticipada de Voluntades** trata de dar a conocer la existencia del derecho a dejar constancia de las voluntades a que nos hemos referido, así como de la manera de hacerlo efectivo. Puede ser otorgado por cualquier persona mayor de edad que esté capacitado legalmente y actúe libremente.

El documento de voluntades anticipadas debe formalizarse por escrito y mediante alguna de estas dos formas:

- Ante notario.
- Ante tres testigos.

Los **testigos** deben ser mayores de edad y estar en plena capacidad de actuar. Dos de ellos, como mínimo, no deben tener relación de parentesco hasta el segundo grado ni estar vinculados por relación matrimonial, de hecho, o patrimonial con el otorgante.

El documento contiene las **instrucciones** que se dirigen al médico o equipo sanitario que le asista, en el caso de no poder expresar personalmente su voluntad.

En lo que respecta al **representante**, podrá serlo cualquier persona mayor de edad, con capacidad legal suficiente, que conozca la voluntad y los valores personales del otorgante, para que actúe como interlocutor válido con el médico o el equipo sanitario que le asista. Ahora bien, es necesario que el representante conozca su designación, la acepte y la firme.

La **eficacia** del Documento de Expresión Anticipada de Voluntades se resume en:

- Este documento produce efecto únicamente en los casos en los que el otorgante se encuentre en una situación que no le permita expresar su voluntad. Mientras que la persona que ha realizado el documento conserve su capacidad, la posibilidad de expresarse y actuar libremente, prevalecerá su voluntad sobre lo manifestado en el documento.
- No se tendrán en cuenta las instrucciones contenidas en el documento si el interesado emite un consentimiento informado que contraría, exceptúa o matiza las citadas instrucciones en una determinada actuación sanitaria, prevaleciendo lo manifestado en el consentimiento informado para ese proceso sanitario. En cualquier momento se puede anular el documento o sustituirlo por otro nuevo, o modificarlo para reflejar cambios en las instrucciones o para adecuarlas a nuevas situaciones. Para ello será necesario seguir el mismo procedimiento que se utilizó para elaborar el documento inicial. En estos supuestos prevalecerá el último documento realizado.

En cuanto a las **limitaciones** del documento, se ha de mencionar que:

- No podrá incluir instrucciones que sean contrarias al ordenamiento jurídico o a la buena práctica clínica, la ética profesional o a la mejor evidencia científica disponible.
- En el caso de que la situación clínica no sea la prevista y no se corresponda con los supuestos manifestados al firmar el documento, sus instrucciones no se podrán tener en cuenta.

En cuanto a las **obligaciones asumidas por los profesionales** con respecto al Documento de Expresión Anticipada de Voluntades, estos deberán:

- Aceptar dicho documento.
- Entregarlo al departamento competente del centro sanitario para su envío al Registro de Expresión Anticipada de Voluntades de la Comunidad Autónoma de Extremadura.
- Incorporarlo a la historia clínica.
- Si ha llegado el momento de hacer efectivas las voluntades del paciente y el documento no se encuentra en la historia clínica, debe verificar su existencia en el Registro de Expresión Anticipada de Voluntades de la Comunidad Autónoma de Extremadura y en el Registro Nacional de Instrucciones Previas.
- Respetar lo dispuesto en el documento, con las limitaciones expuestas anteriormente.
- Razonar por escrito en la historia clínica la decisión final que se adopte.
- Informar a los pacientes del carácter y finalidad del documento y ayudar en su redacción e interpretación, teniendo en cuenta la voluntad del paciente.
- Aconsejar a los pacientes la actualización del contenido del documento cuando aparezcan posibilidades que el enfermo no había previsto.

Si ocurre el caso de que, en cumplimiento de lo dispuesto en el documento, algún facultativo ejerciera la objeción de conciencia, la administración sanitaria establecerá los recursos necesarios para llevar a cabo la voluntad del paciente.

Tabla 10-6. Funciones del Registro de Expresión Anticipada de Voluntades

- Recibir las solicitudes e inscribir los documentos de Expresión Anticipada de Voluntades en dicho registro
- Custodiar los documentos inscritos
- Facilitar el acceso a los documentos y a su consulta, a los centros y profesionales sanitarios y demás personas legitimadas, de una manera ágil y rápida. La información a profesionales sanitarios se realizará a través del teléfono único 112
- Informar a los interesados sobre los requisitos exigidos para el otorgamiento del documento
- Expedir certificaciones acreditativas de los datos inscritos
- Garantizar la interconexión con el Registro Nacional y, en su caso, mantener la debida coordinación con los registros de otras comunidades autónomas

La Consejería competente en materia de Salud del Gobierno de Extremadura ha elaborado un **Registro de Expresión Anticipada de Voluntades**, de carácter confidencial e interconectado con el resto de los registros de las mismas características que existan en las distintas comunidades autónomas, así como con el Registro Nacional de Instrucciones Previas. A este respecto, es necesario resaltar que para que un documento de Expresión Anticipada de Voluntades sea aceptado como válido deberá estar inscrito en este registro. Las **funciones** que posee este **registro** se recogen en la tabla 10-6.

La **inscripción en el Registro de Expresión Anticipada de Voluntades** de Extremadura se realiza mediante solicitud del otorgante, su representante legal o familiares que actúen en su representación, dirigida al Secretario General de la Consejería de Salud y Política Social del Gobierno de Extremadura. Los modelos de solicitud de inscripción se encontrarán a disposición de los ciudadanos en los centros sanitarios del Sistema Sanitario Público de Extremadura, así como en la web institucional del Gobierno de Extremadura. La inscripción en el Registro implica la incorporación de los documentos de Expresión Anticipada de Voluntades a un fichero automatizado que garantiza la confidencialidad de la información registrada.

Finalmente, se ha de señalar que pueden acceder al registro y obtener copia de los documentos contenidos en él las personas recogidas en la tabla 10-7.

Todos ellos están obligados a guardar secreto sobre el contenido de los documentos.

Tabla 10-7. Acceso autorizado al registro. Personas que pueden obtener copia de los documentos contenidos en él

- La persona que otorga el documento o su representante legal
- El representante que conste en el documento registrado
- El profesional de la Consejería de Salud y Política Social encargado del registro
- El profesional del 112 al que le sea solicitada la información
- El médico responsable o un miembro del equipo médico que se encuentre prestando asistencia sanitaria al otorgante en el momento de dar cumplimiento a sus voluntades expresadas

PUNTOS CLAVE

- La educación sanitaria se realiza principalmente para que la sociedad entienda la importancia de los programas de salud pública y tome parte en ellos. Su finalidad, entre otras, reside en eliminar hábitos inadecuados, factores de riesgo, accidentes y/o enfermedades.
- La educación sanitaria se imparte también en personas ya enfermas para que tengan conocimiento sobre su enfermedad y tratamiento.
- Las técnicas de comunicación ayudan a mejorar las relaciones interpersonales y, gracias a ello, se puede aumentar la confianza con el paciente, mejorando así la influencia en la educación para la salud.
- Las técnicas de comunicación se basan tanto en la comunicación verbal como no verbal, pero también en practicar la escucha activa y ser eficaz en el mensaje.
- La metodología de la educación para la salud consta de métodos directos (diálogo, entrevista, charla, clase o grupos de discusión) y métodos indirectos (carteles, folletos, prensa, radio, televisión, Internet).
- Los programas de educación para la salud se realizan tanto en escuelas como en el ámbito laboral, en la comunidad y en el área sanitaria.
- El papel del fisioterapeuta es fundamental en la educación formal, no formal e informal.

BIBLIOGRAFÍA

Cortada J. Estrategias útiles para la promoción de estilos de vida saludables en atención primaria de salud. Informe Osteba; 2008.

Fernández-Crehuet Navajas J, Gestal Otero JJ, Delgado Rodríguez M, et al., directores. Piédrola Gil. Medicina preventiva y salud pública. 12ª ed. Barcelona: Elsevier Masson; 2015.

Fortuny i Gras M, Gallego Diéguez J. Educación para la salud. Revista de Educación. 1988;287:287-306.

Martínez Rodríguez A, coordinadora. Fisioterapia en Atención Primaria. Madrid: Editorial Síntesis; 2008.

Organización Mundial de la Salud. Educación para la salud. Manual sobre educación sanitaria en atención primaria de salud. Ginebra: Organización Mundial de la Salud; 1989.

Sección de Promoción de Salud, Instituto de Salud Pública, Gobierno de Navarra. Manual de Educación para la Salud. Gobierno de Navarra; 2006.

Conceptos generales de higiene hospitalaria. Antisépticos y desinfectantes. Esterilización

11

M. E. Olmedo Ordás y J. Herrera Segurado

OBJETIVOS DEL APRENDIZAJE

- El lector adquirirá el conocimiento sobre los conceptos generales de higiene hospitalaria y sobre los principales antisépticos y desinfectantes, así como sobre los distintos mecanismos de esterilización.

CONCEPTOS GENERALES

Veamos en primer lugar algunos conceptos fundamentales sobre higiene y salud.

Concepto de salud. La Organización Mundial de la Salud, en su Carta Magna (1946), define la salud como «el estado de completo bienestar físico, mental y social, y no solamente la ausencia de afecciones o enfermedades». En su momento marcó un hito pero en realidad es una utopía. Terris, no estando de acuerdo con la definición, comentó la posibilidad de eliminar la palabra «completo», por no ser un término absoluto con distintos grados de salud y de enfermedad. No hay que olvidar que la enfermedad tiene aspectos objetivos, subjetivos y también sociales.

Concepto dinámico de salud. Equilibrio difícil de alcanzar. En un extremo está la enfermedad y en el otro la salud, y en medio está la zona neutra (Fig. 11-1).

Determinantes de la salud. Conjunto de factores tanto personales como sociales, económicos y ambientales que determinan el estado de salud de los individuos o de las poblaciones. Según el informe realizado en 1974 por Lalonde, ministro de Sanidad canadiense, el nivel de salud de una comunidad viene determinado por cuatro variables:

- La **biología humana**.
- El **medioambiente**.
- El **estilo de vida**.
- El **sistema de asistencia sanitaria**.

En la figura 11-2 se exponen los determinantes de la salud y en la figura 11-3 el efecto relativo de cada uno de esos determinantes y el coste de la inversión en los mismos.

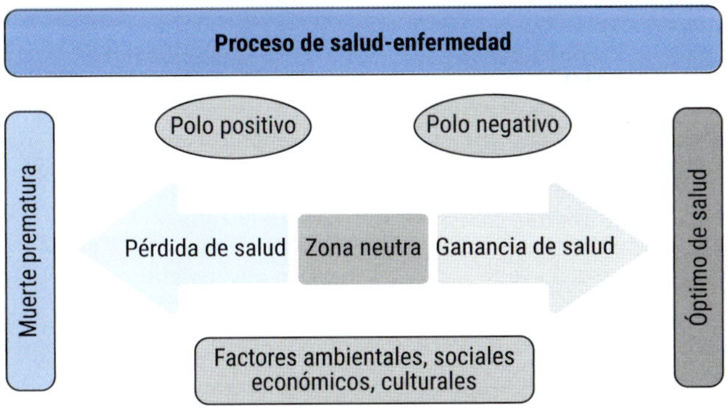

Figura 11-1. Proceso salud-enfermedad.

ANTISÉPTICOS Y DESINFECTANTES

Un objeto es **infectante** cuando en su superficie o en su masa lleva gérmenes de alguna enfermedad transmisible; para que deje de serlo se emplea la desinfección o la esterilización.

Definiciones

Desinfección. Agentes químicos que consiguen la destrucción de gérmenes patógenos, pero solo son utilizados en objetos inanimados.

Antisépticos. Fármacos antimicrobianos que se utilizan para destruir de forma tópica en la piel o tejido vivo gérmenes patógenos, impidiendo su proliferación y crecimiento (v. Tabla 11-1). Los mecanismos de acción de los antisépticos y desinfectantes se recogen en la tabla 11-2.

Asepsia. Ausencia de microorganismos patógenos, estado libre de gérmenes. Mediante la asepsia se evita que se pongan en contacto el germen con el huésped, lo que se consigue con la desinfección y la esterilización.

Antisepsia. Destrucción de la mayoría de los microorganismos patógenos de la superficie corporal. Hay que tener claro que la piel no se puede esterilizar.

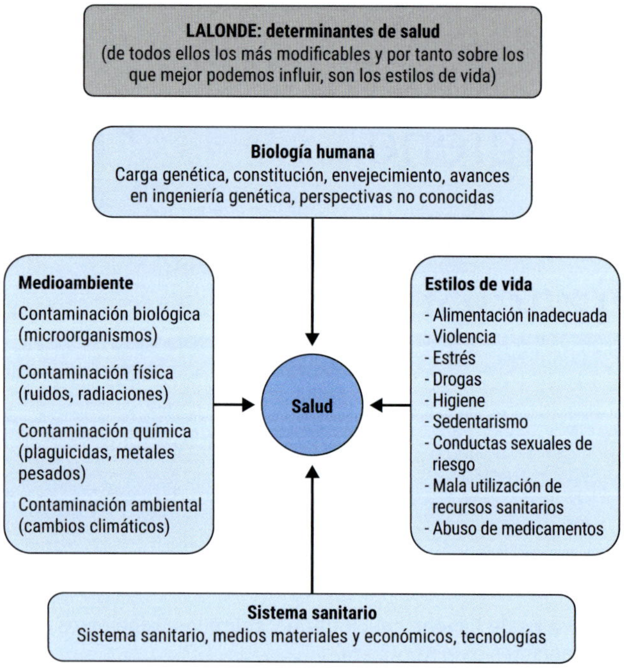

Figura 11-2. Determinantes de la salud según Lalonde. Modificado de: Lalonde M. A new perspective on the health of Canadians. A working document. Ottawa: Government of Canada; 1974.

Los **antisépticos y desinfectantes** pueden clasificarse en **dos tipos**:

Bactericidas. Sustancias que provocan la destrucción del microorganismo, por lo que su acción sobre este es irreversible.

Bacteriostáticos. Sustancias que consiguen frenar el crecimiento de los microorganismos. Este procedimiento es reversible, por lo que, cuando deja de estar presente la sustancia bacteriostática, los gérmenes pueden volver a reproducirse.

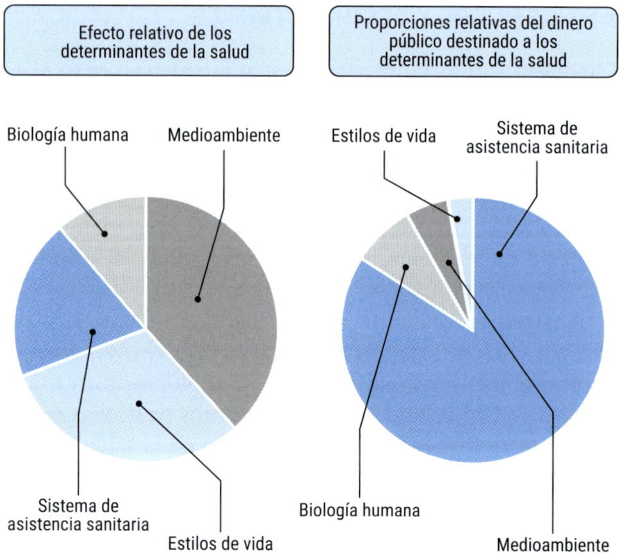

Figura 11-3. Diagrama sobre los determinantes de la salud según Lalonde. Modificado de: Lalonde M. A new perspective on the health of Canadians. A working document. Ottawa: Government of Canada; 1974.

Tabla 11-1. Características del antiséptico y el desinfectante ideal

Antiséptico	Desinfectante
Amplio espectro de actividad	Germicida de amplio espectro
Bajo coste	Bajo coste
Inocuo para tejidos vivos	No es corrosivo, no altera objetos
No es tóxico	Baja toxicidad
Rapidez y eficacia en materia orgánica	Amplia acción
Efecto acumulativo y residual	Disponibilidad
Baja capacidad de generar resistencia	No genera resistencia
No es irritante ni sensibilizante	Soluble en agua
No tiñe los tejidos	Estabilidad conveniente
No posee olor desagradable	Sin olor desagradable
Compatible químicamente con otras sustancias	Respetuoso con medioambiente y medio laboral

Se considera que un objeto es infectante cuando en su superficie o en su masa contiene gérmenes de alguna enfermedad transmisible.

Clasificación

Existen multitud de productos para la desinfección (v. Tabla 11-3). Veamos sucintamente las características fundamentales de los más importantes.

Ácidos

El **ácido acético** es bactericida en una dilución al 5 % (con un pH menor de 3) y bacteriostático si la concentración es menor (pH 3-6). Sus usos son diversos según la dilución. Las soluciones del 1-5 % se usan como antibacterianas en

Tabla 11-2. Antisépticos y desinfectantes. Mecanismos de acción

Antisépticos	Desinfectantes
Producen la muerte o inhibición celular en las bacterias por oxidación, inactivación de enzimas e hidrólisis con pérdida de constituyentes celulares	Actúan como desnaturalizantes o precipitantes de proteínas, inhiben enzimas y causan muerte celular
Son más selectivos	Son más potentes, más rápidos y termoestables que los antisépticos
Son los únicos de uso en tejidos vivos	Algunos son más tóxicos

Tabla 11-3. Clasificación de los antisépticos/desinfectantes según su actividad microbiana

Estructura química	Fármaco	Bacterias	Esporas	Hongos	Virus
Ácidos	• Acético • Bórico • Benzoico • Láctico	Bactericidas o bacteriostáticos	Sin actividad	Sin actividad	Sin actividad
Alcoholes	• Etílico* • Isopropílico	Bactericidas	Esporicidas	Fungicidas	Virucidas
Aldehídos	• Formaldehído • Glutaraldehído	Bactericidas	Esporicidas	Fungicidas	Virucidas
Biguanidas	• Clorhexidina	Bactericidas	Esporicidas	Fungistáticos	Virucidas
Halogenados	• Cloro, cloróforos • Yodo, yodóforos	Bactericidas o bacteriostáticos	Esporicidas	Fungicidas	Virucidas
Metales	• Mercurio • Plata • Zinc	Bacteriostáticos	Sin actividad	Fungistáticos	Sin actividad
Nitrofuranos	• Nitrofurantoína				
Oxidantes	• Peróxido de hidrógeno	Bactericidas	Esporicidas	Fungicidas	Virucidas
Fenoles	• Fenol • Hexaclorofeno • Cresoles • Resorcinol	Bactericidas o bacteriostáticos	Sin actividad	Fungicidas	Virucidas
Detergentes (compuestos de amonio cuaternario)	• Catiónicos • Aniónicos	Bactericidas	Sin actividad	Fungistáticos	Virucidas

*Tiene una acción escasa frente a hongos y virus, y ninguna frente a esporas.

quemaduras frente a *Pseudomonas*, algunos hongos (*Candida albicans*) y protozoos (tricomonas). También con fines diagnósticos en ginecología (carcinoma de vulva).

El **ácido láctico** se utiliza como antiséptico leve y se puede emplear con los mismos fines que el acético. A concentraciones del 1-2 % se usa como espermicida.

El **ácido bórico** no se debe usar aplicado en la piel lesionada porque puede provocar reacciones sistémicas graves. Tiene propiedades bacteriostáticas muy débiles y lentas. Nunca se debe utilizar en niños.

Alcoholes

El **alcohol etílico o etanol** es un líquido incoloro y transparente con acción bactericida rápida (2 minutos), pero escasa frente a hongos y virus y ninguna frente a esporas. Presenta un inicio de acción retardado, motivo por el que hay que dejarlo actuar durante 2 minutos antes de cualquier procedimiento. Es más aconsejable por mayor capacidad bactericida el de 70° que el de 96°. Su acción es mayor si previamente se limpia la piel con agua y jabón.

Su uso está **indicado** en la antisepsia previa a:

- Punciones venosas.
- Inyecciones subcutáneas.
- Inyecciones intradérmicas.
- Inyecciones intramusculares.
- Extracciones de sangre.

Las ventajas y desventajas del alcohol se exponen en la tabla 11-4.

El **alcohol isopropílico o isopropanol** es más efectivo, irritante y de olor más desagradable que el etanol. Debido a la vasodilatación, las incisiones pueden sangrar con más facilidad, por lo que se usa como vehículo de otros agentes como los germicidas y para la conservación de muestras histológicas.

Aldehídos

El **formaldehído** es un compuesto químico, altamente volátil y muy inflamable. Se obtiene por oxidación catalítica del alcohol metílico y en condiciones normales de presión

Tabla 11-4. Alcohol. Ventajas y desventajas

Ventajas	Desventajas
Económico	Inflamable
Alto poder bactericida	Sequedad e irritación cutáneas
Fácil utilización	Escasa acción frente a hongos, virus y esporas
Rapidez de acción antiséptica (2 minutos)	No usar en heridas abiertas

y temperatura es un gas incoloro, de un olor penetrante, muy soluble en agua y en ésteres. Las disoluciones acuosas al 37 % se conocen con el nombre de formol, que es un líquido incoloro de olor penetrante y sofocante, un potente germicida que destruye incluso hasta las esporas.

No se utiliza como antiséptico, dado que está catalogado por la Agencia Internacional para la Investigación del Cáncer como carcinógeno 1B (se supone que es un carcinógeno para el ser humano sobre la base de la existencia de pruebas en animales, en especial cáncer nasofaríngeo). Solo se usa como desinfectante y para la conservación de muestras histológicas. A concentraciones del 2-8 % se emplea para desinfectar material quirúrgico. Este producto desinfectante es capaz de inactivar microorganismos a través de la alcalinización (disminución de ácido en una solución). Su uso es perfecto para eliminación de bacterias, hongos y esporas, por lo que se trata de un desinfectante hospitalario con un alto nivel de desinfección y esterilización.

Si bien es cierto que sus vapores tienen efectos tóxicos por inhalación e irritantes de mucosas, ojos y piel, y que es un potente sensibilizante respiratorio y cutáneo (motivo por el que se recomienda su manipulación con protectores, como guantes, mascarillas específicas, etc.), es ideal para su uso en zonas de bajo riesgo. En cualquier caso, su uso no es aconsejable en habitaciones de pacientes ni quirófanos, debido a su efecto carcinogénico y sensibilizante.

El **glutaraldehído** es un bactericida de rápida acción, con mayor poder que el formol y menos irritante, pero se emplea exclusivamente como desinfectante.

Biguanidas

El **gluconato de clorhexidina** actúa sobre las membranas citoplasmáticas generando la liberación de los componentes y la inmediata muerte celular.

Posee un amplio espectro de acción: actúa sobre bacterias grampositivas y gramnegativas. Pero es de débil acción sobre hongos y el bacilo tuberculoso. Tiene un efecto residual de 3 a 6 horas por su afinidad a la piel y no se inactiva en presencia de materia orgánica. Su asociación con alcohol aumenta su eficacia.

Se considera uno de los mejores antisépticos para heridas, incluso para la piel de recién nacidos por su escasa absorción; es muy utilizado como colutorio bucal, y sobre todo en el lavado de manos quirúrgico del personal sanitario.

La actividad antimicrobiana de la clorhexidina se ve muy poco afectada por la presencia de materia orgánica, aunque existe cierta discrepancia en la bibliografía al respecto.

Las ventajas y desventajas de la clorhexidina se exponen en la tabla 11-5.

El gluconato de clorhexidina se considera uno de los mejores antisépticos para heridas.

Tabla 11-5. Clorhexidina. Ventajas y desventajas

Ventajas	Desventajas
Antiséptico de elección. Inserción de catéteres, colutorios, lavado quirúrgico	Protección de la luz
Estable a temperatura ambiente	Posibles reacciones alérgicas
Utilización en piel sana, heridas, quemaduras	
Mínima absorción cutánea	
Apenas se inactiva en presencia de materia orgánica*	

Compuestos halogenados

El **cloro** es un potente germicida utilizado en la desinfección de objetos y de agua. Debido a que es muy corrosivo, no se utiliza en la desinfección de material médico. Los antisépticos clorados han sido muy empleados, pero actualmente se encuentran desplazados por otros compuestos menos tóxicos. Se sigue utilizando el **hipoclorito sódico**, cuya acción bactericida depende del pH. Ya que es inestable, las soluciones deben ser de preparación reciente. Nunca se debe utilizar con agua caliente, para evitar su inactivación. Causa irritación de la piel y dermatitis, y se inactiva con materia orgánica. El **cloruro sódico al 0,9 %** es adecuado para la limpieza de la piel y de heridas, pero, una vez abierto, el envase debe desecharse en 24 horas.

Los **clorófors** y las **cloraminas** liberan ácido cloroso y cloro respectivamente, y pueden utilizarse como desinfectantes los primeros y para limpieza de emergencia del agua potable los segundos.

El **yodo** es muy eficaz frente a todo tipo de microorganismos y esporas. El yodo elemental es uno de los germicidas más potentes que existen y su acción es muy rápida, pero muy irritante. Es alergénico, tiñe la piel y la ropa. Tanto la **tintura de yodo** como el **alcohol yodado** tienen un amplio espectro de acción. Su concentración habitual de uso es del 1-2 % de yodo y yoduro potásico en 70 % de alcohol. Se han utilizado durante años como antisépticos. Son irritantes.

De los **yodóforos**, el más utilizado es la **povidona yodada**, formada por una molécula transportadora que produce una liberación sostenida. Es menos eficaz que la tintura de yodo, pero también menos irritante. Se utiliza en piel sana, quemaduras y heridas. Su actividad se ve disminuida en presencia de materia orgánica. Las ventajas y desventajas de la povidona yodada se exponen en la tabla 11-6.

Tabla 11-6. Povidona yodada. Ventajas y desventajas

Ventajas	Desventajas
Económico	Irritación cutánea, alergias
Mantiene la actividad en presencia de materia orgánica (sangre, pus)	Tinción de piel y ropa
Desinfección en piel sana Lavados vesicales, cateterismos	Precaución en personas con desórdenes tiroideos (absorción)

Metales

Los preparados de plata, junto con los de mercurio, fueron pioneros en el campo de los antisépticos y se habían usado ampliamente. Actualmente se utilizan productos menos tóxicos.

Sales inorgánicas de plata

El **nitrato de plata** es bacteriostático y, a concentraciones superiores, bactericida. Se utiliza al 1 % en colirios para prevenir la conjuntivitis por gonococos en neonatos, aunque actualmente se prefieren alternativas con antibióticos del tipo eritromicina. También se utiliza para eliminar verrugas, tratar granulomas y para cauterizar (epistaxis, punto sangrante localizado). Hay que tener precaución para no quemar en exceso la zona a tratar.

La **sulfadiazina argéntica** es una asociación de una sulfamida con el ion de plata y se emplea en la desinfección de quemaduras de segundo y tercer grado, así como en las úlceras de las piernas. Es activa frente a la mayoría de bacterias grampositivas, gramnegativas y levaduras. Se puede encontrar en forma de cremas y de aerosoles al 1 %. Tras su aplicación se puede experimentar sensación pasajera de calor. Existe un pequeño riesgo de absorción transcutánea, y no se debe administrar en el tercer trimestre de embarazo ni en lactantes.

Derivados del mercurio

Las sales inorgánicas de mercurio están en desuso por causar toxicidad. Son más usados los derivados organomercuriales como el tiomersal o el mercurocromo, aunque son bacteriostáticos y fungistáticos de baja potencia. Pueden producir sensibilización y absorción sistémica si se aplican en zonas extensas de la piel.

El **mercurocromo** se utiliza al 2-2,5 % para la desinfección de heridas superficiales y mucosas, y se inactiva en presencia de proteínas orgánicas. Tiene acción bacteriostática y fungistática. Se usa habitualmente en pequeñas heridas, rozaduras y cortes de poca envergadura. La piel queda teñida de rojo intenso, por lo que el efecto psicológico del colorante refuerza su suave efecto antiséptico.

El **tiomersal** se utiliza al 0,1 % como desinfectante tópico y, a menores concentraciones, como conservante de productos biológicos y en colirios.

Las sales inorgánicas de mercurio están en desuso por causar toxicidad.

Derivados del zinc

Estos derivados se usan de forma tópica como antisépticos. En dermatología se emplean para el acné y los eccemas, incluso para el tratamiento de la seborrea y la caspa, y en oftalmología para algunas conjuntivitis.

Nitrofuranos

La **nitrofurazona** se utiliza como antiséptico de forma tópica en crema al 2 % en quemaduras y como profiláctico de infecciones hospitalarias.

Agentes oxidantes

El **peróxido de hidrógeno** es un buen desinfectante de material: no es corrosivo y no deja residuos. Su acción como antiséptico doméstico a una concentración del 3 % es lo que se conoce como agua oxigenada. Tiene un efecto breve y escasa acción bactericida, con excepción de los gérmenes anaerobios, debido al oxígeno que desprende. También ayuda a liberar los detritos acumulados en las heridas, a retirar apósitos y, diluida al 50 %, está indicada en amigdalitis y extracciones dentarias. No debe usarse en cavidades cerradas por la imposibilidad de salida del gas formado.

El **permanganato potásico** es un potente germicida, pero se inactiva en presencia de materia orgánica, y además tiene escaso poder de penetración. Es irritante y cáustico a elevadas concentraciones. Tiñe la piel de color marrón.

Fenoles

El **hexaclorofeno** es el más usado de los fenoles. Es bacteriostático cuando la concentración es baja, o bactericida cuando es alta, aunque necesita un período de tiempo prolongado para activarse. Es inefectivo frente a esporas y se acumula en la piel, por lo que se utiliza cuando se quiere conseguir una liberación lenta y un efecto bacteriostático mantenido. En presencia de materia orgánica pierde eficacia. Se emplea en el lavado de manos en forma de jabón. En España su concentración se encuentra limitada al 0,75 %.

El **fenol** se utiliza exclusivamente como desinfectante para bolsas y otros recipientes. No se emplea como antiséptico por ser muy irritante y corrosivo. Es bacteriostático a concentraciones del 0,02 % y bactericida si son del 1,6 %, pero no es efectivo frente a esporas.

Los **cresoles** son bactericidas entre 3 y 10 veces más potentes que el fenol, pero igual que este solo se usan como desinfectantes. Son corrosivos.

El **resorcinol** se emplea como antiséptico cutáneo.

El **triclosán** se utiliza principalmente para el lavado de manos.

Detergentes o agentes tensoactivos

Son denominados jabones o detergentes catiónicos. Los más usados son el cloruro de benzalconio, la cetrimida o el benzetonio. Son bactericidas frente a grampositivos y gramnegativos. Aunque hay algunas cepas resistentes, también son activos frente a virus, hongos y protozoos. La materia orgánica, el jabón y los compuestos aniónicos inactivan estos compuestos.

ESTERILIZACIÓN

La esterilización es toda técnica de saneamiento cuya finalidad es la destrucción de toda forma de vida, aniquilando todos los microorganismos, tanto patógenos como no patógenos, incluidas sus formas esporuladas, altamente resistentes.

Se considera que un material es estéril cuando la posibilidad de que un microorganismo esté presente, o de forma latente, es de 1 entre 10^6.

Los procesos de esterilización han demostrado eficacia a la hora de evitar y de controlar las infecciones exógenas. Como con la desinfección, antes de proceder a la esterilización es importante someter el material a un procedimiento de limpieza.

Tabla 11-7. Método de esterilización ideal
• Máximo poder de destrucción • Seguro, sencillo y fácil de manejar • Inofensivo para la salud de los profesionales • Compatible con las características del material • Capacidad de ser monitorizado o controlado • Gran poder de penetración en el interior de los paquetes y en los instrumentos • Rápida actividad en poco tiempo • Bajo coste y alto rendimiento • Válido para esterilizar cualquier tipo de materia • Sin olor desagradable • Respetuoso con el medioambiente y con el medio laboral

Encontrar un método ideal (Tabla 11-7) no es posible, cada uno tiene sus ventajas y desventajas. Existen dos métodos fundamentales de esterilización: físicos y químicos (Tabla 11-8). Veámoslos a continuación.

Se considera que un material es estéril cuando la posibilidad de que un microorganismo esté presente, o de forma latente, es de 1 entre 10^6.

Métodos físicos

Dentro de los métodos físicos de esterilización se encuentran el autoclave y las estufas y hornos.

Autoclave

Consiste en un aparato que cierra herméticamente y que en su interior desarrolla vapor bajo presión, el cual se presuriza y eleva la temperatura, lo que hace que el calor húmedo, transformado en vapor de agua, destruya los microorganismos desnaturalizando las proteínas (Fig. 11-4 y Fig. 11-5). Necesita menos temperatura que el calor seco.

El autoclave es el medio de esterilización más utilizado para materiales termorresistentes, ya que presenta numerosas ventajas y pocos inconvenientes (v. Tabla 11-9).

Hay dos posibilidades de trabajo del autoclave:

- **Ciclo normal**: 121 °C durante 15-20 minutos y 1 atm de presión (103 kPa).
- **Ciclo rápido o *flash***: 135 °C durante 3-5 minutos y 2 atm de presión (203 kPa). Este ciclo solo se recomienda para situaciones de urgencia de material quirúrgico sin empaquetar.

Con el fin de verificar la correcta esterilización pueden utilizarse **marcadores biológicos, químicos o físicos**:

Tabla 11-8. Métodos de esterilización físicos y químicos	
Físicos	**Químicos**
Calor húmedo o autoclave	Óxido de etileno
Calor seco o estufa Poupinel	Plasma gas
Radiación ionizante gamma	Ácido peracético
Filtración de fluidos	Glutaraldehído y formaldehído

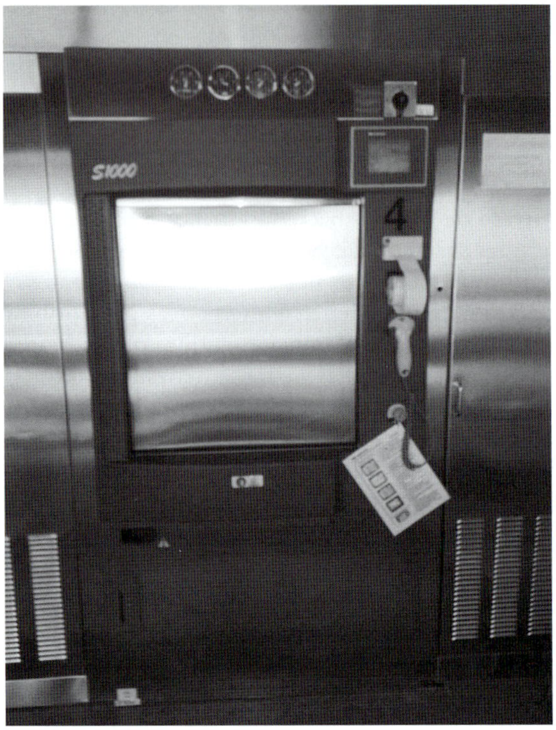

Figura 11-4. Autoclave. Detalle.

- Los marcadores **biológicos** consisten en el empleo de esporas de *Bacillus stearothermophilus*; se recomienda realizar un control biológico una vez por semana.
- Los marcadores **químicos** se aplican antes de realizar el ciclo mediante la prueba de Bowie-Dick, que consiste en unas hojas de papel que viran de color.
- Los marcadores **físicos** consisten en la representación gráfica de las presiones de esterilización.

Los tiempos y temperaturas del autoclave se exponen en la tabla 11-10. Los materiales utilizados en la esterilización mediante autoclave se exponen en la tabla 11-11, y los materiales que se emplean para empaquetar el material que se desea esterilizar, en la tabla 11-12.

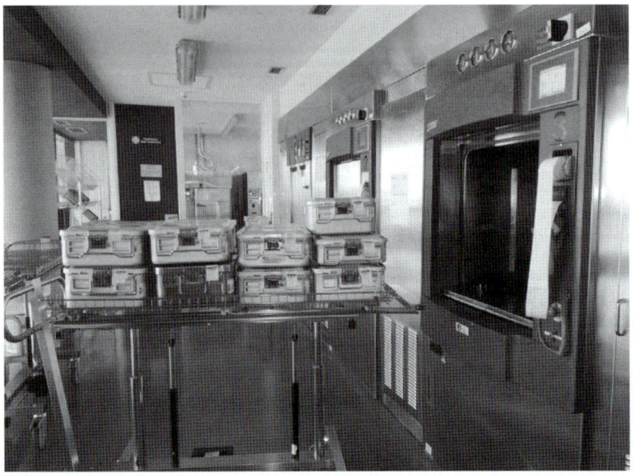

Figura 11-5. Autoclave. Visión panorámica.

Tabla 11-9. Autoclave. Ventajas y desventajas

Ventajas	Desventajas
Económico	No es válido para materiales termosensibles
Eficaz	Los materiales metálicos se oxidan
Seguro	Deteriora materiales como goma o plástico
Rápido	Deteriora el filo de instrumentos cortantes
Fácil monitorización	No es válido para aceites, grasas y polvo
Fácil de usar	
No contamina ni deja residuos	
No es tóxico	

El autoclave es el medio de esterilización más utilizado para materiales termorresistentes.

Estufas Poupinel y hornos Pasteur

Son hornos de acero inoxidable, con pared doble, bandejas ajustables, regulador de temperatura, termostato y se calientan por resistencia eléctrica. En las bandejas se dispone el material limpio y seco, a distintas alturas. El objetivo de estos hornos es que el aire caliente destruya los microorganismos por oxidación de sus proteínas.

En la actualidad están en desuso en el ámbito sanitario debido a las altas temperaturas que alcanzan y sobre todo al tiempo necesario para esterilizar mediante este método.

Su uso está indicado para esterilizar objetos de vidrio termorresistentes, porcelana, material de acero inoxidable, aceites, vaselinas, petrolatos y polvos.

Tabla 11-10. Autoclave. Temperaturas y tiempos

Temperatura	Tiempo
121 °C	15-20 minutos
126 °C	12-15 minutos
135 °C	7-10 minutos

Los ciclos de 140 °C son una alternativa excelente en la esterilización de priones, que son las glucoproteínas causantes de la enfermedad de Creutzfeldt-Jakob, y que presentan una resistencia elevada a los ciclos de esterilización habituales

Tabla 11-11. Materiales esterilizables en autoclave

- Instrumental metálico
- Material textil
- Vidrios
- Líquidos
- Medios de cultivo
- Gomas termorresistentes
- Plásticos termorresistentes

Tabla 11-12. Materiales utilizados para empaquetar el material a esterilizar

- Contenedores de aluminio reutilizable con filtro de papel
- Bolsas de papel
- Bolsas de tela

A diferencia del autoclave (calor húmedo), los envoltorios utilizados para empaquetar el material no son porosos. Las bolsas que se utilizan son de aluminio o poliamida.

Los tiempos y temperaturas empleadas en las estufas Poupinel y hornos Pasteur se exponen en la tabla 11-13.

Radiaciones ionizantes

Se aplican mediante emisiones de rayos gamma (Co-60) o mediante un acelerador de electrones. Se utilizan en la industria farmacéutica o para esterilizar material plástico. Actúan rompiendo los enlaces de ADN. Requieren instalaciones especiales, con una fuente de radiación (Co-60) y envoltorios específicos.

El proceso de esterilización no depende de la humedad, temperatura, vacío o presión, lo que significa que es adecuado para materiales que no pueden someterse a esterilización con alta temperatura.

Las ventajas y desventajas de la esterilización por radiaciones ionizantes se exponen en la tabla 11-14.

Filtración de líquidos

La esterilización se logra por el paso de un líquido o un gas a través de un material capaz de retener los microorganismos presentes (filtros). Los filtros pueden ser:

- **Filtros de profundidad**: elaborados de un material fibroso, retienen la mayoría de los contaminantes.
- **Filtros de superficie o de membrana**: elaborados de acetato de celulosa que contiene poros de tamaño uniforme; tienen como ventaja que, al conocer el tamaño del poro, se pueden seleccionar filtros capaces de retener la totalidad de los microorganismos presentes en una solución, y como desventaja que se saturan rápidamente y la velocidad es lenta.

La filtración esterilizante usa combinaciones de un filtro de profundidad con otro de superficie, quedando todos los

Tabla 11-13. Estufas Poupinel y hornos Pasteur. Temperaturas y tiempos

Temperatura	Tiempo
180 °C	30 minutos
170 °C	60 minutos
160 °C	120 minutos
150 °C	150 minutos
140 °C	180 minutos
120 °C	360 minutos

Tabla 11-14. Esterilización por radiaciones ionizantes. Ventajas y desventajas

Ventajas	Desventajas
Gran efectividad	Sistema muy caro
Gran penetración	Precisa protecciones especiales
Ideal para material termosensible	La emisión de la fuente radiactiva no se puede interrumpir
No depende de humedad	
No depende de temperatura	
No depende de presión	
Cuantificación (dosimetría)	
Continuidad	

microorganismos retenidos. Se utiliza para materiales sensibles al calor como determinados antibióticos, medios de cultivo, etcétera.

Métodos químicos

Dentro de los métodos químicos de esterilización se encuentran el óxido de etileno, el plasma gas, por inmersión o mediante ozono.

Óxido de etileno

Es un compuesto químico que puede comportarse como desinfectante de alto nivel o como esterilizante según las condiciones de uso. Es un gas incoloro altamente inflamable, muy tóxico, con efectos cancerígenos o teratogénicos. Puede producir irritación en ojos, piel y vías respiratorias, además de trastornos digestivos y respiratorios. Se ha demostrado la relación entre su exposición profesional y el aborto.

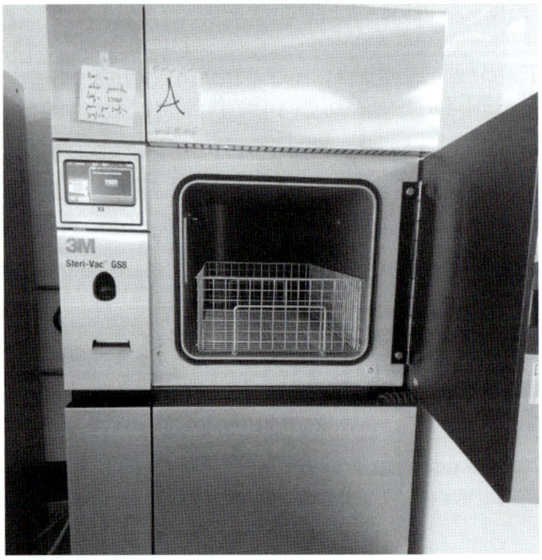

Figura 11-6. Cámara para esterilización con óxido de etileno.

Tabla 11-15. Óxido de etileno. Ventajas y desventajas

Ventajas	Desventajas
Esteriliza material termosensible	Tóxico
Esteriliza material cortante o con filo	Cancerígeno
Gran capacidad de penetración	Hay que airear el material para evitar residuos
Al ser un gas llega a todos los rincones	Tiempo, comparado con otros métodos de esterilización
Efectividad	

El Ministerio de Sanidad describe su **actividad microbiocida** como la de un agente alquilante particularmente activo, que modifica la estructura molecular de las proteínas, ADN, ARN y lípidos de los microorganismos, lo que provoca la muerte de la célula, de ahí su uso como esterilizante o desinfectante.

Los esterilizadores de óxido de etileno están diseñados para la realización de ciclos automáticos con las condiciones apropiadas para que el gas funcione eficazmente como esterilizante:

Algunos de los materiales esterilizables por este gas son:

- Material de goma y caucho.
- Plásticos y fibras artificiales.
- Aparatos termolábiles y ópticos.
- Instrumental de microcirugía.
- Accesorios de anestesia.

Después de la esterilización, hay que ventilar los materiales convenientemente (aireación forzada) para evitar que queden residuos en los materiales porosos a consecuencia de la alta penetración del gas. En la figura 11-6 se muestra una cámara para esterilización con óxido de etileno.

Las ventajas y desventajas de este sistema se exponen en la tabla 11-15 y las condiciones requeridas en la tabla 11-16.

Plasma gas

Es un proceso de esterilización química a baja temperatura ideal para material termosensible y/o de superficies lisas. No es ideal para material articulado, con cabo ciego o cuyas dimensiones específicas se salgan de su estándar de funcionamiento.

El método consiste en introducir el material en una cámara específica donde se llevará a cabo el ciclo de esterili-

Tabla 11-16. Condiciones para esterilizar con óxido de etileno

- 40-80 % de humedad
- 30-60 °C
- 600-900 mg/L de concentración
- 1-5 horas

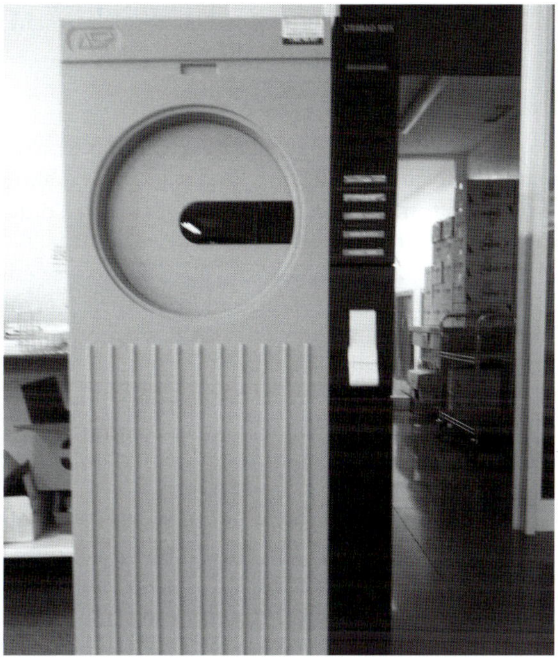

Figura 11-7. Equipo de esterilización por plasma gas.

zación (Fig. 11-7). Cada ciclo tiene una duración de entre 45 y 72 minutos. Otras fuentes establecen el ciclo entre 54 y 72 minutos.

El fundamento de la esterilización por plasma gas es la oxidación de las proteínas de los microorganismos desnaturalizándolas. Cuenta con el inconveniente de que no es eficaz frente a priones y que la esterilidad dura entre 45 y 50 minutos.

Las ventajas y desventajas de la esterilización por plasma gas se exponen en la tabla 11-17.

Inmersión

Mediante este procedimiento se pueden utilizar distintos productos para la esterilización.

Ácido peracético

Es un sistema de esterilización por inmersión para material termosensible. Una vez esterilizado, el material debe usarse inmediatamente debido a la imposibilidad de em-

Tabla 11-17. Plasma gas. Ventajas y desventajas

Ventajas	Desventajas
Ideal para material termosensible	Ineficaz frente a priones
Eficaz	Caro
No es tóxico ni genera residuos	Se inactiva en presencia de humedad
Ciclos de corta duración	Uso limitado de instrumental con determinadas medidas
	No puede esterilizar material que contenga celulosa, algodón o madera

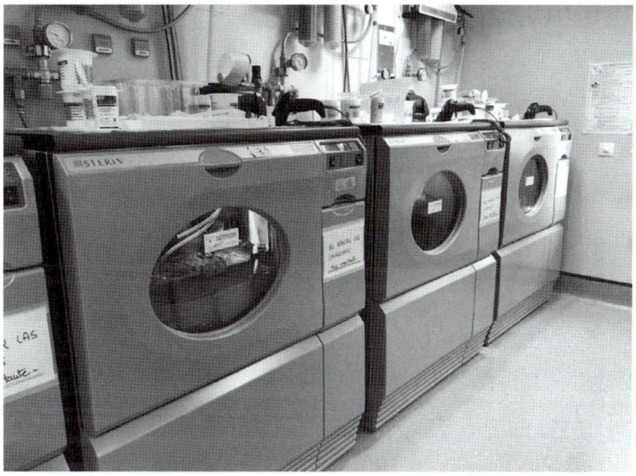

Figura 11-8. Lavadoras para endoscopios con uso de ácido peracético. Vista externa.

paquetarlo. Es decir, la esterilidad del material no se puede mantener en el tiempo.

El fundamento de la técnica es la oxidación de las proteínas de los microorganismos por la acción del ácido peracético. Cuenta con el incoveniente, como el plasma gas, de no ser eficaz frente a priones.

La técnica se lleva a cabo en una cámara específica, a 50-55 °C y durante 30 minutos (Fig. 11-8, v. Fig. 11-9 y Fig. 11-10).

Las ventajas y desventajas de la esterilización con ácido peracético se exponen en la tabla 11-18.

Glutaraldehído y formaldehído

En la actualidad no se suelen utilizar estos productos químicos por su toxicidad para las personas, y se ha pasado a

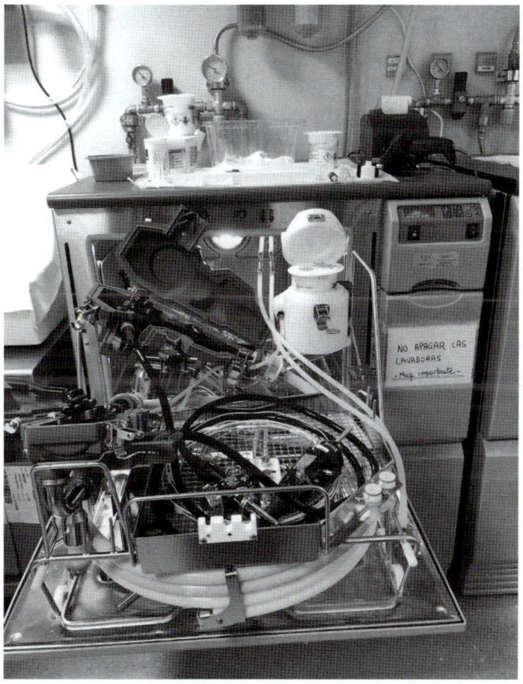

Figura 11-9. Lavadora para endoscopios con uso de ácido peracético. Visión interior.

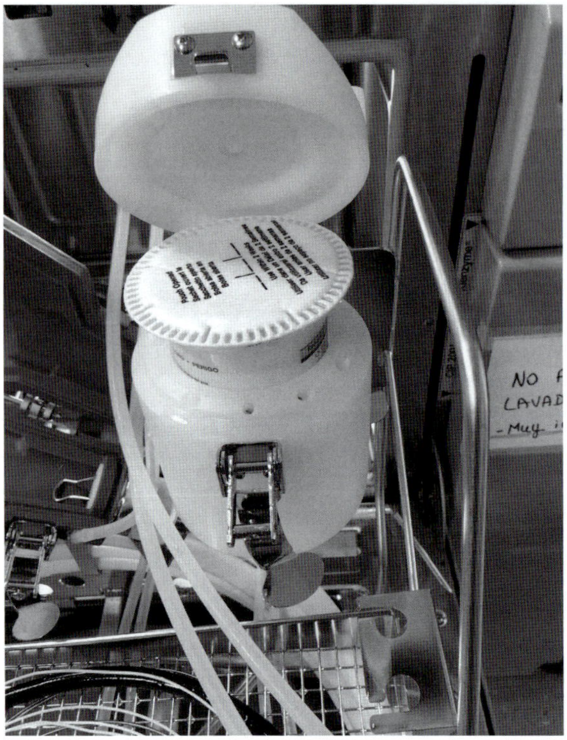

Figura 11-10. Recipiente de ácido peracético.

emplear el ácido peracético, que es menos peligroso. En algunos países se continúan utilizando, con restricciones, para la esterilización.

El **glutaraldehído** al 2 % es un agente muy potente como desnaturalizante de proteínas y ácidos nucleicos. Es un desinfectante de alto nivel que, si se utiliza durante el tiempo necesario, se comporta como un esterilizante. Se necesitan entre 8 y 10 horas para esterilizar el material termosensible por inmersión. Debido a la toxicidad del producto, el material debe limpiarse después con agua estéril.

El **formaldehído** presenta buena capacidad germicida como agente alquilante de la pared celular de los microorganismos. Sus propiedades esterilizadoras se utilizan en estufa o en cámara de formol, y en autoclave inyectando el gas.

El **formaldehído** es altamente tóxico, cancerígeno de clase 1B, por lo que este método debe destinarse únicamente para los elementos que no toleran otros sistemas de esterilización. Deben realizarse mediciones de formaldehído en los puestos de trabajo donde se emplea.

Tabla 11-18. Ácido peracético. Ventajas y desventajas

Ventajas	Desventajas
No se inactiva en presencia de materia orgánica	Ineficaz frente a priones
Opción válida para material de uso inmediato	Caro
No es tóxico	Corrosivo
No deja residuos	El material no se puede empaquetar
Ciclo de corta duración	Solo para material sumergible

Ozono

En bajas concentraciones actúa como un desinfectante, y en altas, como un esterilizante. Es fungicida, bactericida (incluidas sus formas de resistencia), virucida y se muestra efectivo también frente a priones.

El gas ozono se obtiene a partir del oxígeno y se esteriliza mediante oxidación, un proceso que destruye la materia orgánica e inorgánica, penetra en la membrana de las células y las hace estallar.

El esterilizador de ozono está conectado a una fuente de oxígeno del hospital, fluye a la cámara en una concentración del 6-12 % y penetra en la cámara del esterilizador por sistema de vacío.

La duración del ciclo es aproximadamente de 60 minutos. Su funcionamiento es sencillo y económico, pues utiliza oxígeno, agua y red eléctrica. La esterilización con ozono es una alternativa para la mayoría de artículos sensibles al calor y la humedad. No afecta al titanio, al cromo, a la silicona, al neopreno y al teflón. No requiere de aireación, no deja residuos y se convierte en oxígeno en poco tiempo.

El ozono puede resultar corrosivo para el acero, el hierro, el cobre, el latón y el aluminio, y destruir artículos de goma, látex y plásticos.

Además de sus beneficios como desinfectante y esterilizante, posee una acción desodorante, ya que elimina los malos olores.

Manipulación y conservación del material estéril

La manipulación de todo material esterilizado es sumamente importante para evitar riesgos para la salud. Las **recomendaciones** para una manipulación y conservación seguras son las siguientes:

- El material debe manipularlo personal formado.
- Las manos del manipulador deben estar limpias y secas, para evitar contaminaciones en su manipulación.
- No debe abrirse el material estéril hasta su utilización.
- No debe utilizarse si está caducado o deteriorado.
- Se debe almacenar el material adecuadamente (no amontonarlo) y protegerlo de la humedad y las temperaturas extremas.
- Aireación en esterilización por óxido de etileno.
- Precaución al tocar materiales esterilizados por calor.

La central de esterilización

La central de esterilización es la unidad que recibe, acondiciona, procesa, controla y distribuye textiles, equipamiento biomédico e instrumental a otras unidades y servicios sanitarios, tanto hospitalarios como extrahospitalarios, con el fin de garantizar la seguridad biológica de estos productos para ser utilizados con el paciente. También se define como una unidad de procesamiento de productos estériles, que comprende áreas definidas para recepcionar, descontaminar, lavar, desinfectar, esterilizar y almacenar productos estériles.

Se podría afirmar que las centrales de esterilización son un área de control de las infecciones. Su personal debe estar entrenado y cualificado para garantizar el cumplimiento del objetivo primordial, que es contribuir a disminuir el riesgo de infección. Tienen una gran responsabilidad para controlar las fuentes de infección nosocomial en objetos inanimados.

La central de esterilización debe establecer, en coordinación con el servicio de medicina preventiva, las normas y procedimientos de limpieza del material en el punto de uso.

El **sistema de esterilización centralizada** presenta las siguientes **ventajas**:

- **Efectividad**: debidamente organizado, coordina los procedimientos.
- **Economía**: evita la existencia multiplicada de equipamiento costoso; la vida de los instrumentos se prolonga gracias a una eficiente manipulación.
- **Seguridad**: al estar supervisado, evita posibles fallos en los procesos.

Las unidades de esterilización deben estar acreditadas por la correspondiente comunidad autónoma para poder llevar a cabo su actividad.

El Ministerio de Sanidad, Política Social e Igualdad recoge estándares y recomendaciones disponibles en la dirección web: http://www.msc.es/organizacion/sns/planCalidadSNS/docs/EERR/Central_ de_Esterilizacion.pdf.

PUNTOS CLAVE

- Se considera que un objeto es infectante cuando en su superficie o en su masa contiene gérmenes de alguna enfermedad transmisible.
- El gluconato de clorhexidina se considera uno de los mejores antisépticos para heridas.
- Las sales inorgánicas de mercurio están en desuso por causar toxicidad.
- Se considera que un material es estéril cuando la posibilidad de que un microorganismo esté presente, o de forma latente, es de 1 entre 10^6.
- El autoclave es el medio de esterilización más utilizado para materiales termorresistentes.

BIBLIOGRAFÍA

Consejería de Sanidad de la Comunidad de Madrid. Promoción de la calidad. Guía de buenas prácticas: prevención y control de la infección nosocomial. Madrid, 2007.

Cortés Díaz JM. Técnicas de prevención de riesgos laborales. Seguridad e higiene del trabajo. 9ª ed. Madrid: Tébar; 2007.

Dancer SJ. The role of environmental cleaning in the control of hospital-acquired infection. J Hosp Infect. 2009;73(4):378-85.

Instituto Nacional de Seguridad, Salud y Bienestar en el Trabajo. Bibliografía sobre plásticos. Disponible en: http://www.insht.es/portal/site/Insht/menuitem.1f1a3bc79ab34c578c2e8884060961ca/?vgnextoid=3d48b850f0db9110VgnVCM1000000705350aRCRD&vgnextchannel=bf78908b51593110VgnVCM100000dc0ca8c0RCRD [último acceso: septiembre 2018]

Martínez Hernández J. Manual de higiene y medicina preventiva hospitalaria. 1ª ed. Madrid: Díaz de Santos; 2006.

Victor EM, Vasanth EM, Thankappan M, et al. The impact of hand hygiene awareness programme on health care professionals' compliance with hand hygiene in a tertiary care hospital: A clinical audit. J Patient Saf Infect Control. 2015;3(1):17-20.

Papel del fisioterapeuta en la prevención y control de las infecciones nosocomiales. Medidas preventivas de eficacia probada. Aislamiento en el hospital

12

M. E. Olmedo Ordás y J. Herrera Segurado

OBJETIVOS DEL APRENDIZAJE

- El lector adquirirá los conceptos fundamentales sobre el papel del fisioterapeuta en la prevención y control de las infecciones nosocomiales, las medidas preventivas de eficacia probada y el aislamiento en el hospital.

PAPEL DEL FISIOTERAPEUTA EN LA PREVENCIÓN Y CONTROL DE LAS INFECCIONES NOSOCOMIALES

Las infecciones nosocomiales (del latín *nosocomium*, 'hospital') son infecciones adquiridas por un paciente en un hospital u otro centro sanitario en el que reciba atención sanitaria y que no estaban presentes ni en el período de incubación ni en el momento del ingreso del paciente.

Las infecciones nosocomiales más frecuentes son:

- Infecciones urinarias.
- Infecciones de quirófano, en UCSI (unidades de cirugía sin ingreso), en CMA (cirugía mayor ambulatoria), etcétera.
- Neumonía nosocomial.
- Bacteriemia nosocomial.
- Otras infecciones nosocomiales.

Las infecciones que ocurren pasadas 48 horas después del ingreso suelen considerarse nosocomiales. En las quirúrgicas pueden pasar hasta 30 días tras la intervención quirúrgica. También se incluyen las infecciones ocupacionales contraídas por el personal sanitario.

Estas infecciones ocasionan efectos significativos en las vidas de quienes las contraen y deterioran la imagen de los equipos asistenciales, de los hospitales y del sistema sanitario, causando un impacto enorme en la economía del país y poniendo a prueba la sostenibilidad de los programas de salud.

> El fisioterapeuta tiene un papel clave en la reducción de la transmisión de la infección hospitalaria de una persona a otra por tener un contacto directo con los pacientes la mayor parte del tiempo, ya sea a través de sus manos o a través del material sanitario.

En otros países, como Estados Unidos o Australia, se han desarrollado medidas preventivas entre las que se encuentran los programas de higiene, en los que se dan indicaciones a los diferentes campos de profesionales sanitarios. Por desgracia, en España no se tiene en cuenta a los fisioterapeutas como sector específico sanitario.

El fisioterapeuta, como uno de los profesionales de la salud que más contacto tiene con los pacientes, sufre un mayor riesgo de contagio propio y de propagar este tipo de infecciones, por lo que es importante un conocimiento amplio de las infecciones hospitalarias y su prevención.

Los **principales métodos de prevención** en los que se tiene en cuenta a los **fisioterapeutas** son:

- **Normas de higiene personal**. Cubrir las heridas o cortes con apósitos impermeables antes de la actividad laboral. Llevar las uñas cortas y sin pintar. No utilizar joyas. Limpiar el uniforme frecuentemente o cuando se produzcan salpicaduras de sangre o fluidos orgánicos.
- **Higiene de manos**. Destaca el frecuente lavado de manos como la mejor, más barata y sencilla actuación para evitar la propagación de las infecciones. El lavado de manos se debería realizar del siguiente modo: con **jabón neutro y agua**, al inicio y al final de la jornada la-

boral, previamente y posteriormente al uso de guantes o cuando las manos estén visiblemente sucias. Se usará la **solución antiséptica** tras el contacto con la piel entre un paciente y otro, o al cambiar de tareas.

En el entorno del fisioterapeuta, las **camillas** deben limpiarse diariamente, o cuando existan manchas de sangre o líquidos corporales entre pacientes, con un paño humedecido en agua y jabón, y posteriormente con alguna solución aldehídica.

En cuanto a los **equipos** de electroterapia, ultrasonidos, láser, etc., son un vector potencial de infecciones nosocomiales y deben limpiarse semanalmente con un paño húmedo y jabón, secándolos posteriormente. Sus **accesorios** (cabezales, cables, placas, esponjas, etc.) se limpiarán tras su utilización, o pasada una semana si no se han usado, con el mismo método que el aparato y la posterior desinfección con solución aldehídica.

Los **equipos de ultrasonidos** terapéuticos pueden actuar como fuentes potenciales de infección en fisioterapia. Tanto el transductor como el gel utilizado, si están contaminados con microorganismos patógenos, pueden actuar como vectores entre pacientes que utilicen el mismo equipo. Aproximadamente uno de cada cuatro transductores está contaminado con flora normal de la piel y ambiental. La limpieza de los equipos con alcohol al 70 % disminuye muy significativamente la contaminación de los transductores. Sería muy recomendable utilizar gel en monodosis para disminuir el riesgo de transmisión de microorganismos oportunistas en las sesiones de fisioterapia.

La frecuente desinfección y esterilización del entorno de trabajo del fisioterapeuta disminuye significativamente el riesgo de infección nosocomial.

> La limpieza de los aparatos de asistencia terapéutica y la frecuente desinfección y esterilización del entorno de trabajo del fisioterapeuta disminuyen significativamente el riesgo de infección nosocomial.

MEDIDAS PREVENTIVAS DE EFICACIA PROBADA

La erradicación completa de las infecciones nosocomiales es una utopía, aunque es importante reducir año tras año la tasa de prevalencia y su incidencia. Se estima que hasta un 40 % de las infecciones nosocomiales podrían verse reducidas si se aplicaran las medidas de prevención adecuadas, en función del contexto y el paciente en riesgo. Pero esta prevención debe ser tratada de forma global y holística, teniendo en cuenta la participación de todos los profesionales sanitarios del medio hospitalario.

Tabla 12-1. Causas de infección nosocomial

- Uso indiscriminado de antibióticos
- Pruebas invasivas
- Edad
- Enfermedades crónicas
- Estado inmunológico alterado
- Agresividad de los gérmenes
- No respetar adecuadamente las normas higiénicas

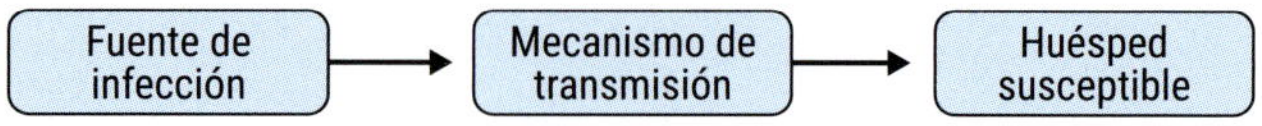

Figura 12-1. Cadena epidemiológica.

> El control de infecciones nosocomiales es una responsabilidad de todos los profesionales de salud.

Las **causas** más importantes de infección nosocomial se recogen en la tabla 12-1.

La **cadena epidemiológica** es la secuencia de elementos que intervienen en la transmisión de un agente desde una fuente de infección a un huésped susceptible (Fig. 12-1). El estudio de una cadena epidemiológica se realiza con el objetivo de analizar enfermedades infecciosas, identificar los seis eslabones que componen la cadena y prevenir y controlar posibles enfermedades: agente causal, reservorio, puerta de salida, vía de transmisión, puerta de entrada y huésped susceptible. Se puede simplificar en tres eslabones: fuente de infección, mecanismo de infección y huésped susceptible.

Las medidas generales de prevención y control se recogen en la tabla 12-2, y las medidas de prevención de eficacia probada, lógica y dudosa, en la tabla 12-3.

Higiene de manos

Semmelweis es reconocido como el pionero de la antisepsia por ser el primero que demostró en 1847 lo importan-

Tabla 12-2. Medidas generales de prevención y control

Eslabón de la cadena epidemiológica	Medidas de prevención
Fuente de infección	• Medidas de aislamiento para evitar la transmisión de infecciones desde los pacientes infectados al resto de pacientes • Aplicación de precauciones universales • Campañas de educación sanitaria
Mecanismos de transmisión	• Aplicación de protocolos de limpieza, desinfección y esterilización de todo el material e instrumental utilizado • Aplicación de los protocolos de lavado de manos y utilización de guantes por todo el personal sanitario • Aplicación de protocolos normalizados en relación con la preparación del campo operatorio, sondaje urinario, intubación endotraqueal y cateterización vascular • Control y vigilancia de equipos con ventilación mecánica y oxigenoterapia • Control en la manipulación y tratamiento de las heridas • Aplicación de protocolos de actuación frente a accidentes por pinchazos • Aplicación de protocolos en relación con los residuos clínicos y sanitarios
Huésped susceptible	• Aplicación de medidas de aislamiento • Empleo de quimioprofilaxis quirúrgica • Administración de vacunas a grupos de riesgo • Campañas de educación sanitaria

Tabla 12-3. Medidas de prevención de eficacia probada, lógica y dudosa

Eficacia probada	Eficacia lógica	Eficacia dudosa
Esterilización, desinfección	Medidas de aislamiento	Muestreos bacteriológicos
Lavado de manos	Educación sanitaria	Control rutinario del ambiente
Uso de drenajes urinarios cerrados	Sistemas de vigilancia	Fumigación ambiental
Cuidados de catéteres intravasculares		Utilización de luz ultravioleta
No manipular ni tocar heridas con la mano		Sistemas de flujo laminar
Quimioprofilaxis en cirugía contaminada		Desinfección de suelos y paredes
Uso de guantes		Filtros intravenosos terminales
Vacunación del personal sanitario		Quimioprofilaxis en cirugía limpia
Preparación prequirúrgica del enfermo		Utilización de calzas, bata y mascarilla por parte de parientes de los pacientes (unidad de cuidados intensivos, reanimación)
Protocolos de actuación frente a pinchazos		
Vigilancia de equipos de ventilación mecánica y oxigenoterapia		

te que es la desinfección de las manos para controlar las infecciones.

La desinfección de las manos es uno de los pilares fundamentales del control de las enfermedades contagiosas, considerándose como la primera medida de prevención que se puede llevar a cabo en el ambiente hospitalario. Se trata de un acto muy habitual en la práctica diaria al que en pocas ocasiones se le dota de la trascendencia e importancia necesarias.

Con el lavado de manos se pretende eliminar la suciedad y la flora microbiana que se encuentran en la superficie cutánea de las manos del personal sanitario.

La **Organización Mundial de la Salud** ha considerado relevante este acto de higiene, y prueba de ello son los numerosos documentos publicados al respecto, entre los que destacan los cinco momentos para la higiene de manos (Fig. 12-2), el cuándo y el porqué de los cinco momentos

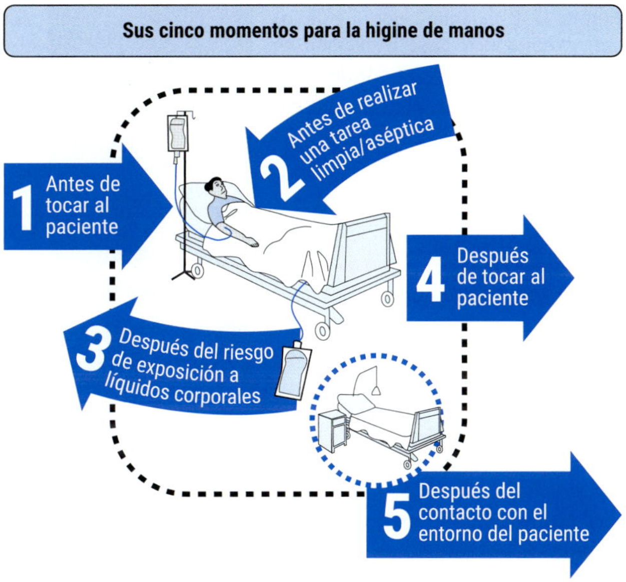

Figura 12-2. Los cinco momentos para la higiene de manos. Fuente: Organización Mundial de la Salud.

(v. Fig. 12-3), el lavado de manos con jabón (v. Fig. 12-4) o la desinfección de manos con solución hidroalcohólica (v. Fig. 12-5).

Directrices de la OMS sobre higiene de las manos en la atención sanitaria

Recomendaciones consensuadas. Sistema de clasificación de las pruebas: se acordó adaptar del modo siguiente el sistema CDC/HICPAC de clasificación de las recomendaciones:

- **Categoría IA.** Se aconseja vivamente su aplicación y están sólidamente respaldadas por estudios experimentales, clínicos o epidemiológicos bien diseñados.
- **Categoría IB.** Se aconseja vivamente su aplicación y están respaldadas por algunos estudios experimentales, clínicos o epidemiológicos, así como por sólidos fundamentos teóricos.
- **Categoría IC.** Deben aplicarse porque lo exigen reglamentos o normas federales o de los estados.
- **Categoría II.** Se propone su aplicación y están respaldadas por estudios clínicos o epidemiológicos indicativos, fundamentos teóricos o el consenso de un grupo de expertos.

El proceso correcto de lavado de manos con jabón se ilustra en el ▶ vídeo 12-1 y el de desinfección de manos con solución hidroalcohólica en el ▶ vídeo 12-2.

La primera medida de prevención que se puede llevar a cabo en el ambiente hospitalario es la desinfección de las manos, y constituye uno de los pilares fundamentales de control de las enfermedades contagiosas.

Prevención de la infección del tracto urinario

La infección del tracto urinario de origen nosocomial está relacionada con la sonda urinaria en más del 80 % de los casos. Según el *Estudio de Prevalencia de Infecciones Nosocomiales en España* (EPINE), en 1990 y en la actualidad

Figura 12-3. Cuándo y por qué de los cinco momentos para la higiene de manos. Fuente: Organización Mundial de la Salud.

1	Antes de tocar al paciente	¿Cuándo?	Lávese las manos antes de tocar al paciente cuando se acerque a él.
		¿Por qué?	Para proteger al paciente de los gérmenes dañinos que tiene usted en las manos.
2	Antes de realizar una tarea limpia/aséptica	¿Cuándo?	Lávese las manos inmediatamente antes de realizar una tarea limpia/aséptica.
		¿Por qué?	Para proteger al paciente de los gérmenes dañinos que podrían entrar en su cuerpo, incluidos los gérmenes del propio paciente.
3	Después del riesgo de exposición a líquidos corporales	¿Cuándo?	Lávese las manos inmediatamente después de un riesgo de exposición a líquidos corporales (y tras quitarse los guantes).
		¿Por qué?	Para protegerse y proteger el entorno de atención de salud de los gérmenes dañinos del paciente.
4	Después de tocar al paciente	¿Cuándo?	Lávese las manos después de tocar a un paciente y la zona que lo rodea, cuando deje la cabecera del paciente.
		¿Por qué?	Para protegerse y proteger el entorno de atención de salud de los gérmenes dañinos del paciente.
5	Después del contacto con el entorno del paciente	¿Cuándo?	Lávese las manos después de tocar cualquier objeto o mueble del entorno inmediato del paciente, cuando lo deje (incluso aunque no haya tocado al paciente).
		¿Por qué?	Para protegerse y proteger el entorno de atención de salud de los gérmenes dañinos del paciente.

Organización Mundial de la Salud | Seguridad del Paciente — UNA ALIANZA MUNDIAL PARA UNA ATENCION MÁS SEGURA | SAVE LIVES Clean Your Hands

(2017) la prevalencia de la infección del tracto urinario fue del 27,7 y del 22,11 % respectivamente, situándose en el primer lugar de todas las infecciones nosocomiales.

Se considera que un **sistema de drenaje es cerrado** cuando no se produce ninguna desconexión entre la unión de la sonda urinaria con el de la bolsa recolectora. El vaciado se realiza a través de una llave situada en la parte inferior de la bolsa. La utilización de este sistema junto con una higiene de manos correcta está dentro de las medidas de prevención de eficacia probada.

Prevención de la bacteriemia

La bacteriemia se define como la presencia de bacterias u hongos en el torrente sanguíneo. Debe ser confirmada por el laboratorio. Ocupa el cuarto puesto según el estudio EPINE de 2017, con un 17,4 % de prevalencia, siendo la más grave tanto por su morbilidad como por su mortalidad. Los principales responsables son los catéteres venosos, sobre todo los de inserción central.

Su **prevención** se basa en:

- Correcta higiene de manos.
- Uso de clorhexidina en la preparación de la piel.
- Asepsia y esterilidad en los procedimientos de acceso a vías periféricas o centrales.
- Control y vigilancia según protocolo de los diversos catéteres.

Prevención de la neumonía nosocomial

La neumonía nosocomial se define como la infección que afecta al parénquima pulmonar acaecida en el entorno

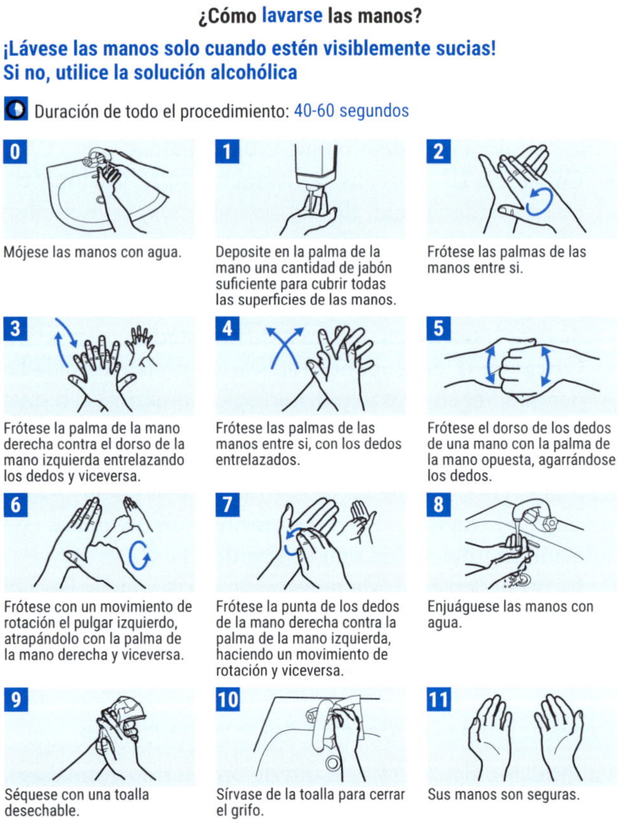

Figura 12-4. Lavado de manos con jabón. Fuente: Organización Mundial de la Salud.

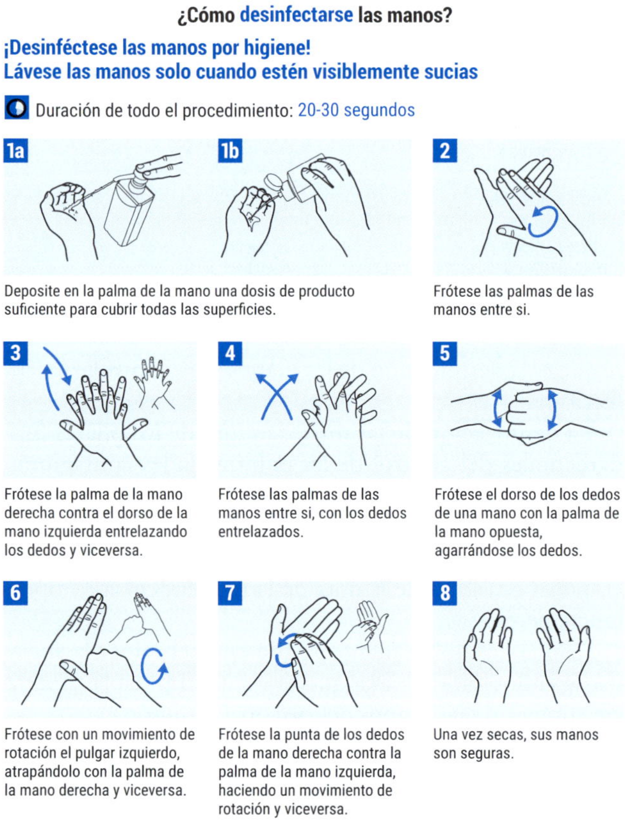

Figura 12-5. Desinfección de manos. Fuente: Organización Mundial de la Salud.

hospitalario. Los microorganismos alcanzan las vías respiratorias inferiores a través del tubo endotraqueal en los pacientes intubados.

La neumonía asociada a la ventilación mecánica es la complicación infecciosa nosocomial más frecuente entre los pacientes con insuficiencia respiratoria aguda, así como las broncoaspiraciones. También influyen la edad, la existencia de enfermedad pulmonar obstructiva crónica, el ingreso en la unidad de cuidados intensivos, los tratamientos antibióticos, la inmovilización y la posición supina.

Según el estudio EPINE 2017, la neumonía nosocomial se encuentra en el segundo lugar de las infecciones nosocomiales, con un 21,4 % de prevalencia.

Su **prevención** se basa en:

- Métodos de barrera, en especial higiene de manos.
- Cama incorporada 30-45°.
- Fisioterapia respiratoria.
- Asepsia y cambios según protocolos de los filtros, respiradores, etcétera.

Prevención de la infección de localización quirúrgica

Las infecciones de la herida quirúrgica constituyen el tercer grupo más numeroso de las infecciones intrahospitalarias. Según el análisis EPINE-EPPS 2017, la prevalencia es del 20,1 % incluyendo las superficiales, profundas o de órgano.

La profilaxis antibiótica se basa en la administración de antibióticos antes de que se produzca la infección. Debe cubrir la mayoría de gérmenes. El objetivo es mantener una concentración sérica alta durante toda la intervención con un fármaco adecuado.

Su **prevención** se basa en:

- Preparación óptima del paciente.
- Técnica quirúrgica estéril.
- Asepsia en las curas (lavado de manos, material estéril, etcétera).
- Profilaxis antibiótica adecuada al tipo de intervención (herida limpia, contaminada o sucia).

VIGILANCIA Y CONTROL DE LAS ENFERMEDADES NOSOCOMIALES

En España, la vigilancia y control de las enfermedades nosocomiales la llevan a cabo los servicios de medicina preventiva. En la figura 12-6 se indican las principales funciones.

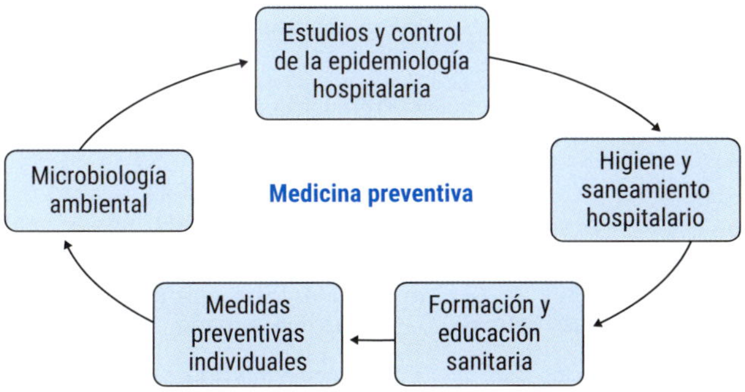

Figura 12-6. Medicina preventiva.

Tabla 12-4. Sistemas de vigilancia de la infección nosocomial a nivel nacional y regional

Infección nosocomial a nivel nacional	Infección nosocomial a nivel regional
Estudio de Prevalencia de las Infecciones Nosocomiales en España (EPINE): proyecto español iniciado en 1990; participación voluntaria de hospitales	Las comunidades autónomas establecerán, en el ámbito de su competencia, canales de información que garanticen el cumplimiento de recogida y notificación de los casos, apoyándose siempre en los sistemas de vigilancia nosocomial a nivel nacional
Estudio Nacional de Vigilancia de Infección Nosocomial en Servicios de Medicina Intensiva (ENVIN-HELICS)	

Es importante conocer la Estrategia de Seguridad del Paciente del Sistema Nacional de Salud para los años 2015-2020, aprobada por el Consejo Interterritorial del Sistema Nacional de Salud el día 29 de julio de 2015 (https://www.seguridaddelpaciente.es/es/informacion/publicaciones/2015/estrategia-seguridad-del-paciente-2015-2020/). En esta estrategia se abordan los sistemas de vigilancia tanto de la infección nosocomial, nacional y regional (Tabla 12-4) como de la evolución de la localización de infecciones nosocomiales (EPINE) (v. Fig. 12-7), así como de los hospitales incluidos en el EPINE (v. Fig. 12-8).

Nota del director: La información se va actualizando en la web del estudio epidemiológico, transversal, de prevalencia de las infecciones relacionadas con la asistencia sanitaria (IRAS). En esta sección se podrán consultar los informes globales del estudio EPINE para España: https://epine.es/resultados/espania. Por otra parte, la última actualización corresponde a 2021, y está disponible en: https://epine.es/api/documento-publico/2021%20EPINE%20Informe%20Espa%C3%B1a%2027122021.pdf/reports-esp.

En líneas generales, cabe resaltar dos aspectos fundamentales del EPINE 2021:

La **infección más prevalente en números globales**, después de varios años siendo la infección quirúrgica, es ahora la **infección respiratoria**. Probablemente sea debido al gran número de pacientes conectados a ventilación mecánica.

Aparece la COVID-19 como otra localización de infección nosocomial, esto es, pacientes que se han contagiado de esta enfermedad en el propio hospital. Aunque siempre aparece en últimas posiciones, mostrando menor número de infecciones que otras localizaciones.

AISLAMIENTO HOSPITALARIO

El aislamiento hospitalario es el conjunto de procedimientos o normas del ámbito hospitalario enfocados a evitar la propagación de las enfermedades infecciosas durante el período de tiempo en que estas puedan ser transmitidas. Interviene sobre la fuente o reservorio de la cadena epidemiológica.

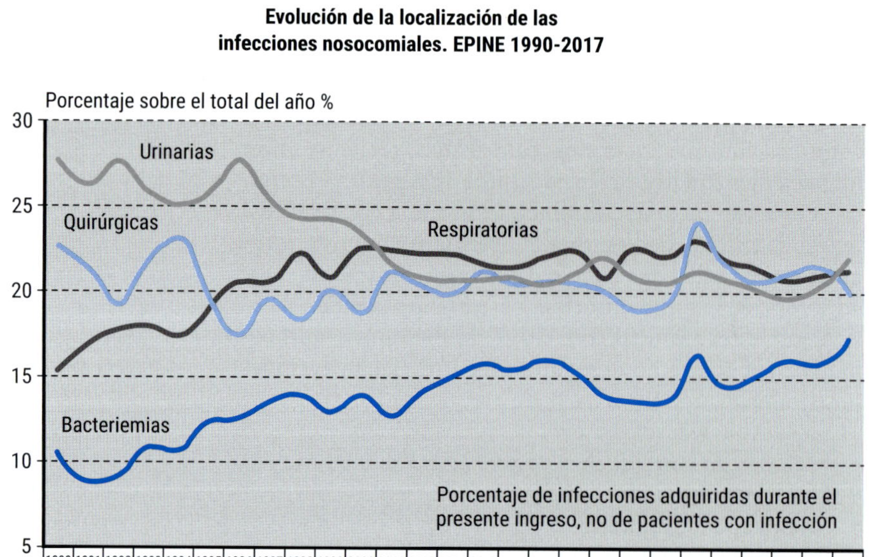

	1990	1991	1992	1993	1994	1995	1996	1997	1998	1999	2000	2002	2003
Urinarias	27,7	26,3	27,6	25,9	25,1	25,9	27,7	25,4	24,4	24,3	23,5	21,7	20,8
Quirúrgicas	22,7	21,4	19,3	21,9	23,2	19,7	17,5	19,6	18,4	20,1	18,8	21,2	20,4
Respiratorias	15,4	16,9	17,8	18,0	17,4	19,0	20,6	20,6	22,3	20,9	22,6	22,5	22,3
Bacteriemias	10,6	8,9	9,2	10,9	10,7	12,4	12,6	13,6	14,0	13,0	14,0	12,8	14,2

	2004	2005	2006	2007	2008	2009	2010	2011	2012	2013	2014	2015	2016	2017
Urinarias	20,7	20,8	20,9	20,5	21,1	22,1	20,9	20,6	21,2	20,8	20,2	19,7	20,3	22,1
Quirúrgicas	20,0	21,3	20,5	20,7	20,6	20,1	19,0	19,4	24,2	21,6	20,7	21,2	21,6	20,1
Respiratorias	22,3	21,7	21,5	22,2	22,5	20,9	22,7	22,2	23,1	22,1	21,5	20,8	21,1	21,4
Bacteriemias	15,1	15,9	15,5	16,1	15,4	14,0	13,7	13,7	16,4	14,6	15,2	16,1	15,9	17,4

Año

Figura 12-7. Evolución de la localización de las infecciones nosocomiales. EPINE. EPINE: Estudio de Prevalencia de las Infecciones Nosocomiales en España. Modificado de: http://hws.vhebron.net/epine/Descargas/Diapositivas%20EPINE%201990-2016.pdf. Los datos que aparecen en columna de la derecha correspondientes a 2017 son una estimación. En el Informe EPINE 2017, (http://hws.vhebron.net/epine/Global/EPINE-EPPS%202017%20Informe%20Global%20de%20Espa%C3%B1a%20Resumen.pdf), en la tabla 31 (distribución de la localización de las infecciones nosocomiales) se recogen los datos actualmente en vigor, que son: urinarias: 19,32 %; quirúrgicas: 25,03 %; respiratorias: 19,80 %; bacteriemias e infecciones asociadas a catéter: 15,10 %, y otras localizaciones: 20,75 %.

Aunque los procedimientos de aislamiento pueden ser aplicados en todo el recinto hospitalario, existen ciertas zonas con medidas más rigurosas, como, por ejemplo, las áreas quirúrgicas, las unidades de cuidados intensivos, neonatología, oncología, hemodiálisis, etcétera.

En términos generales, se pueden distinguir dos técnicas de aislamiento en función de su finalidad:

- **Aislamiento común o de barrera**: separa pacientes infectocontagiosos de pacientes sanos.
- **Aislamiento protector o inverso**: separa a los pacientes inmunodeprimidos para protegerlos de una posible infección.

Las precauciones estándar se recogen en la tabla 12-5 y las medidas de protección de cada uno de los tipos de aislamiento hospitalario se resumen en la tabla 12-6.

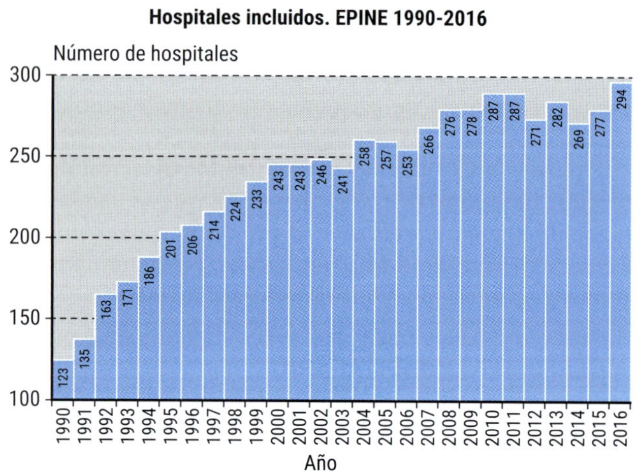

Figura 12-8. Hospitales incluidos en el estudio EPINE. EPINE: Estudio de Prevalencia de las Infecciones Nosocomiales en España. Tomado de: http://hws.vhebron.net/epine/Descargas/Diapositivas%20EPINE%201990-2016.pdf

El conjunto de procedimientos o normas del ámbito hospitalario enfocados a evitar la propagación de las enfermedades infecciosas durante el período de tiempo en que estas puedan ser transmitidas se conoce como aislamiento hospitalario.

Aislamiento estricto

El aislamiento estricto (Fig. 12-9) es el aislamiento más severo, con medidas y precauciones importantes, cuyo obje-

Tabla 12-5. Precauciones estándar del aislamiento hospitalario

Precaución	Recomendaciones
Lavado de manos	• Antes y después de quitarse los guantes • Usar jabón normal para lavado rutinario • Usar jabón antiséptico para circunstancias específicas y desinfección con hidroalcohol
Uso de guantes	• Usar cuando se toca sangre, fluidos corporales, secreciones, excreciones, material contaminado
Mascarillas y protectores oculares	• Proteger membranas mucosas, ojos, nariz y boca
Bata	• Proteger la piel y el manchado de la ropa
Control medioambiental	• Procesos de limpieza y desinfección rutinaria
Salud ocupacional y patógenos de transmisión parenteral	• No encapuchar • No quitar las agujas usadas de la jeringa con la mano
Ubicación de los pacientes	• Habitación individual para paciente que pueda contaminar

Tabla 12-6. Medidas de protección de los diferentes tipos de aislamiento hospitalario

Precauciones estándar	Tipo de aislamiento					
	Estricto	Respiratorio		Entérico	Inverso	Contacto
		Gotas	Transmisión aérea			
Habitación	Individual	Individual		Individual (no es necesario si se toman adecuadas precauciones)	Individual	Individual
Bata	Sí	No		Sí	Sí	Aconsejable
Mascarilla	Sí (tipo FPP2)	Gotas: mascarilla quirúrgica	Transmisión aérea: tipo FPP2	No	Sí	Mascarilla quirúrgica si se realizan procedimientos
Lavado de manos	Sí	Sí		Sí	Sí	Sí
Guantes	Sí	Sí		Sí	Sí	Sí
Ejemplos	Viruela, varicela, rabia, difteria	Meningitis, sarampión, rubeola, tuberculosis		Hepatitis A, rotavirus, gastroenteritis	Grandes quemados, inmunodeprimidos, trasplantados	Sarna, conjuntivitis, infecciones cutáneas, heridas

tivo es prevenir la transmisión de enfermedades altamente contagiosas, ya sea tanto por vía directa o cutánea como por vía aérea. Se utiliza en enfermedades como la rabia, difteria, varicela, peste neumónica, etcétera.

Los **recursos materiales** necesarios son los siguientes:

- Habitación individual con presión negativa.
- Puerta cerrada siempre.
- Equipo de protección completo (bata, mascarilla, guantes y calzas).
- Utensilios sanitarios de uso exclusivo para el paciente.
- Material fungible.

Se deben seguir las siguientes **medidas de actuación**:

- Profesionales sanitarios vacunados o inmunizados siempre que sea posible.
- Lavarse las manos antes de entrar y después de salir.
- Uso obligatorio del material de barrera.
- Antes de salir de la habitación las prendas contaminadas se depositan en el contenedor del interior de la habitación.
- Realizar los cuidados al finalizar los realizados a pacientes sanos.
- Todo el material del interior de la habitación se trata como material contaminado.

Aislamiento protector o inverso

El aislamiento protector o inverso es aquel que adopta medidas que impiden o minimizan el riesgo de contraer una enfermedad infecciosa en pacientes inmunodeprimidos o susceptibles de contraerla.

Los **recursos materiales necesarios** son los siguientes:

- Habitación individual con presión positiva.
- Puerta cerrada siempre.
- Material e instrumental estéril.
- Equipo de protección completo (bata, mascarilla, guantes y calzas).
- Utensilios sanitarios de uso exclusivo para el paciente.
- Material fungible siempre que sea posible.

Se deben seguir las siguientes **medidas de actuación**:

- El personal que atienda a estos pacientes no debe presentar ningún proceso infeccioso.
- Lavarse las manos con jabón antiséptico antes de entrar y atender al paciente.

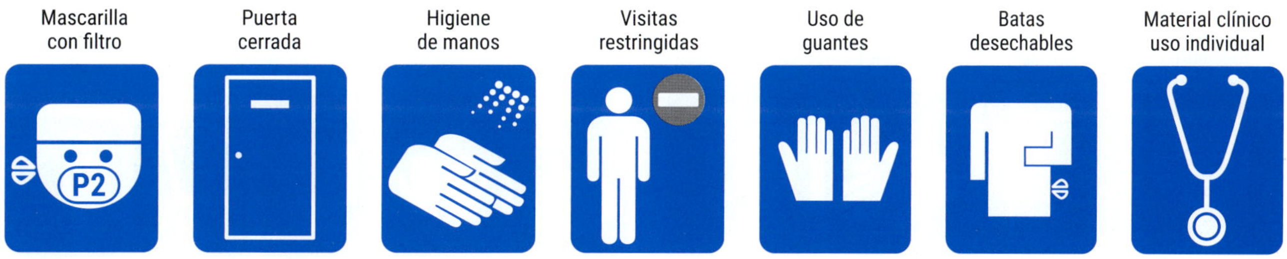

Figura 12-9. Aislamiento estricto.

- Ponerse todas las prendas de aislamiento antes de entrar en la habitación.
- Extremar las medidas de asepsia y antisepsia.
- Restringir el número de profesionales y visitas.
- Las visitas cumplirán en todo momento las medidas protectoras.
- Antes de salir de la habitación, las prendas se depositan en el contenedor del interior de la habitación.

Aislamiento respiratorio: gotas y aéreo

El aislamiento respiratorio es aquel que se aplica para prevenir la transmisión de enfermedades infecciosas que se propagan por vía aérea, ya sea en forma de gotas o por vía aérea estricta.

Los **recursos materiales necesarios** son los siguientes:

- Habitación individual con presión negativa.
- Puerta siempre cerrada, evitando ventilar hacia el interior.
- Uso de mascarillas y guantes desechables cuando se tiene contacto con secreciones del paciente.
- Material fungible siempre que sea posible.

Se deben seguir las siguientes **medidas de actuación**:

- Profesionales sanitarios vacunados o inmunizados siempre que sea posible.
- Lavarse las manos antes de entrar y después de salir.
- Ponerse la mascarilla al entrar en la habitación y cambiarla con la frecuencia necesaria.
- El paciente usará mascarilla cuando se traslade a realizarse pruebas diagnósticas.
- Extremar las precauciones al obtener y manipular muestras de esputos y secreciones.

Las precauciones a tener en cuenta en el aislamiento respiratorio (aéreo) se recogen en la figura 12-10 y las correspondientes al aislamiento respiratorio (gotas) en la figura 12-11.

Aislamiento entérico o precauciones entéricas

El aislamiento entérico previene la transmisión de enfermedades infectocontagiosas que se transmiten de forma directa por medio de excreciones y heces infectadas u objetos contaminados por estos excrementos.

Los **recursos materiales necesarios** son los siguientes:

- No requiere habitación individual, aunque se deben seguir las precauciones universales.
- Guantes desechables y bata protectora.
- Lejía para desinfección de heces, inodoro y cuña.

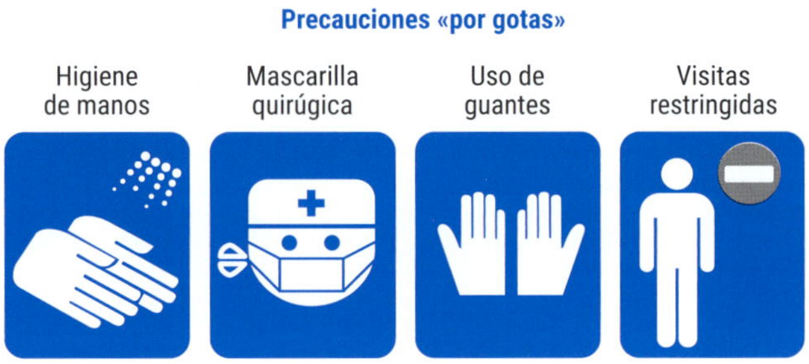

Figura 12-11. Aislamiento respiratorio (gotas).

Se deben seguir las siguientes **medidas de actuación**:

- Lavarse las manos antes y después de atender al paciente.
- Ponerse los guantes y la bata dentro de la habitación.
- Educación sanitaria, reforzando los elementos de higiene.
- Tratar la ropa de cama como elementos contaminados.
- Limpiar y desinfectar los objetos manchados con heces.

Aislamiento cutaneomucoso o precauciones cutáneas

El aislamiento cutaneomucoso o de contacto se emplea para prevenir la transmisión de enfermedades por contacto con heridas o quemaduras infectadas o drenajes de líquido purulento e infectado (Fig. 12-12).

Los **recursos materiales necesarios** son los siguientes:

- Habitación individual con lavabo.
- Bata, mascarilla y guantes.

Se deben seguir las siguientes **medidas de actuación**:

- Lavarse las manos antes y después de atender al paciente.
- Todo el personal debe ponerse bata, guantes y mascarilla.
- No tocar nunca con las manos las heridas o lesiones.
- Todo el material de aislamiento debe estar dentro de la habitación.
- Las curas de estos pacientes deben realizarse en último lugar.
- El instrumental utilizado se procesa como material contaminado.

Precauciones universales

Son medidas de protección que se han de adoptar de forma sistemática y generalizada ante cualquier paciente con el fin de prevenir contagios de enfermedades transmisibles.

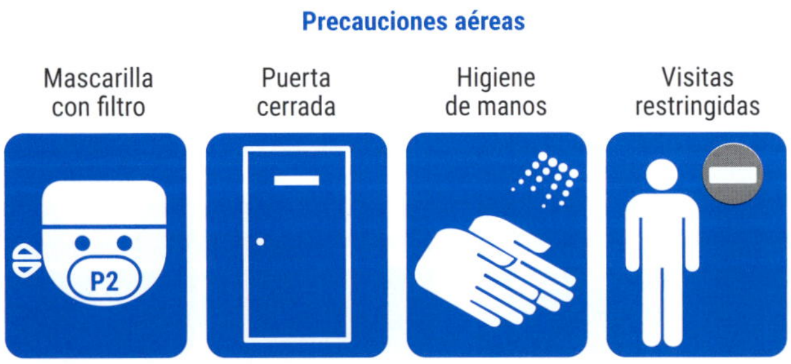

Figura 12-10. Aislamiento aéreo.

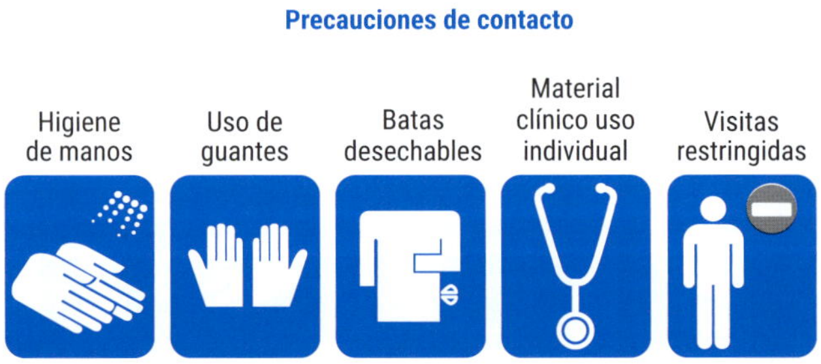

Figura 12-12. Aislamiento cutaneomucoso o de contacto.

Incluyen las siguientes:

- Todos los pacientes deben considerarse potencialmente infecciosos.
- El vehículo de transmisión ocupacional más importante es la sangre y sus derivados.
- El profesional con mayor riesgo es el expuesto a un accidente con aguja hueca.
- La empresa debe informar al trabajador sanitario de sus riesgos y de las medidas preventivas antes de incorporarse al trabajo.
- La vacunación antihepatitis B ha de estar conseguida en el 100 % de los profesionales sanitarios.
- El lavado de manos es la medida más importante para el control de las infecciones exógenas en el medio sanitario.
- La protección con guantes previene el riesgo de lesión percutánea. Toda técnica invasiva tiene que realizarse con los guantes apropiados.
- Las lesiones cutáneas, cortes y heridas deben cubrirse antes de iniciar la actividad laboral.
- Los objetos punzantes y cortantes han de eliminarse en contenedores rígidos de bioseguridad. Las agujas nunca deben reencapucharse.
- Tras un accidente, aplicar inmediatamente medidas de arrastre del material, tratamiento local y acudir al servicio de salud laboral para su registro y medidas complementarias.

Colocación de las prendas de aislamiento

Se utilizan como medio de protección o barrera para impedir la transmisión y propagación de microorganismos patógenos y evitar la aparición de enfermedades infecciosas.

Las más utilizadas son las calzas, el gorro, la mascarilla, la bata y los guantes, aunque existen algunas más como gafas o pantallas protectoras y delantales que se usan en determinados procedimientos.

El **orden general de colocación** es el siguiente: calzas, gorro, mascarilla, bata y guantes.

PUNTOS CLAVE

- El fisioterapeuta tiene un papel clave en la reducción de la transmisión de la infección hospitalaria de una persona a otra por tener un contacto directo con los pacientes la mayor parte del tiempo, ya sea a través de sus manos o a través del material sanitario.
- La limpieza de los aparatos de asistencia terapéutica y la frecuente desinfección y esterilización del entorno de trabajo del fisioterapeuta disminuyen significativamente el riesgo de infección nosocomial.
- El control de infecciones nosocomiales es una responsabilidad de todos los profesionales de salud.
- La primera medida de prevención que se puede llevar a cabo en el ambiente hospitalario es la desinfección de las manos, y constituye uno de los pilares fundamentales de control de las enfermedades contagiosas.
- El aislamiento hospitalario es el conjunto de procedimientos o normas del ámbito hospitalario enfocados a evitar la propagación de las enfermedades infecciosas durante el período de tiempo en que estas puedan ser transmitidas. Interviene sobre la fuente o reservorio de la cadena epidemiológica.

BIBLIOGRAFÍA

Consejería de Sanidad de la Comunidad de Madrid. Promoción de la calidad. Guía de buenas prácticas: prevención y control de la infección nosocomial. Madrid, 2007.

Cortés Díaz JM. Técnicas de prevención de riesgos laborales. Seguridad e higiene del trabajo. 9ª ed. Madrid: Tébar; 2007.

Dancer SJ. The role of environmental cleaning in the control of hospital-acquired infection. J Hosp Infect. 2009;73(4):378-85.

Instituto Nacional de Seguridad, Salud y Bienestar en el Trabajo. Bibliografía sobre plásticos. Disponible en: http://www.insht.es/portal/site/Insht/menuitem.1f1a3bc79ab34c578c2e8884060961ca/?vgnextoid=3d48b850f0db9110VgnVCM1000000705350aRCRD&vgnextchannel=bf78908b51593110VgnVCM100000dc0ca8c0RCRD [último acceso: Septiembre 2018]

Martínez Hernández J. Manual de higiene y medicina preventiva hospitalaria. 1ª ed. Madrid: Díaz de Santos; 2006.

Victor EM, Vasanth EM, Thankappan M, et al. The impact of hand hygiene awareness programme on health care professionals' compliance with hand hygiene in a tertiary care hospital: A clinical audit. J Patient Saf Infect Control. 2015;3(1):17-20.

Epidemiología clínica

13

L. C. Abecia Inchaurregui y J. Seco Calvo

OBJETIVOS DEL APRENDIZAJE

- Sobre la conceptualización de la epidemiología y sus fines, así como sobre los tipos y aspectos más relevantes de los estudios epidemiológicos.
- Habrá comprendido el método epidemiológico, las medidas de frecuencia, las variables y los estudios descriptivos y analíticos.
- Habrá aprendido las características y los datos más relevantes de las principales enfermedades crónicas y los mecanismos de prevención de las mismas.

EPIDEMIOLOGÍA: CONCEPTO Y FINES

Existen múltiples definiciones de la epidemiología, pero quizá una de las más sencillas, pero más atinada, es la que la define como «la ciencia que estudia la distribución de los factores relacionados con la salud desde un punto de vista cuantitativo». Es decir, de forma resumida podemos afirmar que la epidemiología es la ciencia que mide la salud.

Imaginemos a la persona que acude a solicitar información a un profesional sanitario, ya que le han diagnosticado una hipercolesterolemia. Es muy posible que nos pregunte si tiene riesgo de presentar una enfermedad cardiovascular, a lo que el profesional deberá señalarle que, efectivamente, la hipercolesterolemia es un factor de riesgo de enfermedad cardiovascular. Pero también es más que probable que, ante esta respuesta, la persona pregunte si su riesgo es muy elevado o poco elevado, es decir, ¿cuánto riesgo tiene de padecer el evento cardiovascular?

Pues bien, la epidemiología es la herramienta de la que disponemos los profesionales sanitarios para conocer los factores asociados a los diferentes problemas de salud, tanto de riesgo como protectores, y la cuantificación de los mismos.

De forma sucinta, los **fines de la epidemiología** pueden resumirse en tres puntos:

- Conocer el estado de salud de la población.
- Descubrir las causas y factores relacionados con la salud y la enfermedad.
- Evaluar las intervenciones sanitarias (programas de salud, métodos diagnósticos y terapéuticos, etcétera).

- La epidemiología es la ciencia que mide la salud.
- Los fines de la epidemiología son: conocer el estado de salud de la población; descubrir las causas y factores relacionados con la salud y la enfermedad y evaluar las intervenciones sanitarias.

MÉTODO EPIDEMIOLÓGICO

El iniciador del método epidemiológico fue Snow, que, en la epidemia de cólera de Londres de mediados del siglo XIX, logró descubrir la fuente de infección con un estudio observacional sobre el terreno.

Las fases de la investigación epidemiológica siguen las del método científico experimental y tienen una gran analogía con el método clínico. Se describen brevemente a continuación.

Observación

Se trata de contestar a las preguntas: cómo, quiénes, cuándo y dónde, con lo que tendremos la descripción de la enfermedad o suceso epidemiológico. Es el primer eslabón en la investigación epidemiológica. Se llega a ella por medio de una serie de estudios epidemiológicos descriptivos, cuyos objetivos son dos:

- Realizar la «fotografía» de una enfermedad o suceso de salud con tanta precisión como sea posible.
- Estudiar un fenómeno de salud cuya etiología es desconocida con objeto de generar hipótesis.

Los **estudios descriptivos** conducen al establecimiento de estimadores de prevalencia, de incidencia, de mortalidad o de letalidad en el seno de grupos con características particulares. Así, el riesgo individual representa una expresión probabilística de las posibilidades que tiene un individuo o un grupo de población que posea características epidemiológicas de persona, lugar o tiempo diferentes, de estar afectados por la enfermedad. De cualquier forma, una medida de riesgo de este tipo no nos dice si las características de persona, tiempo o lugar representan una causa verdadera (factor etiológico) o una simple asociación de variables.

Los **tipos de estudios descriptivos más habituales en epidemiología** son:

- **Series de casos clínicos**. Las investigaciones clínicas se inician con el descubrimiento de una nueva enfermedad o síndrome. Cuando se acumulan varios casos, el investigador clínico comienza a preocuparse por la etiología, diagnóstico y tratamiento del nuevo proceso. El primer paso es la realización de un estudio descriptivo. Los resultados de este estudio pueden sugerir las primeras hipótesis etiológicas con respecto a la enfermedad.
- **Estudios descriptivos de morbilidad y mortalidad**. Las estadísticas de mortalidad reflejan la frecuencia con que ocurren en la población aquellas enfermedades que conducen a la muerte. Son recopiladas rutinariamente en la mayoría de los países y suministran un indicador fácilmente disponible de la frecuencia con que ocurren esas enfermedades en función del tiempo, del lugar y de las personas. Las limitaciones de las estadísticas de mortalidad (enfermedades de baja letalidad) y la necesidad de obtener información sobre varios aspectos de la enfermedad en la población han estimulado la recolección de estadísticas de morbilidad. Ellas son esenciales para los organismos de salud, para la identificación de los problemas y las necesidades y para el establecimiento de prioridades.
- **Correlaciones temporales**. Las correlaciones temporales son de una gran utilidad en la generación de hipótesis etiológicas.
- **Correlaciones ecológicas**. Un estudio ecológico es aquel en el que la unidad de estudio es un grupo, la mayoría de las veces definido geográficamente. El análisis ecológico puede incluir datos de incidencia, prevalencia o mortalidad, siendo estos últimos los más frecuentes por su gran disponibilidad. Las características o variables que se correlacionan estadísticamente a nivel de grupo pueden no estar asociadas cuando se miden en individuos, a lo que se denomina «falacia ecológica» y se debe a que las correlaciones ecológicas son especialmente vulnerables a la confusión por variables conocidas o desconocidas.
- **Estudios de mortalidad y morbilidad proporcional**. Los estudios proporcionales son aquellos que incluyen observaciones sobre casos, sin información sobre la población expuesta al riesgo de desarrollar la enfermedad. El diseño puede incluir casos de enfermedad (morbilidad proporcional) o muertes (mortalidad proporcional). La comparación se realiza calculando la «razón de la mortalidad proporcional» (PMR), comparando la proporción de muertes debidas a una determinada causa en la población expuesta con la proporción en la población general.
- **Estudios de corte o prevalencia**. Un estudio de corte o prevalencia, llamado también *cross-sectional*, implica un diseño no direccional de estudio de una población. Este tipo de estudio incluye la prevalencia de la enfermedad. Se realiza habitualmente sobre una muestra aleatoria de la población. Después de la selección, todos los participantes son examinados, observados y/o encuestados sobre su estado de salud o enfermedad. Estos estudios son particularmente útiles para describir las características de la población diana y son utilizados con frecuencia por los administradores para la planificación de servicios y programas de salud.

Formulación de la hipótesis

Las hipótesis más comunes tratan de identificar causas suficientes para explicar la distribución del suceso. Los **métodos para elaborar hipótesis** son:

- **Método de las diferencias**. Si la frecuencia de una enfermedad es marcadamente diferente en dos circunstancias distintas y si se puede identificar en algún factor ausente en la otra, ese factor puede ser la causa de la enfermedad.
- **Método de la concordancia**. Si un factor es común a un número de circunstancias diferentes y están asociadas con la enfermedad, dicho factor puede ser la causa.
- **Método de la variación concomitante**. Comprende la búsqueda de algún mecanismo cuya frecuencia varía con la de la enfermedad.
- **Método de la analogía**. La distribución de una enfermedad puede ser muy similar a la de alguna otra que ha sido estudiada de forma más completa, por lo que la causa podría ser la misma.

Verificación de la hipótesis

Los estudios epidemiológicos diseñados para verificar hipótesis etiológicas se denominan **estudios explicativos o analíticos** y pueden dividirse en **dos grandes grupos**:

- **Estudios explicativos observacionales**. El investigador observa y estudia, pero no interviene en la historia natural de la enfermedad ni influye en la exposición. En función de la secuencia de las observaciones sobre la exposición y el estado de la enfermedad, diferenciamos dos tipos básicos de estudios analíticos: estudios de cohortes y estudios de casos y controles.
- **Estudios explicativos experimentales**. Su característica básica es la manipulación artificial del factor estudiado por parte del investigador. Además, las personas son asignadas al grupo experimental o al grupo control mediante aleatorización. Dentro de este grupo están los ensayos clínicos y los ensayos comunitarios aleatorizados. Cuando la segunda condición (asignación aleatorizada) no se cumple, estaríamos frente a un tipo de estudios denominados por algunos autores como cuasi-experimentales o ensayos comunitarios no aleatorizados.

Dentro de los **estudios observacionales** se describen dos diseños básicos:

- **Estudios de cohortes**. Suponen un diseño en el que la información sobre el factor es conocida para todos los sujetos al principio del seguimiento. La población expuesta al riesgo de desarrollar el efecto es seguida durante un período de tiempo dado con objeto de identificar nuevos casos o defunciones. Los estudios de cohortes permiten calcular la incidencia de la enfermedad, y por tanto el riesgo, tanto en los expuestos como en los no expuestos. Con esta información es posible calcular de forma directa el riesgo relativo. Si este es mayor de la unidad y las diferencias son estadísticamente significativas, puede concluirse que existe asociación entre la exposición y la enfermedad. El riesgo atribuible es la parte del riesgo global ligado exclusivamente a la exposición del factor valorado.
- **Estudios de casos y controles**. Implican un diseño retrospectivo o no direccional que compara un grupo de casos con uno o más grupos de controles en relación con la exposición presente o previa al factor estudiado. Para realizar inferencias causales, el investigador debe asumir que los controles son representativos de la misma población de la que se identifican los casos. El apareamiento, que rara vez se utiliza en los estudios de cohortes, es frecuentemente usado en los casos y controles. En este tipo de estudios no puede calcularse directamente el riesgo relativo, ya que no miden la incidencia. No obstante, puede obtenerse una estimación del mismo mediante el cálculo de la *odds ratio* (OR).

Dentro de los **estudios experimentales** se describen tres diseños:

- **Ensayos clínicos**. En ellos se prueba la eficacia de un agente o de un procedimiento preventivo o terapéutico. Es un experimento en el cual mediante el azar se asignan los individuos a dos grupos: el «experimental» y el «control». El ensayo clínico es toda evaluación experimental de una sustancia o medicamento, a través de su aplicación a seres humanos, orientada hacia alguno de los siguientes fines:
  - Poner de manifiesto sus efectos farmacodinámicos o recoger datos referentes a su absorción, distribución, metabolismo y excreción.
  - Establecer su eficacia para una indicación terapéutica, profiláctica o diagnóstica determinada.
  - Conocer el perfil de sus reacciones adversas y establecer su seguridad.
- **Ensayos comunitarios aleatorizados**. Se llevan a cabo en la comunidad y su objeto es evaluar la efectividad de los programas de intervención dirigidos habitualmente a modificar factores de riesgo o factores conductuales.
- **Ensayos comunitarios no aleatorizados**. La unidad de asignación de la intervención, es decir, de la «exposición» o de un determinado agente terapéutico o preventivo, no es el sujeto, sino toda una comunidad. Se trata de un estudio experimental porque hay manipulación de la variable independiente por parte del investigador, pero no existe aleatorización completa de los sujetos. Los individuos son expuestos o no al programa por el hecho de pertenecer a una u otra comunidad. Algunos autores los denominan cuasi-experimentales.

Además de estos estudios, que reciben el nombre de **diseños básicos**, se están utilizando algunas alternativas que intentan limitar algunos inconvenientes de los mismos, tal como los **estudios híbridos**, que combinan elementos de los de casos y controles y de los de cohortes. Consisten en la observación de una población dinámica para la detección de todos los casos de una enfermedad determinada, comparados con un grupo de referencia, seleccionado aleatoriamente o por emparejamiento de la misma población en la que se han originado los casos.

Los objetivos esenciales que persiguen los diseños híbridos son la estimación de la incidencia y/o una estimación no sesgada del riesgo relativo. Para conocer la incidencia de la enfermedad se requiere la identificación de la población base y un registro que recoja los casos generados en la población. Pueden hacerse sobre una cohorte fija, en la que no se admiten nuevas entradas de sujetos una vez iniciada la investigación. Esta es una característica más frecuente en los estudios anidados (dentro de una cohorte) de casos y controles.

Para la selección de los casos se ha de recoger la totalidad de los mismos durante un período determinado y en una colectividad definida. En la selección del grupo control existen diferentes opciones que tipifican los distintos tipos de diseños híbridos, y que pueden hacer innecesaria la condición de rareza de la enfermedad para que la razón de ventaja (OR) se aproxime al riesgo relativo.

Confirmación o rechazo de la hipótesis

Realizado el estudio y una vez calculados los estimadores de asociación, se utilizan diversas **técnicas estadísticas** para valorar la significación de las relaciones observadas por medio del análisis bivariante o multivariante de acuerdo con la naturaleza de los datos y el planteamiento de la investigación. Para hacer inferencias causales en epidemiología se utiliza una **estructura probabilística**.

Habitualmente se emplea el término **factor de riesgo** (en lugar de causa) para indicar una variable que puede estar relacionada con la probabilidad de que un individuo desarrolle una enfermedad.

Análogamente, los factores que pueden estar relacionados con el momento de la detección de la enfermedad se denominan **factores promotores**, si tienen importancia etiológica, o **factores de detección**, si no la tienen. Así, los factores promotores aceleran (o retardan) el proceso actual de la enfermedad; los de detección solo alteran la probabilidad de que los casos sean detectados. Aquellos factores que se cree están relacionados con la probabilidad de que los casos desarrollen un cierto resultado son denominados **factores pronósticos**.

Antes de poder sugerir que un determinado factor es efectivamente un factor de riesgo para una enfermedad determinada, deben cumplirse tres criterios generales:

- El factor debe estar asociado estadísticamente con el desarrollo de la enfermedad.
- La presencia del factor de riesgo debe preceder a la aparición de la enfermedad.
- La asociación observada no debe ser debida a ninguna fuente de error.

El primer paso sería, por tanto, excluir el azar como explicación posible de la asociación observada. Para ello, se utilizan pruebas de significación estadística, aceptándose como significativas aquellas asociaciones en las que la probabilidad de que sean debidas al azar es inferior al 5 % ($p<0,05$).

Una vez establecida la asociación estadística, será necesario averiguar si esta es real o por el contrario es artificial (espuria o falsa) debido a la presencia de sesgos en el estudio, es decir, a errores sistemáticos que ocurren en los estudios epidemiológicos y que pueden alterar el resultado. Los **sesgos** pueden ser clasificados en tres grupos:

- **Sesgo de selección**. Hace referencia a una distorsión en el efecto estimado resultante de la forma en la que los sujetos han sido seleccionados.
- **Sesgo de información**. Se refiere a una distorsión en la estimación del efecto debido a un error en la medición o clasificación errónea de los sujetos en una o más variables.
- **Sesgo de confusión**. Aparece cuando el efecto del factor estudiado se mezcla en los datos con los efectos de variables extrañas, denominadas «factores de confusión». El sesgo de confusión se produce porque el factor de confusión está asociado a la exposición o factor de riesgo estudiado, o bien porque es él mismo un factor de riesgo de la enfermedad estudiada.

Una importante diferencia entre el sesgo de confusión y los otros tipos de sesgo es que este es generalmente corregible en el momento del análisis, mientras que el de información y el de selección son difíciles, si no imposibles, de corregir una vez se llega al análisis.

Contraprueba

Por la supresión de la variación introducida en un estudio experimental puede deducirse si el efecto desaparece o no. En un estudio observacional, esta contraprueba vendría representada por la aplicación de medidas sanitarias, de lo que se deriva la solución o no del problema.

Consecuencias no buscadas

Como ocurre con todos los tipos de estudios científicos, una investigación puede dar lugar a efectos colaterales no buscados en una primera fase pero que pueden derivarse del estudio.

- Las fases de la investigación epidemiológica son: observación, formulación de la hipótesis, verificación de la hipótesis, confirmación o rechazo de hipótesis, contraprueba y consecuencias no buscadas.
- Los tipos de estudios descriptivos más habituales en epidemiología son: series de casos clínicos, estudios descriptivos de morbilidad y mortalidad, correlaciones temporales, correlaciones ecológicas, estudios de mortalidad y morbilidad proporcional y estudios de corte o prevalencia.
- Los métodos para elaborar hipótesis son: método de las diferencias, método de la concordancia, método de la variación concomitante y método de la analogía.
- Los estudios epidemiológicos diseñados para verificar hipótesis pueden dividirse en dos grupos: estudios explicativos observacionales y estudios explicativos experimentales.
- Se describen dos diseños básicos dentro de los estudios observacionales: estudios de cohortes y estudios de casos-controles.
- Dentro de los estudios experimentales se describen tres diseños: ensayos clínicos, ensayos comunitarios aleatorizados y ensayos comunitarios no aleatorizados.
- Los sesgos pueden ser clasificados en: sesgo de selección, sesgo de información y sesgo de confusión.

CONCEPTUALIZACIÓN EN EPIDEMIOLOGÍA

Veamos algunos de los conceptos más importantes.

Concepto de salud

Al principio del tema definíamos la epidemiología como la ciencia que mide la salud y sus fenómenos relacionados. Por ello, es importante reseñar cómo entendemos la salud en la actualidad.

La salud no es un término concreto. Es una abstracción que hace referencia a una circunstancia humana. La salud ha sido concebida de modo diferente por cada cultura. Depende del patrón que defina la forma de estar sano y la perspectiva de la persona que lo define (sanitario, clínico, poblacional, etc.), además de la época, el momento histórico, la educación, la clase social y si es un medio urbano o rural.

Durante muchos siglos la salud fue sinónimo de no enfermedad (concepto negativo). La definición de salud que en 1946 hizo la Organización Mundial de la Salud (OMS) supuso un cambio radical: «La salud es un estado de completo bienestar físico, mental y social y no únicamente la ausencia de enfermedad», ya que aporta unos aspectos innovadores como definir la salud en términos positivos y no solo referida al área física. Sin embargo, tiene aspectos criticables como: equiparar bienestar a salud; ser más un deseo que una realidad, y ser una definición estática y subjetiva.

Numerosos autores han desarrollado otros conceptos de salud (v. Fig. 13-1), que se pueden clasificar en los siguientes aspectos:

- **Perceptivo**: la salud es una situación de bienestar percibido.
- **Funcional**: se describe la salud como la capacidad de funcionar.

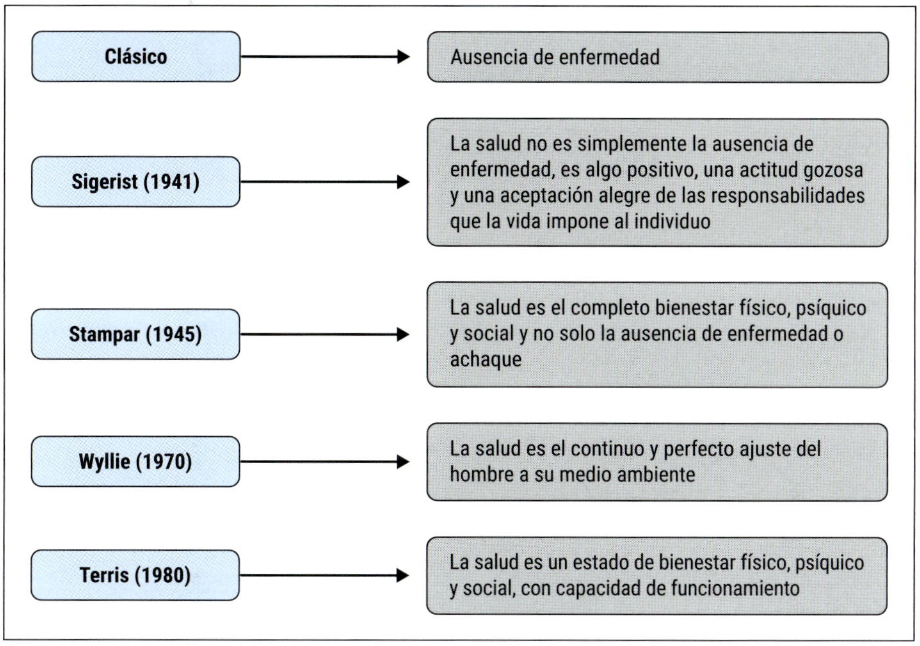

Figura 13-1. Ejemplos de conceptos de la salud a lo largo del tiempo.

- **Mixto**: reúne los elementos perceptivos y funcionales; la percepción de bienestar es subjetiva, mientras que la capacidad de funcionar es objetiva.
- **Adaptación**: la enfermedad es una desadaptación del hombre a su entorno (concepto ecológico de salud).

Si hay un exceso o un defecto, el organismo todavía logra conservar su equilibrio poniendo en juego los complicados mecanismos reguladores de que dispone. Pero ya no ocurre lo mismo cuando los aparatos compensadores resultan insuficientes a causa de las excesivas variaciones en la intensidad de los estímulos, donde se produce la enfermedad por exceso o defecto.

Concepto dinámico de salud

La salud de una persona puede oscilar entre un grado óptimo de salud por un lado y la muerte por el otro. Entre ambos extremos existen distintos niveles intermedios con una zona central en la que a veces es difícil separar lo normal de lo anormal. Dado que la muerte no es evitable y que el estado óptimo de salud es prácticamente inalcanzable, es mejor sustituir ambos extremos por muerte prematura y elevado nivel de bienestar y de capacidad de funcionar.

Bruhn propuso un esquema en el que bienestar y enfermedad se sitúan en un continuo salud-enfermedad.

Lorenz prefiere conceptualizar la relación entre salud y enfermedad como dos dimensiones independientes que pueden ser combinadas para generar una tipología cuádruple: bienestar en ausencia de enfermedad, el enfermo que se siente bien, aquellos que ni se sienten bien ni están enfermos y aquellos que están enfermos y no se sienten bien.

Downie presentó una nueva interpretación del continuo salud-enfermedad. Parte de la observación de que en la definición de la OMS existe una dimensión positiva y otra negativa de la salud. Sitúa a un lado la salud positiva (bienestar, adecuación) y al otro, la salud negativa (enfermedad, incapacidad, lesión).

Determinantes de la salud

Para analizar los determinantes o condicionantes de la salud (v. Fig. 13-2), se hace necesario identificar los problemas de salud prevalentes y sus factores causales. En 1974, **Marc Lalonde** describió un modelo global de salud, en el que señaló que el nivel de salud de las poblaciones está condicionado por la interacción de cuatro **factores determinantes**:

- **Biología humana**. Se le atribuye alrededor del 14 % del efecto sobre la salud. A pesar de que esta participación es la menor de entre los cuatro grupos de determinantes y que los procesos biológicos son escasamente modificables, la cantidad de recursos públicos destinados a actuar contra este grupo de factores es la segunda en importancia (10 %).
- **Medioambiente**. Es la causa del 35 % de los efectos sobre la salud, y recibe el 4 % del gasto público.
- **Estilos de vida**. Representan los comportamientos calificados como hábitos o conductas insanas. Son decisiones individuales, social y culturalmente condicionadas, sobre las que se puede ejercer un cierto control. Son la causa del 31 % de los efectos sobre la salud, pero reciben solamente el 3 % del gasto público.
- **Sistema de atención sanitaria**. Incluye la calidad, accesibilidad y gratuidad, así como los condicionantes del modelo de atención sanitaria instaurado en la comunidad. Aunque su importancia en la salud se sitúa en torno al 20 %, los recursos que se le destinan son los más elevados, acercándose al 85 %.

Multicausalidad y multiefectividad

Hoy en día, para describir los fenómenos relacionados con la salud se establece un modelo multicausal y multiefectivo. Es decir, un fenómeno está producido por la concatenación

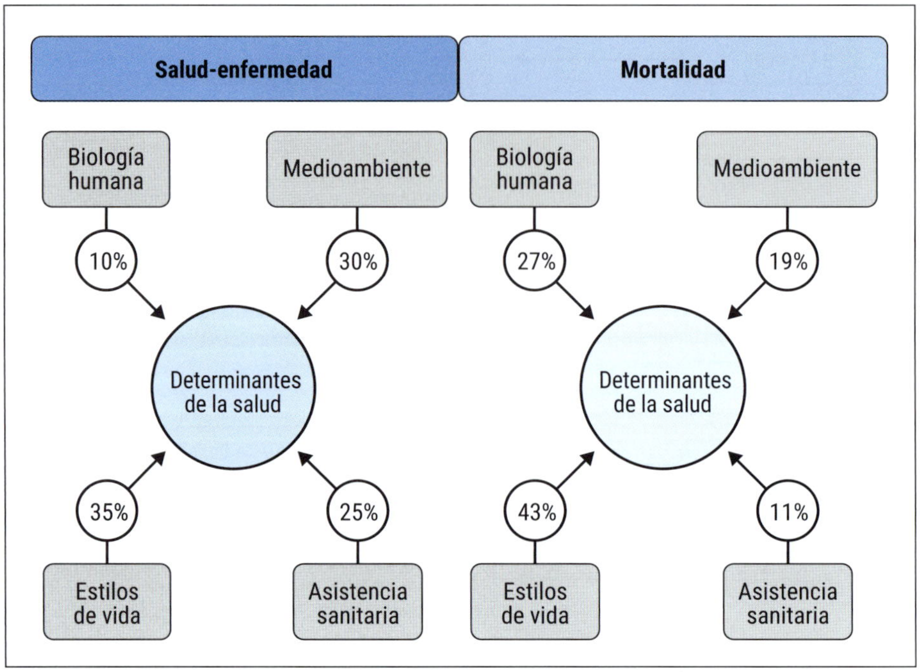

Figura 13-2. Determinantes de la salud y su contribución al binomio salud-enfermedad.

de varias causas (**multicausalidad**), que no siempre tienen que ser las mismas, y a su vez una causa puede participar en la producción de efectos diferentes (**multiefectividad**).

De este modelo (Fig. 13-3) se desprenden **tres tipos de causas** que es necesario distinguir:

- **Causa contribuyente**. Es la causa que actúa positiva o negativamente en un efecto determinado. Aplicado a patologías, es lo que conocemos habitualmente como factor de riesgo (negativo) o factor protector (positivo).
- **Causa suficiente**. Es el conjunto de causas contribuyentes que dan lugar a un efecto. En realidad, una causa suficiente es un efecto en sí, pero no siempre está formado por las mismas causas contribuyentes.
- **Causa necesaria**. En algunos efectos es indispensable que aparezca una causa para que se produzcan. Es lo que ocurre en las enfermedades infecciosas o parasitarias, en las que es necesaria la existencia del agente causal.

La epidemiología tiene como objetivo analizar estas causas desde un punto de vista tanto cualitativo como cuantitativo.

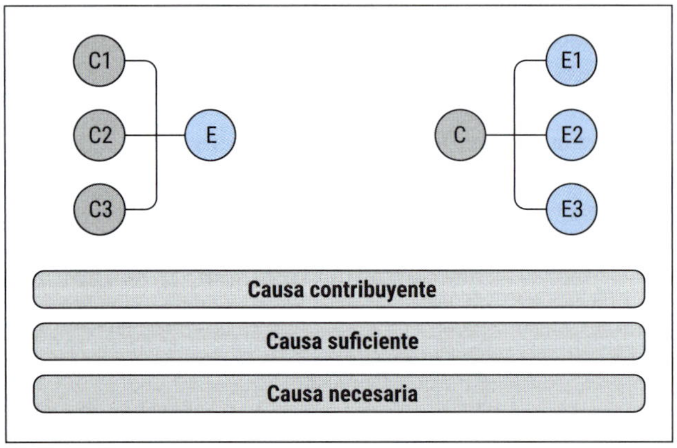

Figura 13-3. Modelo multicausal y multiefectivo.

Población, muestra y variable

Definámoslas sucintamente:

- **Población**. En estadística, se entiende por población un conjunto finito o infinito de elementos, denominados individuos, sobre los que se realizan observaciones.
- **Muestra**. En estadística, se entiende por muestra el subconjunto finito de una población; esto es, el número de individuos que forman la muestra se denomina tamaño muestral.
- **Variable**. En estadística, se entiende por variable o carácter cada una de las características que pueden observarse en un individuo de la muestra; por ejemplo: en una muestra de una población de humanos podemos medir: altura, edad, peso, sexo, etcétera.

EPIDEMIOLOGÍA DESCRIPTIVA. MEDIDAS DE FRECUENCIA EN EPIDEMIOLOGÍA

Para su desarrollo, la epidemiología sigue el método epidemiológico, calco del método científico. Consta de **cuatro etapas** (v. Fig. 13-4): epidemiología descriptiva, formulación de hipótesis, epidemiología analítica y establecimiento de una teoría.

En la epidemiología descriptiva podemos diferenciar **tres objetivos**:

- Por un lado, debe responder a las preguntas (v. Fig. 13-5): ¿a quién afecta el fenómeno en estudio?, ¿dónde se produce el fenómeno?, ¿cuándo se produce? Para responder a estas preguntas se establecen una serie de variables que respectivamente se denominan variables de persona, lugar y tiempo.
- El segundo objetivo de la epidemiología descriptiva consiste en cuantificar el fenómeno en estudio, es decir, conocer el número de casos en una población.
- El tercer objetivo consiste en diseñar estudios que sirvan para buscar relaciones entre diferentes variables y, con ello, establecer hipótesis con alto grado de verosimilitud.

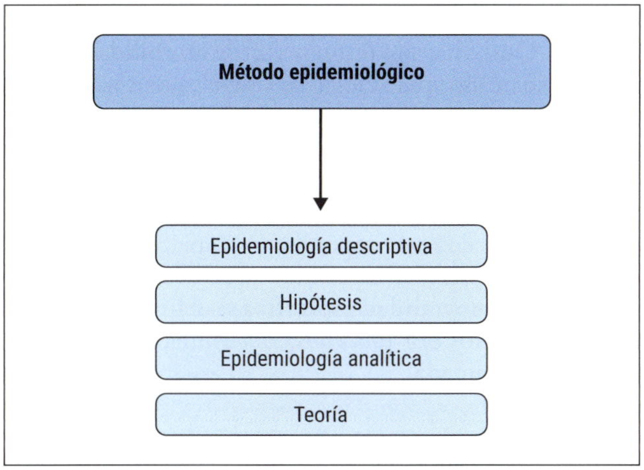

Figura 13-4. Fases del método epidemiológico.

Variables de persona, lugar y tiempo

Como ya hemos señalado, se denominan variables de persona, lugar y tiempo aquellas características que posee un fenómeno y que responden a las preguntas «quién», «dónde» y «cuándo».

Las **variables de persona** hacen referencia a características de los individuos que sufren un fenómeno determinado. Las más comunes en epidemiología son: sexo, edad, estado civil, raza, profesión, antecedentes, tabaco, alcohol, consumo de medicamentos, dieta, etcétera.

Las **variables de lugar** hacen especial referencia a dónde se desarrolla la vida de la persona en estudio. También puede ser importante si ha realizado viajes a otros lugares.

Por último, las **variables de tiempo** hacen referencia a cuándo se ha producido el fenómeno en estudio.

Una vez se han recogido los datos correspondientes a estas variables, deben presentarse de forma resumida para que puedan entenderse. Hay que tener en cuenta que la epidemiología trabaja con poblaciones o muestras de las mismas, por lo que el número de individuos en un estudio puede ser muy elevado.

La presentación de este tipo de datos se realiza a través de **razones y proporciones**:

- **Razón**: una razón es una división en la que el numerador no forma parte del denominador.
- **Proporción**: una proporción es una división en la que el numerador forma parte del denominador; habitualmente se denomina porcentaje.

Supongamos que hemos realizado un estudio en el que han participado 1.200 personas diabéticas, de las cuales 800 son hombres, y 400, mujeres. La forma de expresar el resultado de la variable «sexo» ofrece dos posibilidades:

a)

$$Razón\ de\ sexo = \frac{N^o\ de\ hombres}{N^o\ de\ mujeres} = \frac{800}{400} = 2$$

La razón de sexo es de 2 para los hombres, es decir, por cada mujer diabética hay 2 hombres diabéticos en nuestro estudio.

b)

$$\% = \frac{N^o\ de\ hombres}{N^o\ de\ hombres + N^o\ de\ mujeres} \times 100 = \frac{800}{400} \times 100 = 66{,}67\,\%$$

En nuestro estudio, el 66,67 % de los individuos son hombres, y el 33,33 % son mujeres.

> Una razón es una división en la que el numerador no forma parte del denominador.
> Una proporción es una división en la que el numerador forma parte del denominador. Habitualmente se denomina con el nombre de porcentaje.

Tasas de prevalencia, incidencia y mortalidad

Aunque ya han sido mencionadas anteriormente, es conveniente detenernos de nuevo en ellas. Para cuantificar un fenómeno en una población se utilizan diferentes tasas. De forma genérica, una tasa responde a la fórmula «número de casos del fenómeno en estudio / población»; es decir:

$$Tasa = \frac{N^o\ de\ casos}{Población} \times 10^n$$

Tasa de prevalencia. Se denomina tasa de prevalencia al número de casos de un fenómeno en una población en un momento determinado.

$$Prevalencia\ (P) = \frac{N^o\ de\ casos}{Población\ total} \times 10^n$$

Es una estimación puntual y da una idea de la carga que el fenómeno estudiado produce en la población.

Tasa de incidencia. Se denomina tasa de incidencia al número de casos nuevos de un fenómeno aparecidos en

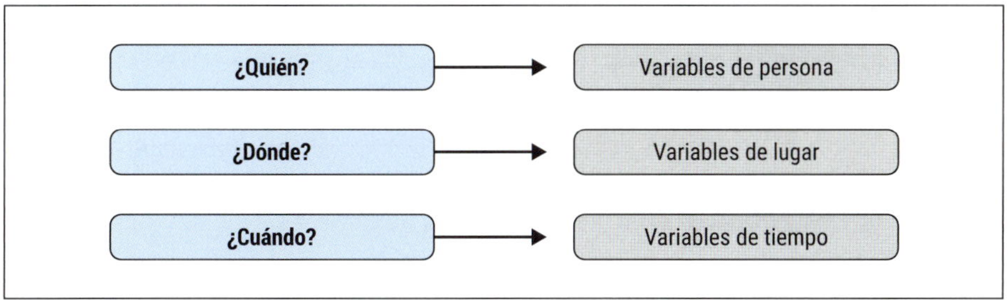

Figura 13-5. Variables en la descripción de un fenómeno.

una población susceptible a dicho fenómeno en un período de tiempo.

$$Incidencia\ (I) = \frac{N^o\ de\ casos\ nuevos}{Población\ susceptible \times t} \times 10^n$$

La incidencia nos informa de los cambios del fenómeno estudiado a lo largo del tiempo en la población.

El conocimiento de las tasas de incidencia y prevalencia de enfermedades a lo largo de los años constituye la base de la vigilancia epidemiológica de dichas enfermedades, ya que **incidencia y prevalencia están directamente relacionadas con la prevención y el tratamiento de las enfermedades**, respectivamente. Existen cuatro posibilidades:

a) La incidencia de una enfermedad está aumentando a lo largo de los años: significa que las medidas preventivas frente a la enfermedad no funcionan.

b) La incidencia de una enfermedad está disminuyendo a lo largo de los años: significa que las medidas preventivas frente a la enfermedad son efectivas.

c) La prevalencia de la enfermedad está aumentando a lo largo de los años: significa que no existe tratamiento curativo para la enfermedad, esta se cronifica y cada vez supone una mayor carga para la sociedad.

d) La prevalencia de la enfermedad está disminuyendo a lo largo de los años: significa que existe tratamiento curativo para la enfermedad o que tiene una elevada mortalidad.

Tasas de mortalidad. Desgraciadamente existen fenómenos relacionados con la salud que conducen a la muerte, por lo que este aspecto también debe ser cuantificado por la epidemiología. Otro concepto distinto es el de **morbilidad**, que es un término de uso epidemiológico y sirve para señalar la cantidad de personas o individuos considerados enfermos o víctimas de una enfermedad en un espacio y tiempo determinados. La cuantificación de los fenómenos que conducen a la muerte se realiza a través de las tasas de mortalidad, de las que señalaremos las dos más importantes en epidemiología clínica: la tasa de mortalidad específica y la tasa de letalidad.

La **tasa de mortalidad específica** se define como el número de muertos por una causa determinada en una población determinada.

$$Mortalidad\ específica = \frac{N^o\ de\ muertos\ por\ una\ causa}{Población\ total} \times 10^n$$

La mortalidad específica se puede hallar de forma conjunta o estratificada por sexo, grupos de edad, etcétera.

La **tasa de letalidad** se define como el número de muertos por una causa determinada en los individuos que padecen dicha causa, es decir, en los susceptibles de morir por dicha causa.

$$Letalidad = \frac{N^o\ de\ muertos\ por\ una\ causa}{N^o\ de\ personas\ con\ dicha\ causa} \times 10^n$$

Ejemplo de aplicación de las tasas de prevalencia, incidencia y mortalidad (Fig. 13-6)

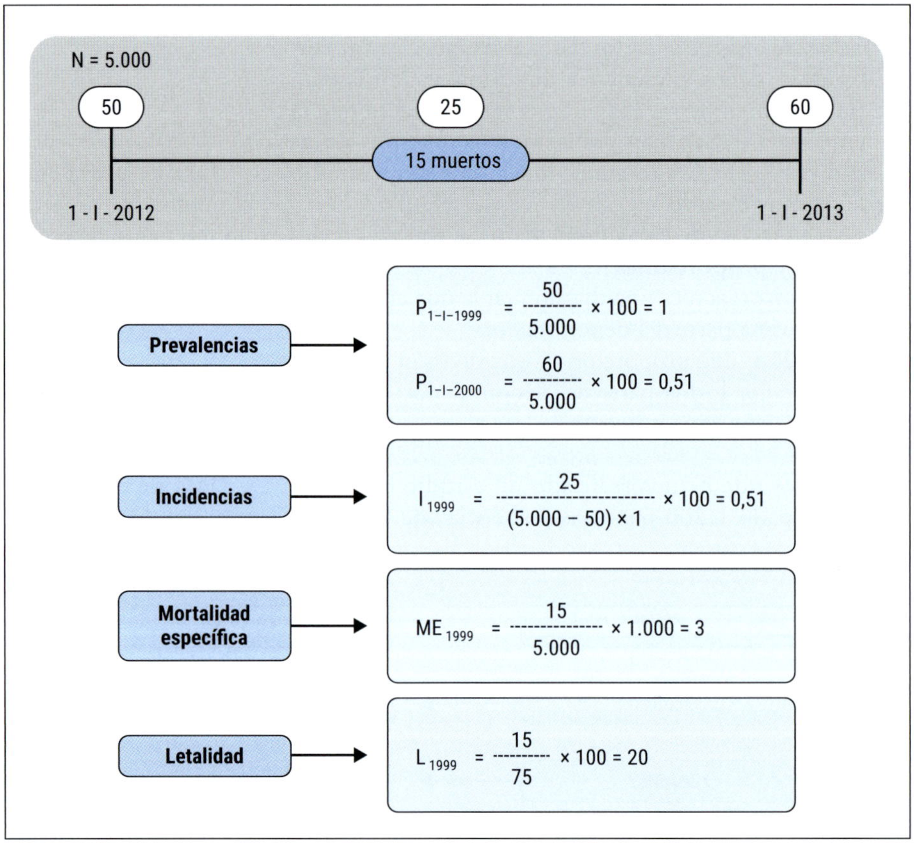

Figura 13-6. Ejemplo de aplicación de las tasas de prevalencia, incidencia y mortalidad.

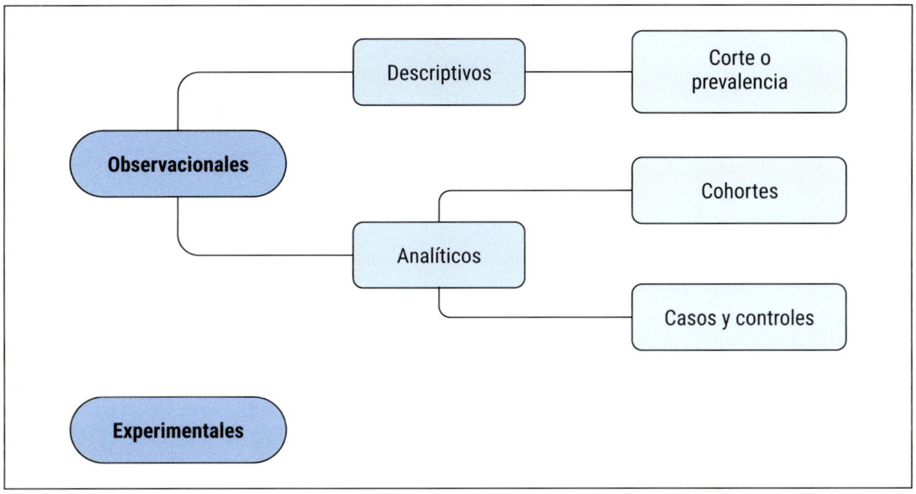

Figura 13-7. Clasificación esquemática de los principales estudios epidemiológicos.

En una población de 5.000 habitantes se contabilizaron a finales del año 2017 50 casos de paludismo. Durante 2018 se diagnosticaron 25 casos nuevos. En ese mismo año murieron 15 afectos de esa enfermedad. (Consideramos que el paludismo es incurable).

EPIDEMIOLOGÍA DESCRIPTIVA. ESTUDIOS TRANSVERSALES O DE PREVALENCIA

Veámoslos brevemente.

Clasificación de los estudios epidemiológicos

Tal como se explicaba anteriormente, los estudios epidemiológicos se pueden clasificar de la siguiente forma (Fig. 13-7):

- **Estudios observacionales**. El investigador «observa lo que ocurre» sin modificar las condiciones naturales del fenómeno. Pueden ser:
  - **Estudios descriptivos**. Corresponden a la epidemiología descriptiva. El principal es el denominado estudio transversal, de prevalencia, de corte o *cross sectional*. Se emplean para formular hipótesis.
  - **Estudios analíticos**. Corresponden a la epidemiología analítica. Pueden ser estudios de cohortes (prospectivos) o estudios de casos y controles (retrospectivos).
- **Estudios experimentales**. El investigador «manipula» (experimenta) las condiciones naturales en las que se desarrolla un fenómeno determinado. Dentro de este tipo de estudios constituyen ejemplos clásicos los ensayos clínicos o la evaluación de dietas.

Estudios de prevalencia

Se denominan también transversales, de corte o *cross sectional*. En ellos se estudian diferentes variables, pero todas en el mismo momento, y se utilizan para formular hipótesis.

Con el fin de explicar su diseño y posterior análisis e interpretación, utilizaremos el siguiente supuesto:

Un investigador desea formular una hipótesis sobre la diabetes y la obesidad, por lo que se dispone a realizar un estudio de prevalencia en su ciudad, en la que viven 200.000 habitantes.

El primer paso es definir con exactitud las dos variables que va a estudiar: diabetes y obesidad. Tras realizar una revisión bibliográfica, decide elegir los criterios internacionales para ambas variables y se dispone a medirlas en la población de referencia. Para ello, debe realizar una extracción de sangre y pesar y medir a todos los individuos que entren a formar parte del estudio.

Como quiera que la población es muy grande, decide trabajar con una parte de la misma, es decir, una muestra. Esta **muestra** deberá contar con **tres características** (Fig. 13-8) para que sea representativa de la población de referencia:

- **Tamaño adecuado**: el número de individuos que formen parte del estudio debe ser suficiente para que los resultados sean válidos.
- **Homogeneidad**: la muestra debe parecerse lo más posible a la población de referencia.
- **Aleatoriedad**: todos los individuos de la población deben tener la misma probabilidad de entrar a formar parte del estudio.

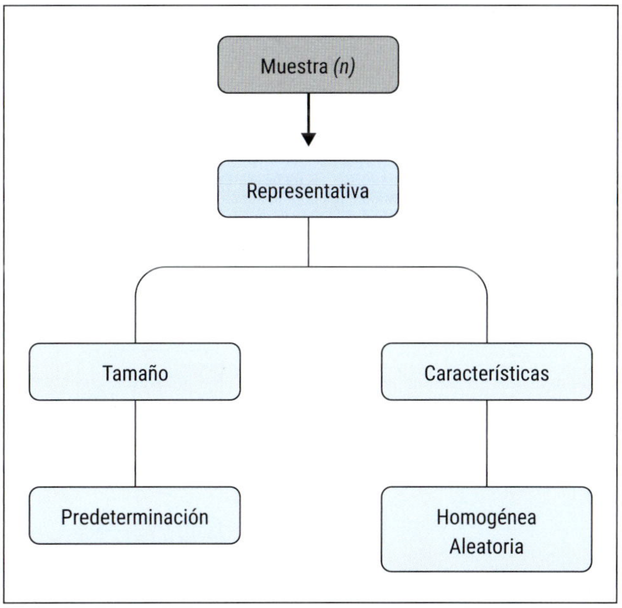

Figura 13-8. Características que debe poseer una muestra.

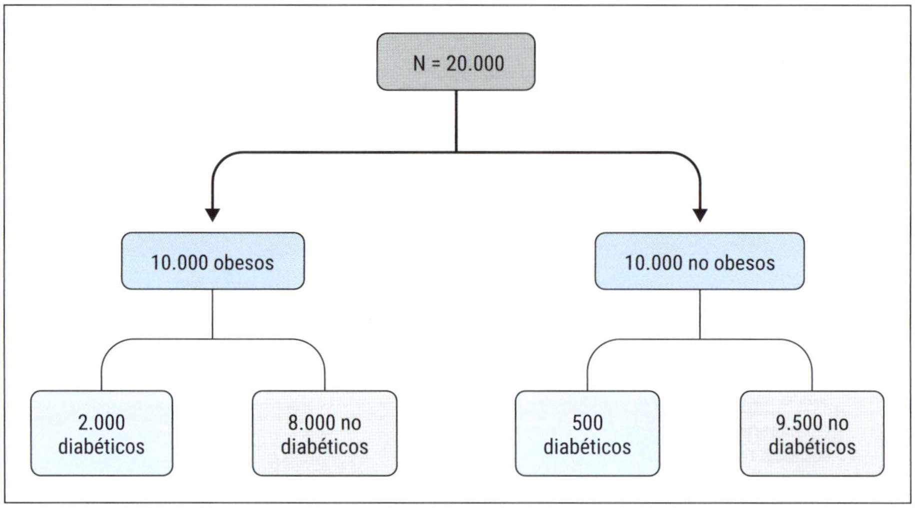

Figura 13-9. Resultados de la muestra del ejemplo.

La muestra, para que sea representativa de la población de referencia, deberá contar con las características de tamaño adecuado, homogeneidad y aleatoriedad.

Supongamos que la muestra ha quedado formada por 20.000 personas con los resultados que se muestran en la figura 13-9.

Para proceder al análisis de los resultados obtenidos realizaremos una tabla tetracórica (cuatro ventanas), tal como se expresa en la figura 13-10.

El siguiente paso consiste en hallar la **razón de prevalencia (RP)**:

$$RP = \frac{P_e}{P_{no\ e}} = \frac{\dfrac{N^o\ efectos\ entre\ expuestos}{Total\ expuestos}}{\dfrac{N^o\ efectos\ entre\ no\ expuestos}{Total\ no\ expuestos}}$$

En nuestro ejemplo:

$$RP = \frac{P_e}{P_{no\ e}} = \frac{2.000/10.000}{500/10.000} = 4$$

La interpretación de este resultado es la siguiente: hay cuatro veces más efectos entre los expuestos que entre los no expuestos. En nuestro ejemplo: hay cuatro veces más diabéticos entre los obesos que entre los no obesos.

Pero ¡cuidado! Esta interpretación solo puede utilizarse como hipótesis, nunca como teoría. Ello se debe a que en el diseño epidemiológico realizado hemos estudiado las dos variables en el mismo momento, por lo que en aquellos casos de individuos que poseen ambas características no sabemos cuál de ellas ha aparecido primera en el tiempo.

Como la razón de prevalencia es un cociente, podemos obtener **tres tipos de resultados**:

- **RP > 1**: hay más efectos entre los expuestos que entre los no expuestos. Hipótesis: la exposición es factor de riesgo del efecto.
- **RP = 1**: hay el mismo número de efectos entre los expuestos que entre los no expuestos. Hipótesis: las variables estudiadas son independientes.
- **RP < 1**: hay menos efectos entre los expuestos que entre los no expuestos. Hipótesis: la exposición es factor protector del efecto.

La razón de prevalencia puede ser sustituida en este tipo de estudios por la ***odds ratio* de prevalencia (ORP)**, que tiene el mismo significado y la misma interpretación:

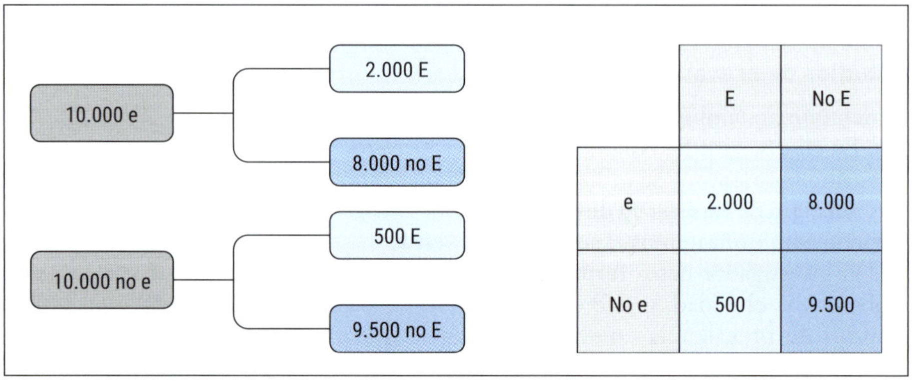

Figura 13-10. Análisis de los resultados del ejemplo en una tabla tetracórica.

	E	No E
e	a	b
No e	c	d

Figura 13-11. *Odds ratio* de prevalencia.

$$ORP = \frac{a \times d}{b \times c}$$

Las letras *a*, *b*, *c* y *d* corresponden a las casillas de la tabla tetracórica, tal como se indica en la figura 13-11.

Ejemplo de un estudio de prevalencia

Se escogen 2.000 personas representativas de una población y valoramos en ellas los siguientes parámetros: obesidad, hipertensión arterial (HTA), diabetes e hipercolesterolemia, obteniendo los resultados que se reflejan en la figura 13-12. En la figura 13-13, figura 13-14, figura 13-15, figura 13-16, figura 13-17 y figura 13-18 se expresan los resultados obtenidos al analizar las variables estudiadas dos a dos.

De esta manera, las hipótesis generadas en el estudio serían las siguientes:

- La obesidad es factor de riesgo de HTA y de diabetes.
- La HTA es factor de riesgo de diabetes.
- La HTA es factor protector de hipercolesterolemia.
- La diabetes es factor de riesgo de hipercolesterolemia.

EPIDEMIOLOGÍA ANALÍTICA

La epidemiología analítica tiene los siguientes **objetivos**:

- Conocer la validez de las hipótesis generadas en otros estudios.
- Valorar si existe asociación causal entre dos variables. Dos variables están asociadas cuando una de ellas es una causa contribuyente de la otra.
- En caso de existir asociación, definir la variable causa como factor de riesgo o factor protector.
- Cuantificar, en su caso, el riesgo.

Para lograr estos objetivos existen **dos tipos de estudios epidemiológicos analíticos** (v. Fig. 13-19), que se diferencian de los estudios de prevalencia en que se realizan a lo largo de un tiempo, bien sea de forma prospectiva (estudios de cohortes, en los que se parte de la causa buscando un efecto) o retrospectiva (estudios de casos y controles, en los que se parte del efecto buscando la causa).

Estudios de cohortes

Los estudios de cohortes son prospectivos, es decir, se parte de una o varias causas y, al cabo de un tiempo, se analizan cuántos efectos se han producido (v. Fig. 13-20). Este tipo de diseño permite conocer los casos nuevos que se producen a lo largo del estudio, por lo que también se conocen estos estudios como **estudios de incidencia**, y son los que proporcionan una mayor evidencia científica junto a los estudios experimentales.

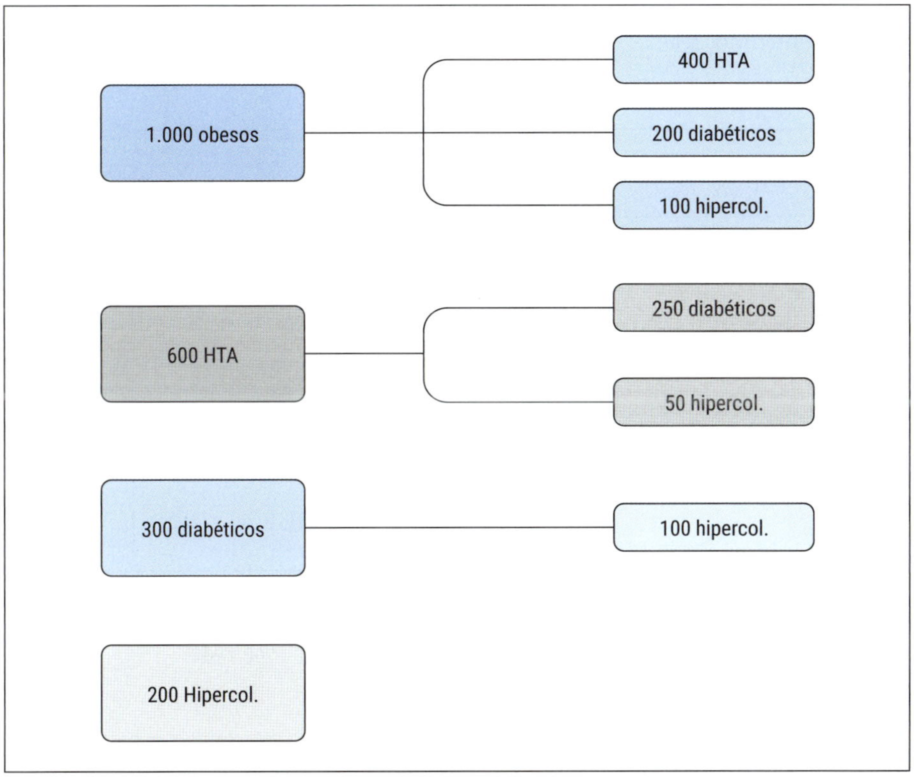

Figura 13-12. Resultados del estudio de prevalencia. Hipercol.: personas con hipercolesterolemia; HTA: personas con hipertensión arterial.

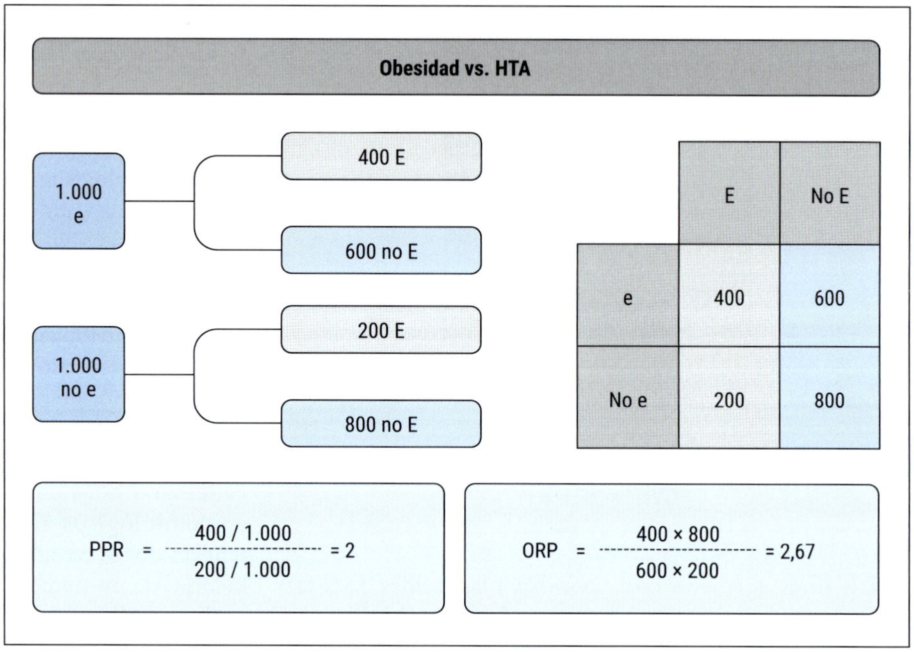

Figura 13-13. Resultados obtenidos al analizar las variables estudiadas dos a dos. Obesidad vs. HTA. HTA: hipertensión arterial; ORP: *odds ratio* de prevalencia; PPR: razón de prevalencia.

Analizaremos el siguiente supuesto:

Un investigador ha formulado la siguiente hipótesis: la obesidad es un factor de riesgo de diabetes.

El primer paso, al igual que señalamos en los estudios transversales, es definir con exactitud las dos variables que va a estudiar: diabetes y obesidad. Una vez definidas las variables, se decide que entren a formar parte del estudio 1.000 personas obesas y 2.000 personas no obesas, y realizar un seguimiento de las mismas durante 10 años con el fin de constatar cuántas de esas personas son diagnosticadas de diabetes en ese período de tiempo. En la figura 13-21 se expresan los datos obtenidos.

Para proceder al análisis de los resultados obtenidos realizaremos una tabla tetracórica (v. Fig. 13-22).

El siguiente paso consiste en hallar el **riesgo relativo (RR)**:

$$RR = \frac{I_e}{I_{no\ e}} = \frac{\dfrac{N^o\ efectos\ entre\ expuestos}{Total\ expuestos}}{\dfrac{N^o\ efectos\ entre\ no\ expuestos}{Total\ no\ expuestos}}$$

En nuestro ejemplo:

$$RR = \frac{I_e}{I_{no\ e}} = \frac{400/1.000}{400/2.000} = 2$$

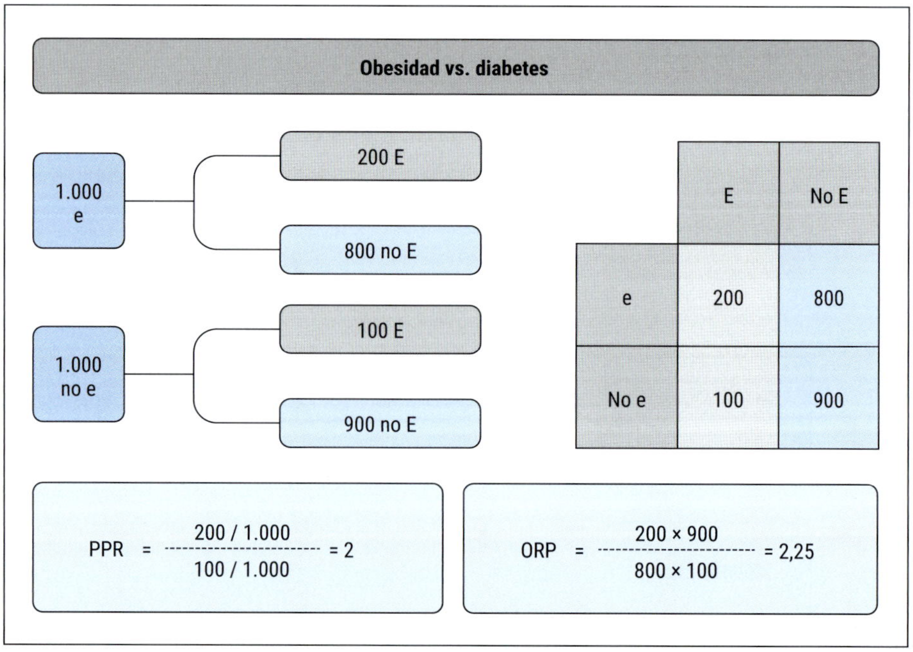

Figura 13-14. Resultados obtenidos al analizar las variables estudiadas dos a dos. Obesidad vs. diabetes. ORP: *odds ratio* de prevalencia; PPR: razón de prevalencia.

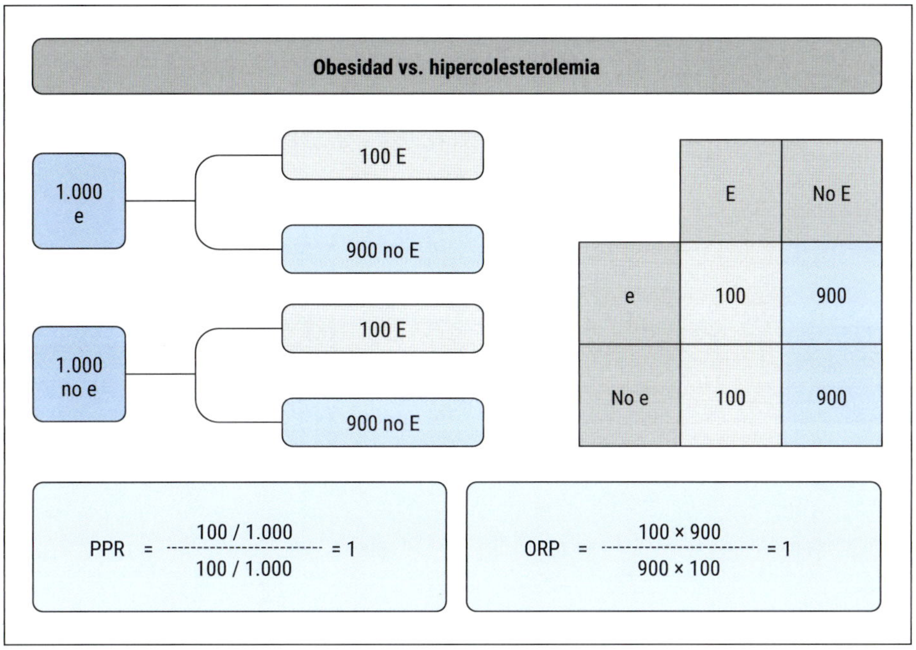

Figura 13-15. Resultados obtenidos al analizar las variables estudiadas dos a dos. Obesidad *vs.* hipercolesterolemia. ORP: *odds ratio* de prevalencia; PPR: razón de prevalencia.

La interpretación de este resultado es la siguiente: hay dos veces más posibilidades de padecer el efecto entre los expuestos que entre los no expuestos. En nuestro ejemplo: hay dos veces más posibilidades de padecer diabetes entre los obesos que entre los no obesos.

Al igual que la razón de prevalencia, en el riesgo relativo podemos obtener **tres tipos de resultados**:

- **RR > 1**: hay más posibilidades de padecer el efecto entre los expuestos que entre los no expuestos. La exposición es factor de riesgo del efecto.
- **RR = 1**: existen las mismas posibilidades de padecer el efecto entre los expuestos que entre los no expuestos. Las variables estudiadas son independientes.
- **RR < 1**: hay menos posibilidades de padecer el efecto entre los expuestos que entre los no expuestos. La exposición es factor protector del efecto.

El siguiente paso es cuantificar de manera más exacta el riesgo que supone ser obeso respecto a padecer diabetes. Dicho de otra forma: ¿en cuánto contribuye la causa obesidad al efecto diabetes? Para ello disponemos de la **fracción etiológica de riesgo (F_{ER})**, que se haya con la siguiente fórmula:

$$F_{ER} = \frac{RR - 1}{RR} \times 100$$

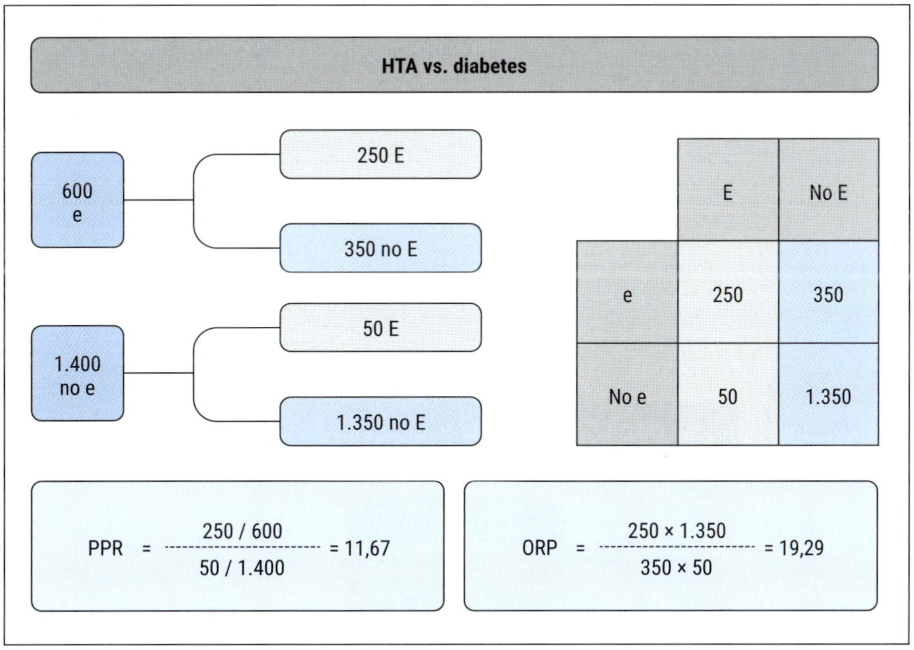

Figura 13-16. Resultados obtenidos al analizar las variables estudiadas dos a dos. HTA vs. diabetes. ORP: *odds ratio* de prevalencia; PPR: razón de prevalencia.

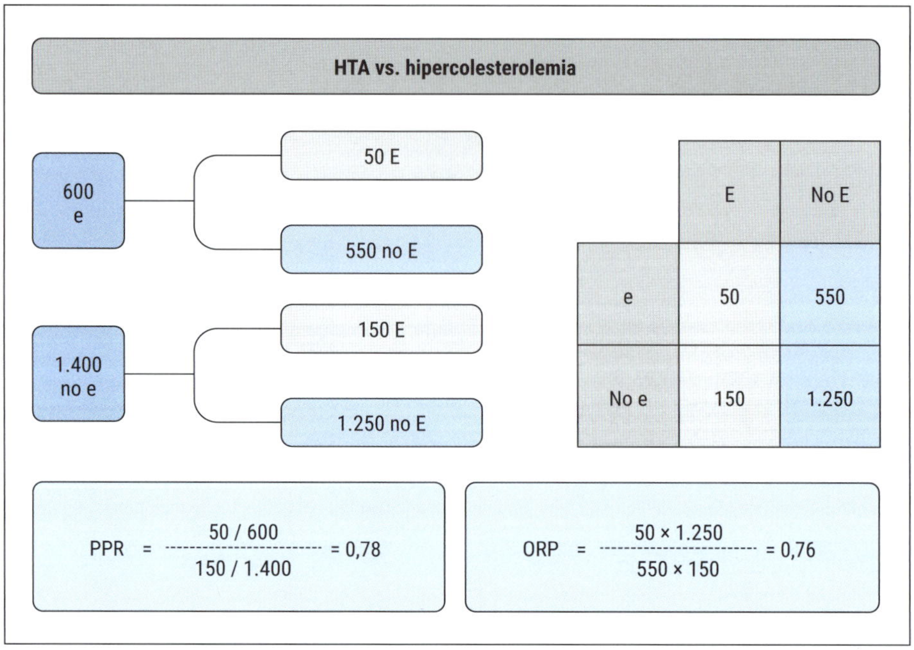

Figura 13-17. Resultados obtenidos al analizar las variables estudiadas dos a dos. HTA vs. hipercolesterolemia. ORP: *odds ratio* de prevalencia; PPR: razón de prevalencia.

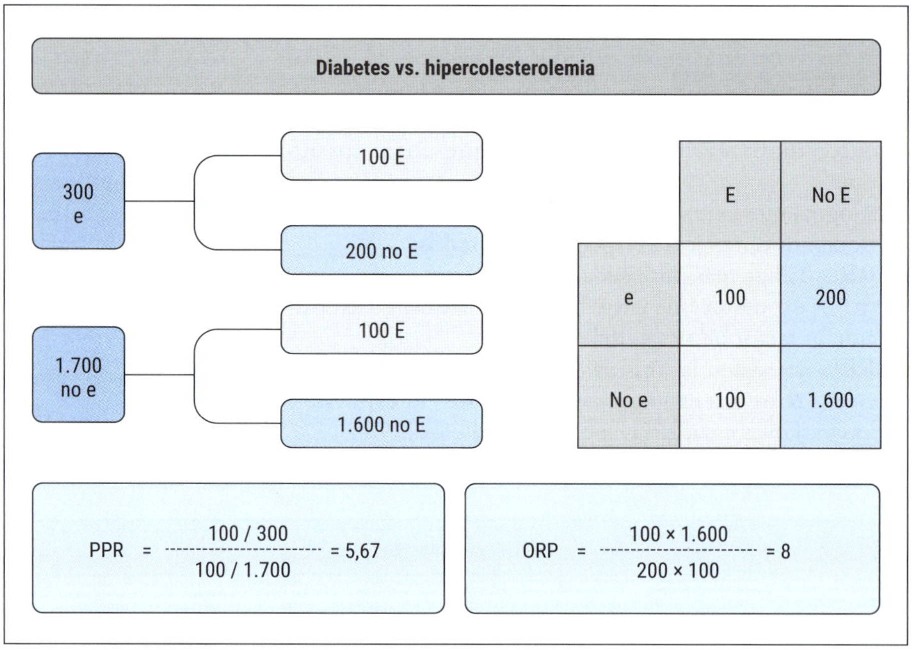

Figura 13-18. Resultados obtenidos al analizar las variables estudiadas dos a dos. Diabetes vs. hipercolesterolemia. ORP: *odds ratio* de prevalencia; PPR: razón de prevalencia.

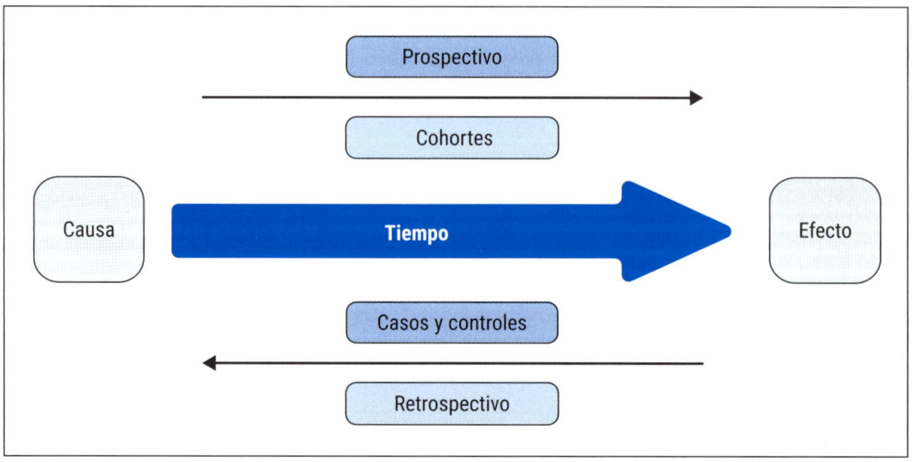

Figura 13-19. Estudios epidemiológicos analíticos.

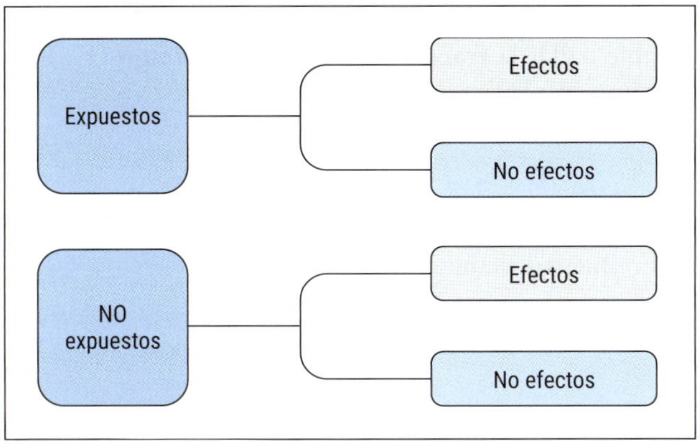

Figura 13-20. Diseño de un estudio de cohortes.

En nuestro ejemplo:

$$F_{ER} = \frac{2-1}{2} \times 100 = 50\,\%$$

Por lo tanto, podemos afirmar que la obesidad contribuye en un 50 % al padecimiento de diabetes.

Estudios de casos y controles

Los estudios de casos y controles son retrospectivos, es decir, se parte de uno o varios efectos y se analiza si anteriormente habían estado sometidos a una causa determinada (v. Fig. 13-23). Este tipo de diseño no permite conocer los casos nuevos y, por lo tanto, la incidencia, pero son útiles, sobre todo, en el estudio de fenómenos poco frecuentes en los que sería muy costoso realizar estudios de cohortes.

Veamos el supuesto utilizado en el estudio de cohortes para diseñar un estudio de casos y controles. Recordemos que la hipótesis de partida es «la obesidad es un factor de riesgo de diabetes».

Definimos con exactitud las dos variables que vamos a estudiar: diabetes y obesidad. Una vez definidas las variables, se decide que entren a formar parte del estudio 1.000 personas diabéticas y 2.000 personas no diabéticas, y valorar si antes de ser diagnosticadas de este padecimiento eran o no obesas. En la Fig. 13-24 se expresan los datos obtenidos.

Para proceder al análisis de los resultados obtenidos realizaremos una tabla tetracórica (v. Fig. 13-25).

El siguiente paso consiste en hallar la ***odds ratio*** (no se puede utilizar el riesgo relativo, ya que no conocemos la incidencia):

$$OR = \frac{a \times d}{b \times c}$$

En nuestro ejemplo:

$$OR = \frac{400 \times 1.600}{400 \times 600} = 2{,}67$$

El resultado se interpreta como el riesgo relativo: hay 2,67 veces más posibilidades de padecer el efecto entre los expuestos que entre los no expuestos. En nuestro ejemplo:

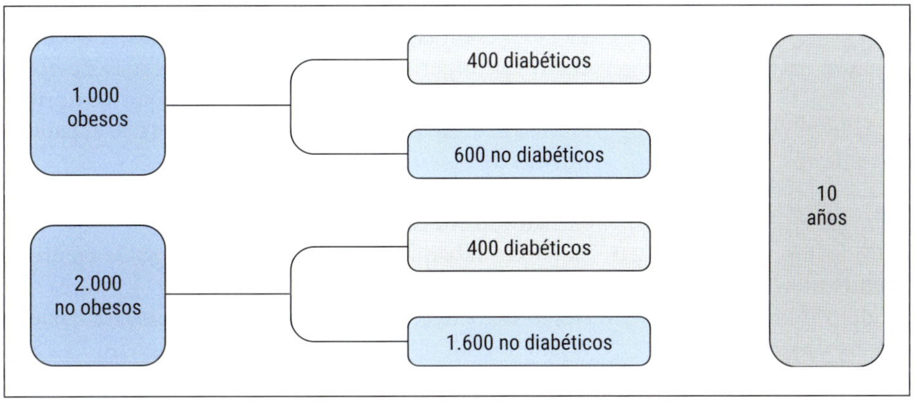

Figura 13-21. Datos obtenidos en el ejemplo de estudio de cohortes.

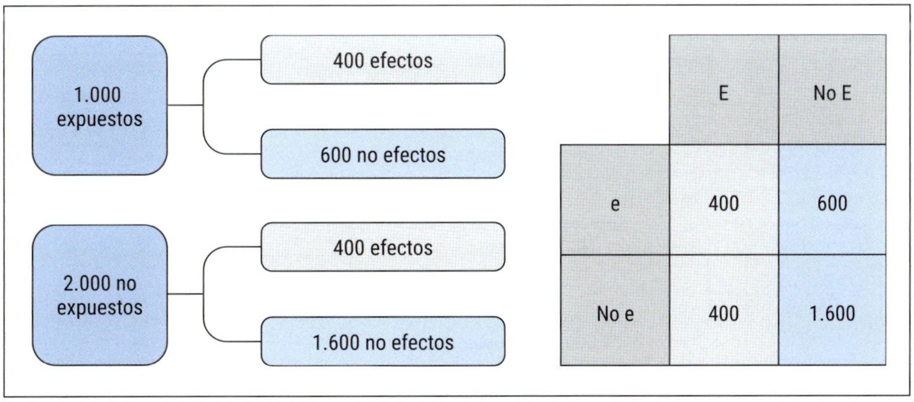

Figura 13-22. Estudios epidemiológicos analíticos. Análisis de los resultados del ejemplo en una tabla tetracórica.

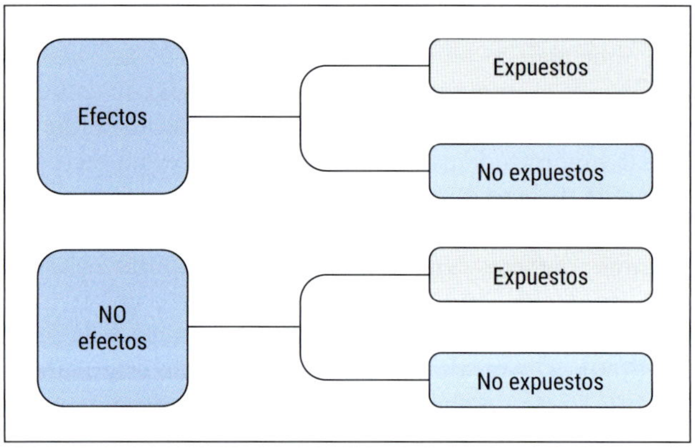

Figura 13-23. Diseño de un estudio de casos y controles.

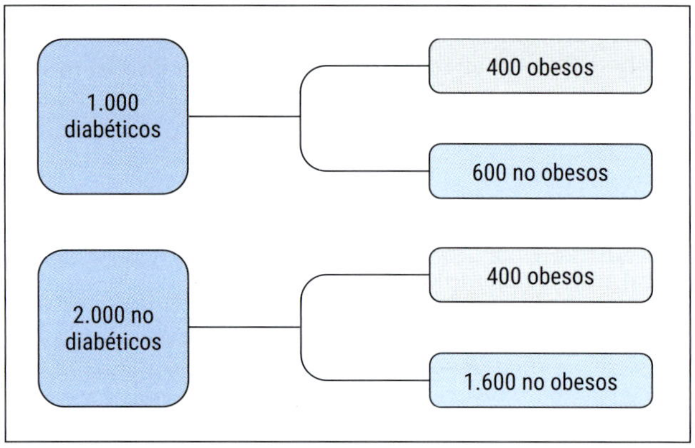

Figura 13-24. Datos obtenidos en el ejemplo de estudio de casos y controles.

hay 2,67 veces más posibilidades de padecer diabetes entre los obesos que entre los no obesos.

Como en los casos anteriores, en la *odds ratio* podemos obtener **tres tipos de resultados**:

- **OR > 1**: hay más posibilidades de padecer el efecto entre los expuestos que entre los no expuestos. La exposición es factor de riesgo del efecto.
- **OR = 1**: existen las mismas posibilidades de padecer el efecto entre los expuestos que entre los no expuestos. Las variables estudiadas son independientes.
- **OR < 1**: hay menos posibilidades de padecer el efecto entre los expuestos que entre los no expuestos. La exposición es factor protector del efecto.

Al igual que en los estudios de cohortes, también aquí es posible hallar la **fracción etiológica de riesgo (F_{ER})**, en este caso con la siguiente fórmula:

$$F_{ER} = \frac{OR - 1}{OR} \times 100$$

En nuestro ejemplo:

$$F_{ER} = \frac{2{,}67 - 1}{2{,}67} \times 100 = 62{,}55\,\%$$

Por lo tanto, podemos afirmar que la obesidad contribuye en un 62,55 % al padecimiento de diabetes.

Ejemplo de un estudio de cohortes

Durante 10 años se han investigado en una muestra de 2.000 adultos las enfermedades cardiovasculares. Al cabo de este tiempo, la incidencia de estas enfermedades ha sido de 4. De esas 2.000 personas, 400 eran hipertensas, 600 presentaban hipercolesterolemia y 800 fumaban. Entre los enfermos había 200 hipertensos, 200 con hipercolesterolemia y 600 fumadores.

Se procede a los siguientes pasos:

- Paso 1: ordenar los datos (v. Fig. 13-26).
- Paso 2: HTA versus enfermedad cardiovascular (v. Fig. 13-27).
- Paso 3: hipercolesterolemia versus enfermedad cardiovascular (v. Fig. 13-28).
- Paso 4: hábito tabáquico versus enfermedad cardiovascular (v. Fig. 13-29).

Las conclusiones de este estudio serían:

- La HTA es un factor de riesgo de enfermedad cardiovascular. Los hipertensos tienen 1,33 veces más riesgo de padecer una enfermedad cardiovascular que los normotensos. Este factor contribuye en un 24,81 % al padecimiento de enfermedad cardiovascular.
- La hipercolesterolemia es un factor protector de enfermedad cardiovascular.
- El hábito tabáquico es un factor de riesgo de enfermedad cardiovascular. Los fumadores tienen 4,5 veces más riesgo de padecer una enfermedad cardiovascular que los no fumadores. Este factor contribuye en un 77,78 % al padecimiento de enfermedad cardiovascular.

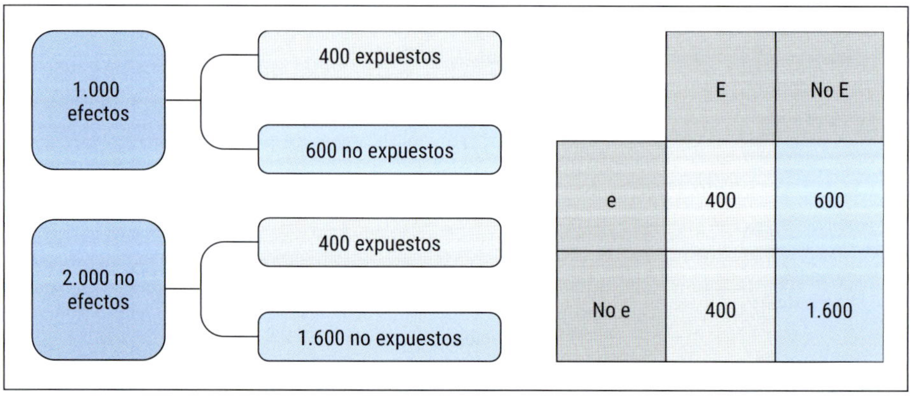

Figura 13-25. Análisis de los resultados del ejemplo en una tabla tetracórica.

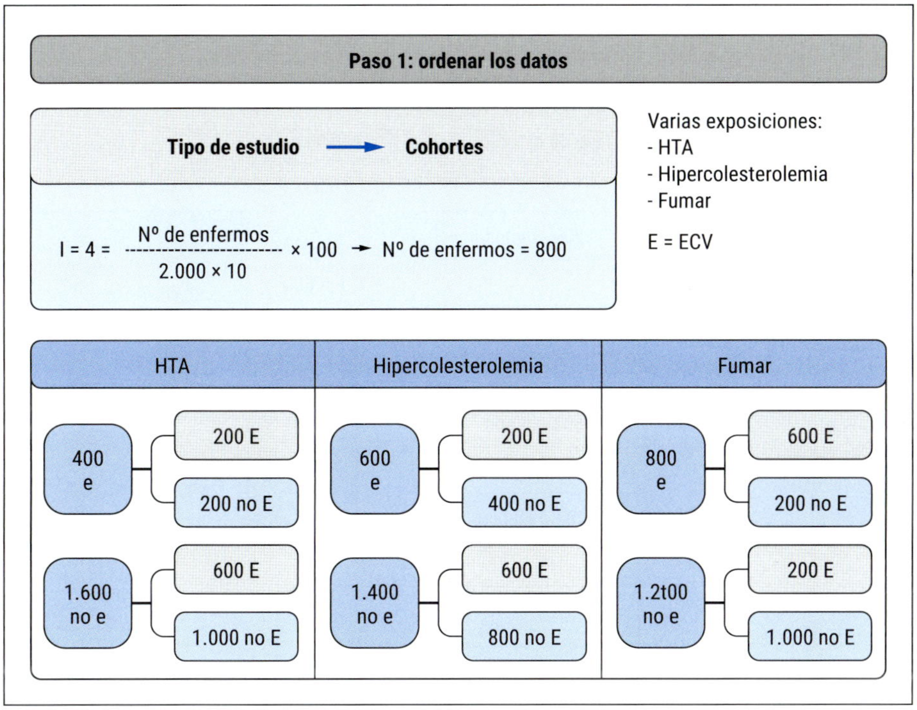

Figura 13-26. Diseño de un estudio de casos y controles. Paso 1: ordenar los datos. ECV: enfermedad cardiovascular; HTA: hipertensión arterial.

VALORACIÓN DE PRUEBAS DIAGNÓSTICAS

En muchas ocasiones, al realizar estudios epidemiológicos se incluyen pruebas diagnósticas. Estas pruebas vienen determinadas por una serie de características que es necesario tener en cuenta a la hora de su análisis:

- **Sensibilidad**. Es la capacidad de la prueba para detectar los verdaderos positivos. Se trata de la proporción de personas con una enfermedad y con resultado positivo en la prueba utilizada para diagnosticarla.
- **Especificidad**. Es la capacidad de la prueba para detectar los verdaderos negativos. Se trata de la proporción de personas sin enfermedad y con resultado negativo en la prueba utilizada para diagnosticarla.

En la mayor parte de las ocasiones, cuanto más aumenta la sensibilidad de una prueba, más disminuye su especificidad y viceversa.

Las pruebas muy sensibles se suelen utilizar en programas de cribado, aunque ello represente obtener muchos fal-

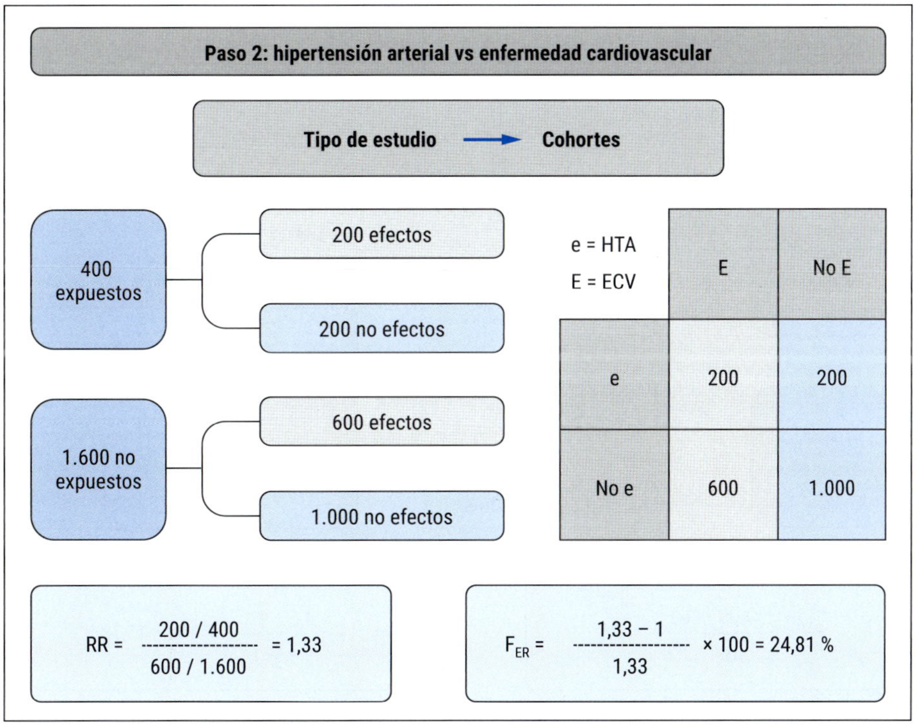

Figura 13-27. Diseño de un estudio de casos y controles. Paso 2: hipertensión arterial versus enfermedad cardiovascular. ECV: enfermedad cardiovascular; HTA: hipertensión arterial.

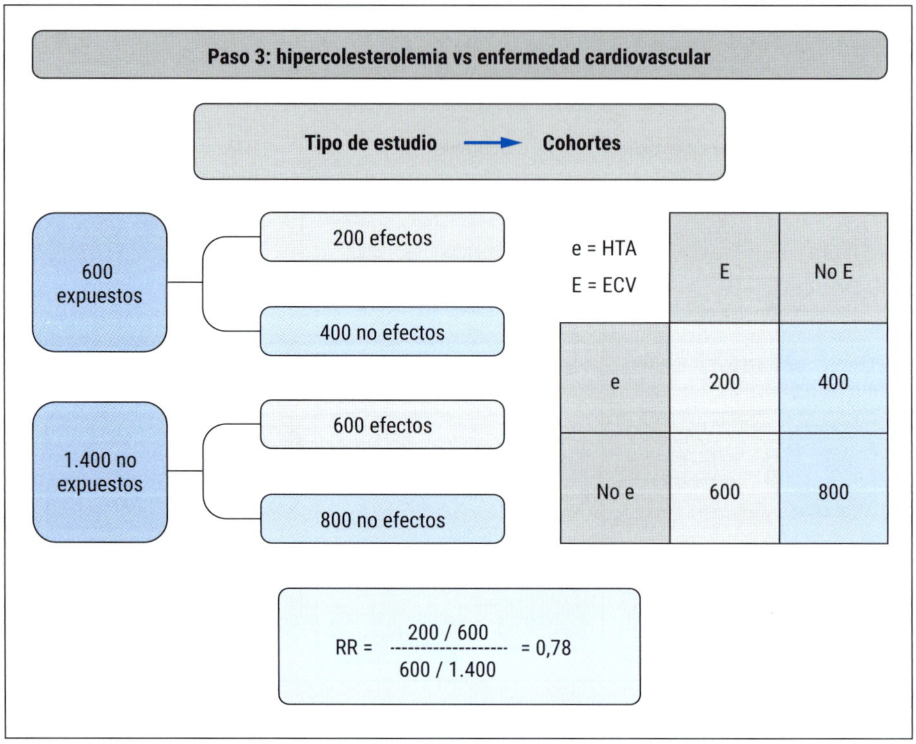

Figura 13-28. Diseño de un estudio de casos y controles. Paso 3: hipercolesterolemia versus enfermedad cardiovascular. ECV: enfermedad cardiovascular; HC: hipercolesterolemia.

sos positivos, por lo que posteriormente deben complementarse con pruebas específicas:

- **Valor predictivo positivo**. Es la probabilidad de padecer una enfermedad cuando el resultado de la prueba diagnóstica es positivo.
- **Valor predictivo negativo**. Es la probabilidad de no padecer una enfermedad cuando el resultado de la prueba diagnóstica es negativo.

La proporción de resultados correctos de una prueba diagnóstica (verdaderos positivos y verdaderos negativos) se conoce como **exactitud de la prueba** (v. Fig. 13-30), donde FN son falsos negativos, FP son falsos positivos, VN son verdaderos negativos y VP son verdaderos positivos.

Las **fórmulas de las características de las pruebas diagnósticas** son las siguientes:

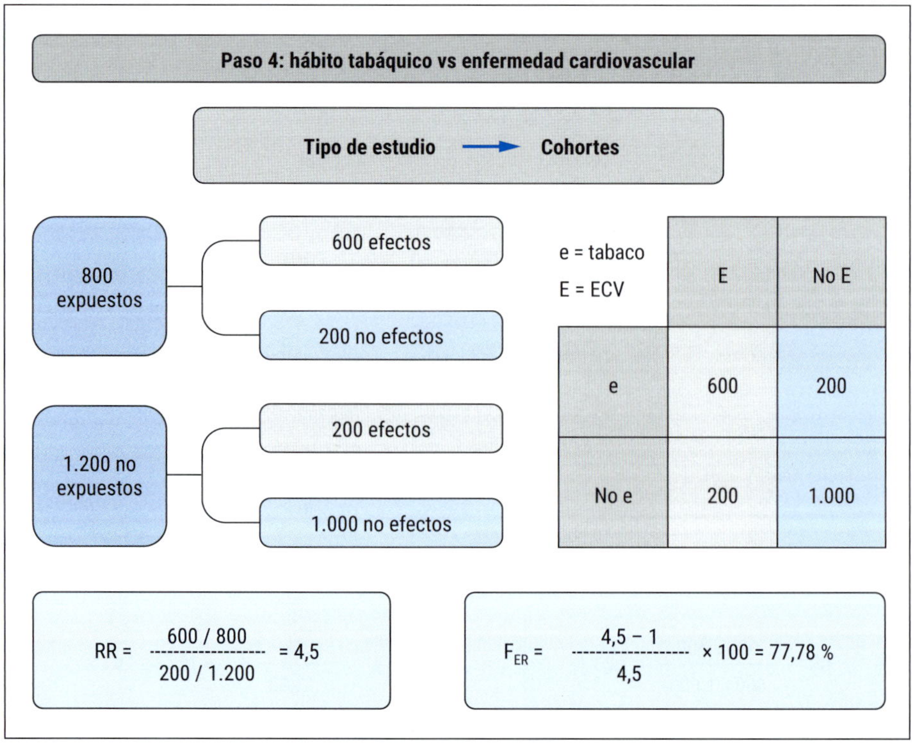

Figura 13-29. Diseño de un estudio de casos y controles. Paso 4: hábito tabáquico versus enfermedad cardiovascular. ECV: enfermedad cardiovascular.

		Enfermedad	
		+	-
Prueba	+	VP	FP
	-	FN	VN

Figura 13-30. Diseño de un estudio de casos y controles. Resultados de una prueba diagnóstica. FN: falsos negativos; FP: falsos positivos; VN: verdaderos negativos; VP: verdaderos positivos.

Ejemplo de valoración de una prueba diagnóstica

En una prueba realizada para diagnosticar una enfermedad se han obtenido los resultados expresados en la figura 13-31.

Los cálculos son los siguientes:

$$Sensibilidad\ (S) = \frac{400}{400 + 50} \times 100 = 88{,}89\ \%$$

$$Especificidad\ (E) = \frac{600}{100 + 600} \times 100 = 85{,}71\ \%$$

$$Valor\ predictivo\ positivo = \frac{400}{400 + 100} \times 100 = 80\ \%$$

$$Valor\ predictivo\ negativo = \frac{600}{50 + 600} \times 100 = 92{,}31\ \%$$

$$Exactitud = \frac{400 + 600}{400 + 100 + 600 + 50} \times 100 = 86{,}96\ \%$$

EPIDEMIOLOGÍA GENERAL DE LAS ENFERMEDADES CRÓNICAS

Entendemos por enfermedades crónicas aquellas enfermedades de larga duración, cuyo fin o curación no puede preverse claramente o no ocurrirá nunca. No hay un consenso acerca del plazo a partir del cual una enfermedad pasa a considerarse crónica, pero, por término medio, toda enfermedad que tenga una duración mayor de 6 meses puede considerarse como crónica.

		Enfermedad	
		+	-
Prueba	+	400	100
	-	50	600

Figura 13-31. Diseño de un estudio de casos y controles. Resultados del ejemplo propuesto de una prueba diagnóstica.

Los Centros para el Control y Prevención de Enfermedades (CDC, *Centers for Disease Control and Prevention*) describen como enfermedades crónicas aquellos «[...] trastornos orgánicos o funcionales que obligan a una modificación del modo de vida del individuo y que han persistido o es probable que persistan durante mucho tiempo [...], tienen un curso prolongado, no se resuelven espontáneamente y raramente curan de forma completa [...]».

Como **características generales** de este gran grupo de patologías, podemos citar:

- Elevada prevalencia.
- Larga duración.
- Elevada incidencia.
- Gran importancia epidemiológica.
- No producidas por organismos vivos la mayoría.
- Gran influencia del estilo de vida.
- Etiología multifactorial de difícil precisión.
- Largos períodos de latencia e inducción.
- Relaciones causales complejas.
- Curso recidivante.

Las enfermedades crónicas constituyen hoy en día la principal causa de mortalidad e incapacidad en todo el mundo. Son responsables del 59 % de las muertes y del 46 % del coste total de la morbilidad (según el informe Estadísticas Sanitarias Mundiales 2012 de la OMS).

Además, con carácter general puede decirse que las enfermedades crónicas:

- Explican las dos terceras partes de la mortalidad proporcional y las dos terceras partes de los años potenciales de vida perdidos (APVP).
- Condicionan el 70 % de los ingresos hospitalarios.
- Por su impacto sobre la capacidad funcional, hacen que el 10 % de los que las padecen precisen ayuda o presenten algún grado de incapacidad.
- Provocan elevadísimos costes sociales y económicos a causa de discapacidades, invalideces, recursos sanitarios y sociales, bajas laborales, etcétera.

Las enfermedades crónicas se asocian al envejecimiento poblacional, lo que las hace más prevalentes en las sociedades desarrolladas o en vías de desarrollo que han pasado la denominada transición demográfica, tras aumentar las expectativas de vida vinculadas a los procesos de desarrollo económico y social. Entendemos por **transición demográfica** el proceso de ruptura en la continuidad del curso del movimiento de la población hasta un momento determinado, que explica el paso de niveles altos de mortalidad y fecundidad a niveles bajos de estas variables.

En España nos encontramos en la fase tardía de esta transición, caracterizada por los siguientes aspectos:

- La tasa bruta de mortalidad es mayor que la tasa bruta de natalidad.
- El crecimiento natural es negativo.
- El crecimiento total es cercano o inferior a cero.

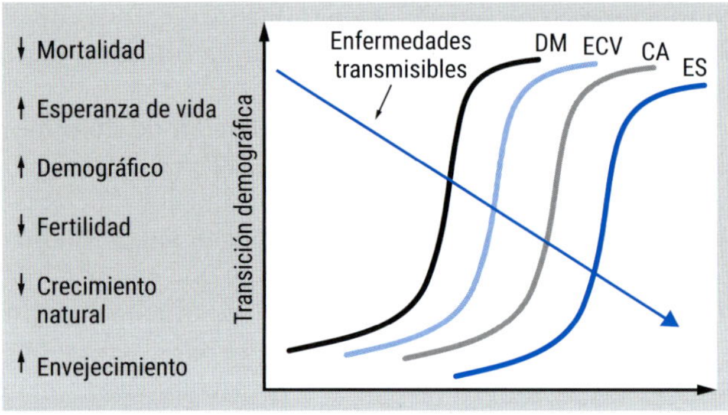

Figura 13-32. Transición demográfica. Características. CA: cáncer; DM: diabetes mellitus; ECV: enfermedades cardiovasculares; ES: enfermedades sistémicas (enfermedad pulmonar obstructiva crónica (EPOC), dislipemias, artrosis, dolor de espalda, obesidad, hipercolesterolemia, etc.).

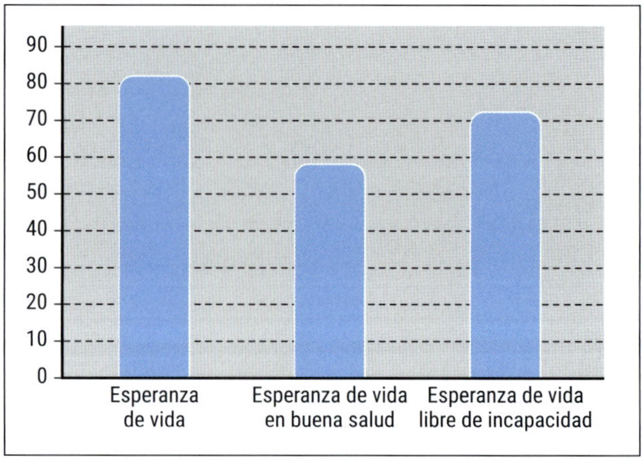

Figura 13-34. Datos de la esperanza de vida en España, 2017. Fuente: Ministerio de Sanidad, Servicios Sociales e Igualdad. EV: datos del año 2017; EVBS: datos del año 2017; EVLI: datos del año 2017.

El esquema que se muestra en la figura 13-32 resume las características asociadas a este proceso, en el que, junto a una disminución progresiva de la morbimortalidad de las enfermedades infecciosas, se asocia el crecimiento de las enfermedades crónicas.

En España, como en la mayoría de los países europeos y los países desarrollados, el fenómeno demográfico asociado a la caída de la natalidad y el aumento de la esperanza de vida han condicionado un progresivo envejecimiento de la población, con tasas de crecimiento negativas en muchos casos y un aplanamiento de la curva de supervivencia, como muestra la figura 13-33. Es interesante destacar que el aumento de la expectativa de vida, que en nuestro país supera los 84 años para los hombres y los 86 para las mujeres, no se corresponde siempre con buenos estándares de salud. De hecho, la esperanza de vida con buena salud no supera los 58 años y la esperanza de vida libre de incapa-cidad en España ronda los 70 años, como muestra la figura 13-34. Junto con Italia y Japón, España ocupa uno de los primeros niveles de envejecimiento poblacional, siendo la proyección para 2050 la que muestra la figura 13-35, que pone de manifiesto que se espera que las cifras se dupliquen para entonces.

Una de las implicaciones de este proceso de envejecimiento, además del incremento de la prevalencia de enfermedades crónicas, es el aumento de los costes sanitarios, que condiciona en algunos casos la sostenibilidad de los sistemas sanitarios. La figura 13-36 muestra cómo el gasto se incrementa con las comorbilidades, llegando a multiplicarse por 17 en los casos de personas con cinco o más procesos crónicos.

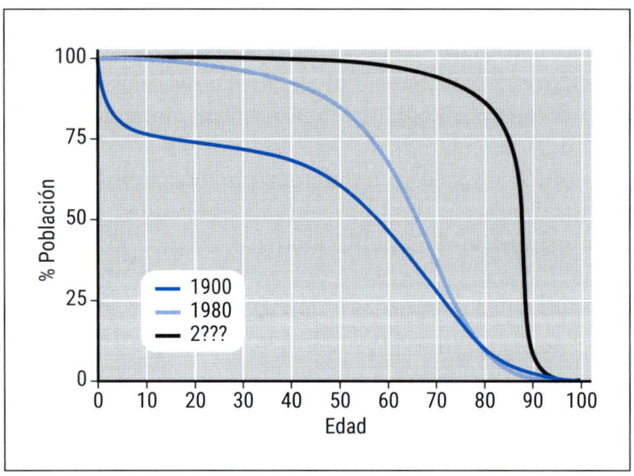

Figura 13-33. Transición demográfica. Curva de supervivencia.

PREVALENCIA DE LAS ENFERMEDADES CRÓNICAS

En el ámbito mundial, salvo África, en todos los continentes las enfermedades crónicas son la primera causa de morbilidad, tanto para hombres como para mujeres, habiendo desbancado en todos los casos a las enfermedades transmisibles, como muestra la figura 13-37 tomada de informes de la OMS.

En España, el 45,6 % de la población padece al menos un proceso crónico (46,5 % de los hombres y 55,8 % de las mujeres). De ellos, el 22 % tienen dos o más procesos crónicos asociados, lo que da idea del alcance del problema. La figura 13-38 muestra la prevalencia de procesos crónicos por edad y sexo según los datos referidos a España aportados por la Encuesta Europea de Salud 2017.

Prevalencia de los procesos crónicos según edad y sexo. Datos referidos a España aportados por la Encuesta Europea de Salud 2017.

PREVENCIÓN GENERAL DE LAS ENFERMEDADES CRÓNICAS

Veamos los aspectos más relevantes.

Etiopatogenia de las enfermedades crónicas

Para comprender el enfoque general de la atención a los procesos crónicos es conveniente repasar, siquiera de forma sucinta, la patogénesis de las enfermedades crónicas.

Por su naturaleza, las enfermedades crónicas son procesos mórbidos sobrevenidos tras la exposición durante años a los llamados factores de riesgo que los condicionan, de manera que puede decirse que la evitación o supresión de

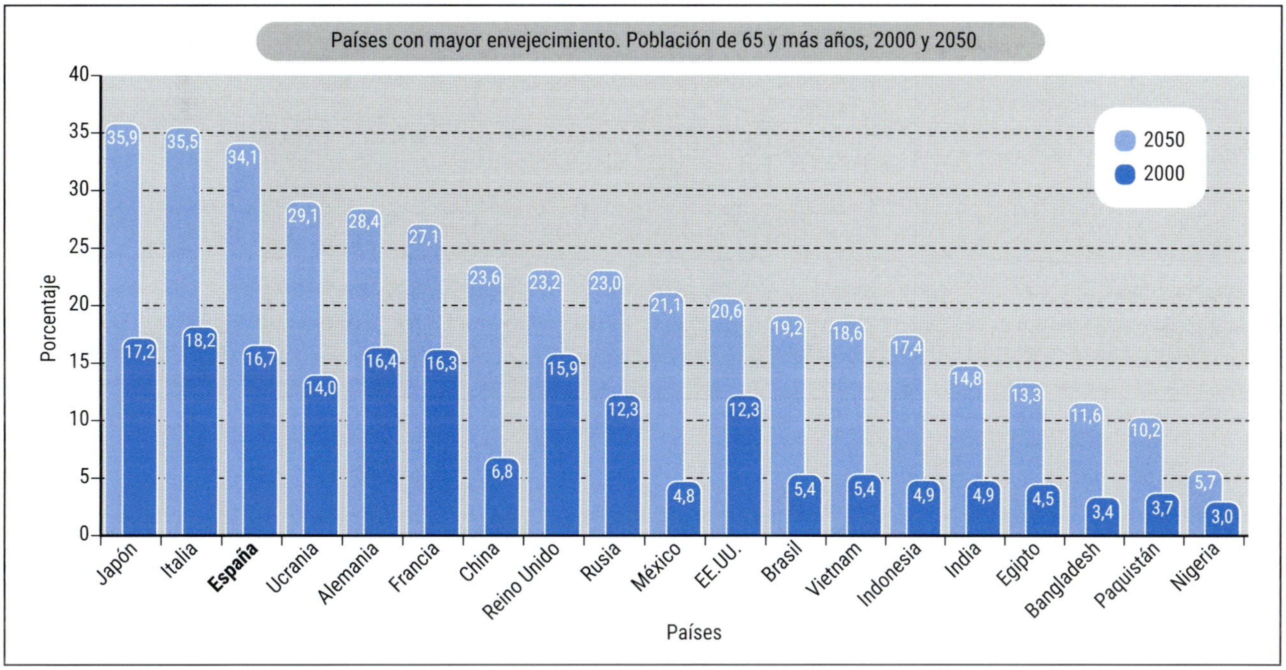

Figura 13-35. Envejecimiento poblacional.

estos factores de riesgos evitaría la aparición en el tiempo de los procesos crónicos.

Además, a diferencia de otras patologías, las enfermedades crónicas se inician de forma tórpida y durante mucho tiempo pueden permanecer asintomáticas, lo que explica que en muchas ocasiones, cuando se diagnostican, tengan una larga historia y a veces se manifiesten de forma aguda y brusca, como es el caso de las enfermedades cardiovasculares que debutan como un accidente cerebrovascular o un infarto agudo de miocardio.

De forma más didáctica hablamos de:

- **Período prepatogénico**, para referirnos al período de exposición a los factores de riesgos, antes de que sean capaces de ocasionar modificaciones fisiopatológicas.
- **Período patogénico**, para referirnos a la fase en la que ya existe enfermedad aunque sea asintomática (período subclínico), o ya manifiestamente evidente por la presencia de signos o síntomas claramente reconocibles de enfermedad (período clínico).

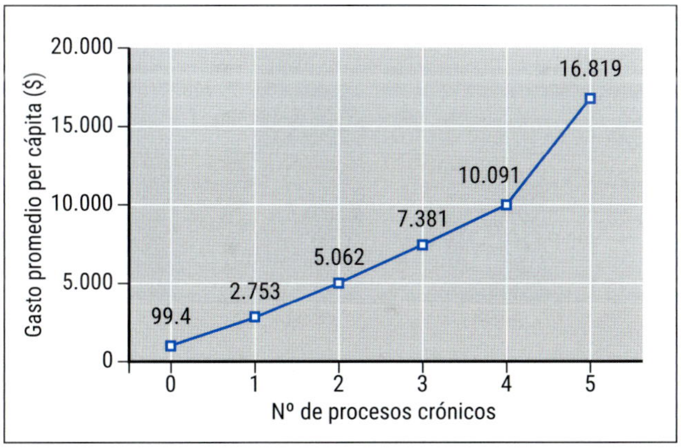

Figura 13-36. Coste de la atención sanitaria por comorbilidades.

En la estrategia de prevención de las enfermedades crónicas se distinguen tres niveles:

- **La prevención primaria**, que consistiría en incidir en la fase premórbida, eliminando o evitando la exposición a los factores de riesgo.
- **La prevención secundaria**, que consistiría en tratar de hacer el diagnóstico de forma precoz o temprana para poder instaurar un tratamiento precoz que evite la evolución a complicaciones que pudieran ser ya irreversibles.
- **La prevención terciaria**, que iría orientada a recuperar la máxima capacidad funcional y minimizar el impacto sobre la salud y la calidad de vida tras haber sufrido una enfermedad crónica.

La figura 13-39 muestra de forma más visual cuanto se ha expuesto anteriormente.

Determinantes de la salud en las enfermedades crónicas

Un aspecto interesante a considerar, al hablar de las enfermedades crónicas, es el referido a los llamados **determinantes de la salud**, también llamados **factores de riesgo asociados de forma causal** y, por tanto, condicionantes de las enfermedades crónicas. Además, tiene interés destacar que muchas enfermedades crónicas comparten estos factores causales, por lo que las estrategias de salud pública orientadas a la prevención de las enfermedades crónicas tienen un especial interés por permitir abordar de forma conjunta muchas de estas enfermedades. De manera que la **adopción de estilos de vida saludables**, en los que se evite el sedentarismo, se siga una dieta adecuada y se eviten los hábitos tóxicos como el consumo de tabaco y alcohol, es una eficaz medida en la prevención de las tres prin-

Figura 13-37. Prevalencia de las enfermedades crónicas. Fuente: who.int.

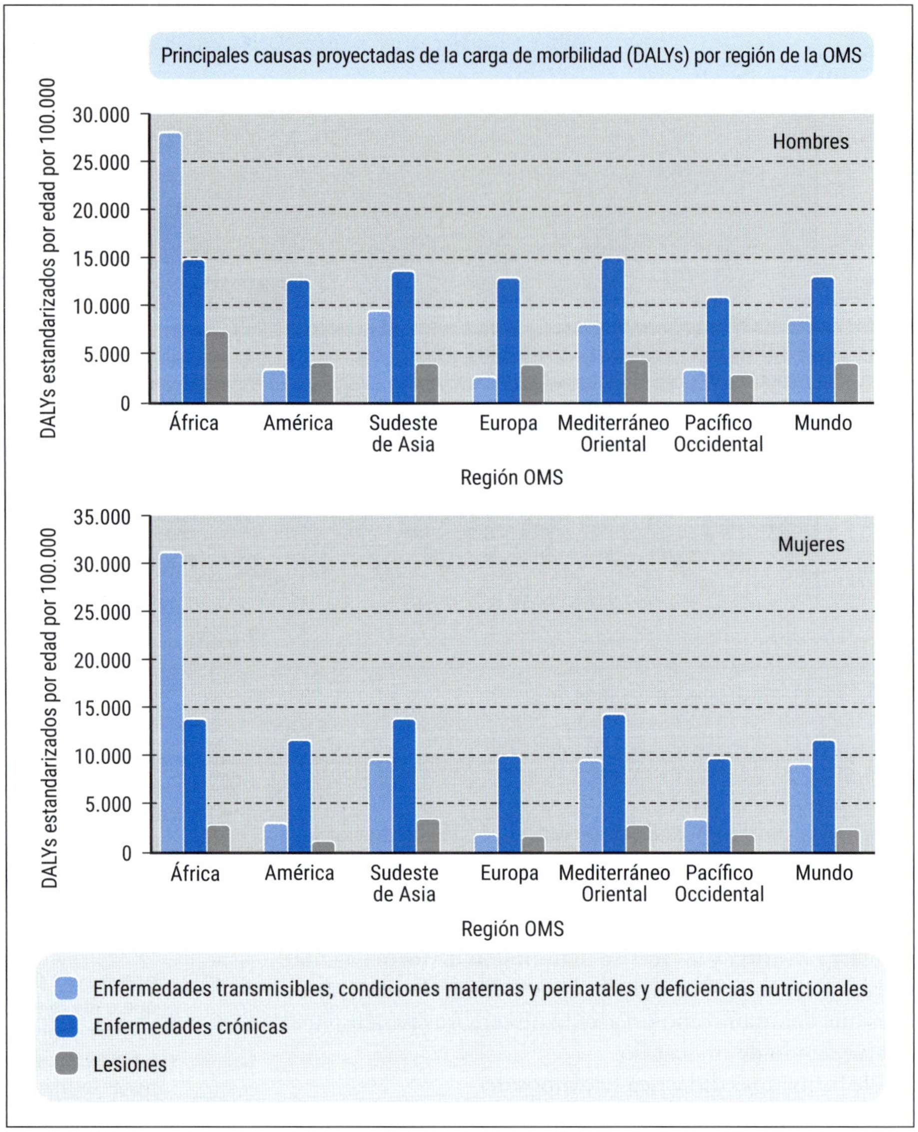

cipales causas de morbimortalidad por enfermedades crónicas como son las enfermedades cardiovasculares, el cáncer o las enfermedades respiratorias crónicas.

Clásicamente, desde los trabajos de Lalonde en 1974, todos los textos acostumbran a agrupar los determinantes en **cuatro grandes grupos**:

- Factores atribuibles a los estilos de vida inadecuados.
- Factores relacionados con problemas medioambientales.
- Factores asociados a los servicios sanitarios.
- Factores dependientes de la biología, la genética individual, etcétera.

La figura 13-40 recoge el peso relativo de cada uno de ellos. Como puede observarse, destacan por su relevancia los factores asociados al estilo de vida y los asociados a factores ambientales, con especial énfasis en los que condicionan el ambiente sociocultural.

Paradójicamente, la orientación de los recursos en las políticas de salud de la mayoría de los países no tiene en cuenta la proporcionalidad en la responsabilidad de los diferentes determinantes de la salud, y se dedica la mayor parte del presupuesto a curar la enfermedad ya sobrevenida, es decir, a los sistemas de salud, ignorando la eficacia y la rentabili-

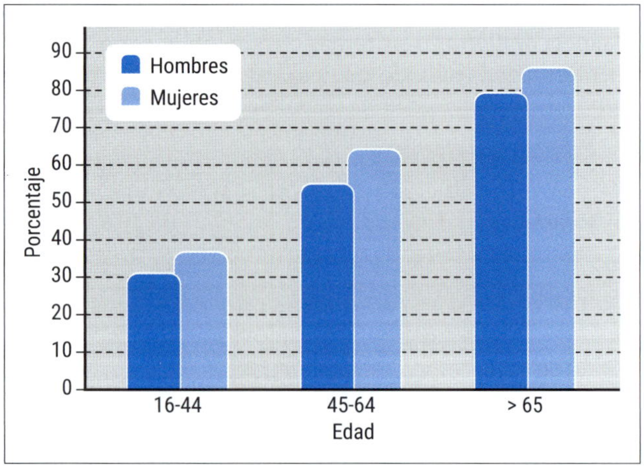

Figura 13-38. Prevalencia de los procesos crónicos según edad y sexo. Datos referidos a España aportados por la Encuesta Europea de Salud 2017.

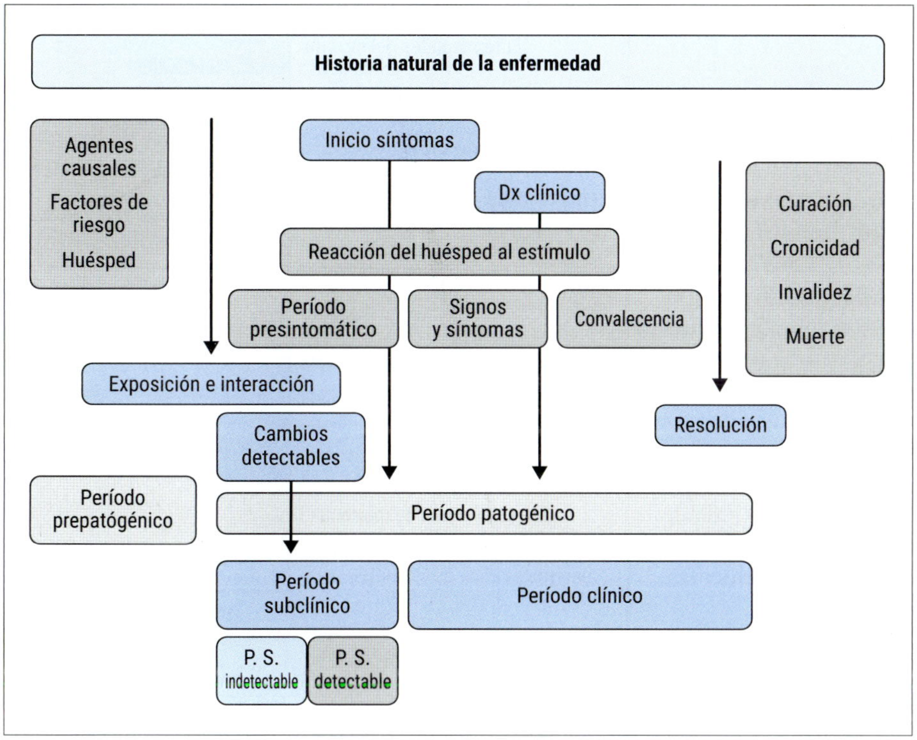

Figura 13-39. Etiopatogenia de las enfermedades crónicas.

dad de la inversión en medidas preventivas orientadas a mejorar las actitudes y los comportamientos de la población y a mejorar las condiciones de vida propiciando escenarios favorecedores de la salud. La figura 13-41, ya clásica, muestra cómo el 85 % del presupuesto se destina a financiar el sistema asistencial, siendo mínima la inversión para mejorar los estilos de vida y el medioambiente.

Desde un enfoque de salud pública, la **prevención general de las enfermedades crónicas** debería impulsarse desde los poderes públicos mediante medidas legislativas, educativas y presupuestarias, y se debería sustentar sobre los siguientes pilares fundamentales:

- Promoción de la salud.
- Educación para la salud:
  - Grupos de riesgo.
  - Enfermos.

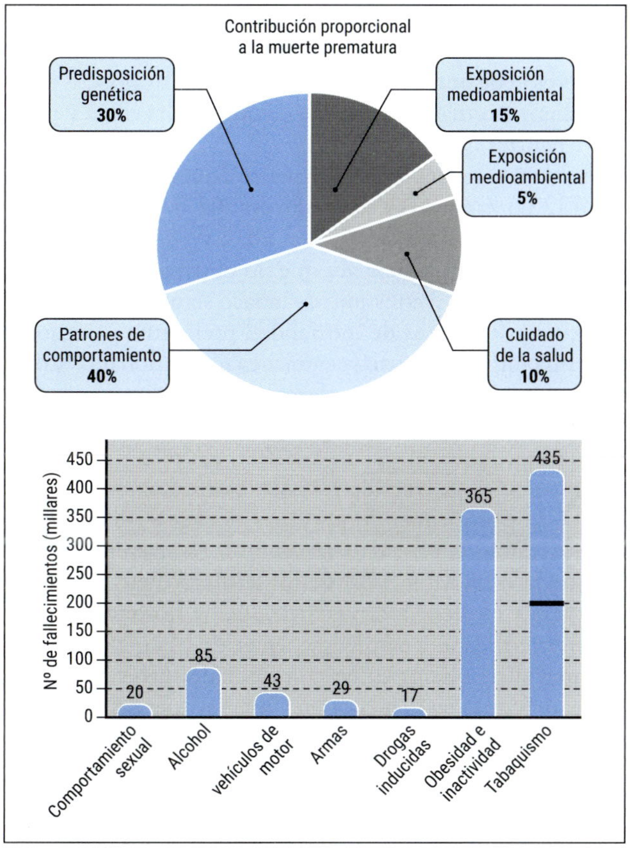

Figura 13-40. Determinantes de la salud en las enfermedades crónicas. Porcentajes.

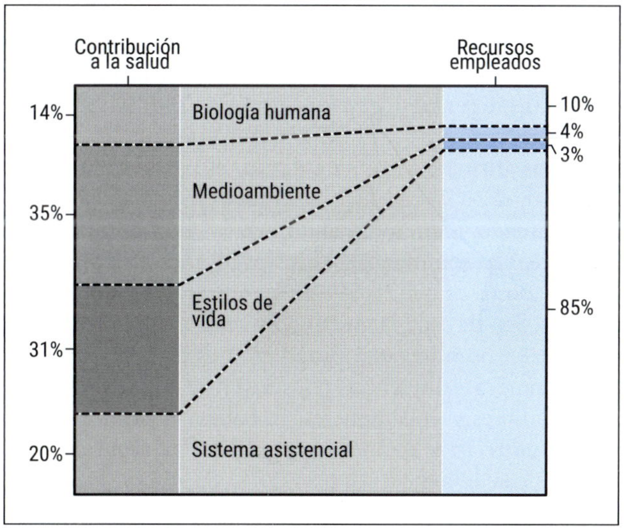

Figura 13-41. Determinantes de la salud en las enfermedades crónicas. Costes.

- Prevención primaria.
- Prevención secundaria.
- Prevención terciaria.

Prevalencia en España de las principales enfermedades crónicas

En España, las enfermedades del sistema circulatorio ocupan el primer lugar como causa de muerte. La mortalidad es mayor en mujeres que en varones: de las 123.867 muertes cardiovasculares que se produjeron en 2004, el 55 % (67.508 defunciones) se dieron en mujeres, y el 45 % (56.359 defunciones), en varones.

A este respecto, cabe destacar que según datos de la (ENS, 2017), continúa aumentando la prevalencia de factores de riesgo cardiovascular metabólicos y de otras enfermedades crónicas: hipertensión arterial (19,8%), colesterol elevado (17,9%), obesidad (17,4%) y diabetes (7,8%). Todos ellos presentaron en 2017 un aumento igual o superior a un punto porcentual, confirmando la tendencia observada desde 1993.

Las tasas ajustadas de mortalidad por enfermedades del sistema circulatorio están disminuyendo en nuestro país desde 1975. En el período 1975-2004 tuvieron un descenso medio anual del 3,1 % (2,9 % en varones y 3,3 % en mujeres). La mayor parte del descenso de la mortalidad cardiovascular total se debe a una disminución media anual del 4,2 % en la mortalidad cerebrovascular. Este descenso de la mortalidad cardiovascular acaecido en España concuerda con el descenso producido en la Europa occidental. Aunque las causas son múltiples y complejas, los cambios dietéticos parecen desempeñar un papel importante, unido a las mejoras en el tratamiento cardiovascular.

El diagrama de la figura 13-42 muestra la distribución de las tasas de mortalidad en España por grupos de enfermedades crónicas, según la Sociedad Española de Arteriosclerosis.

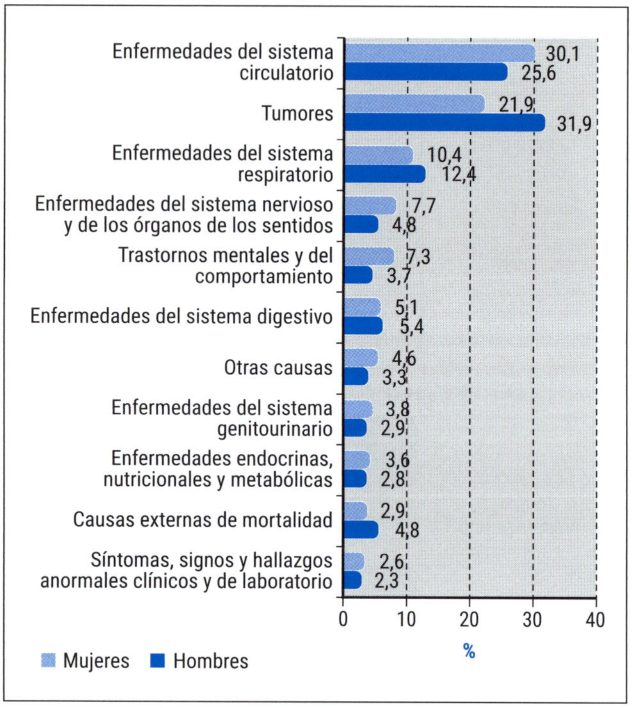

Figura 13-42. Distribución de las tasas de mortalidad en España por grupos de enfermedades crónicas. Fuente: https://www.ine.es.

Sin embargo, y debido fundamentalmente al envejecimiento de la población, el número de muertes por coronariopatía ha aumentado. Por ello, el impacto demográfico, sanitario y social de estas enfermedades aumentará a lo largo de las próximas décadas.

Según datos de la última Encuesta Nacional de Salud (ENS) de España 2017 (ENSE 2017) (ver: https://pestadistico.inteligenciadegestion.mscbs.es/publicoSNS/N/ense/serie-historica/i), El 22,1 % de la población de 15 y más años afirma que fuma a diario, el 2,3 % es fumador ocasional, el 24,9 % se declara exfumador y el 50,7 % nunca ha fumado. Siguen fumando más los hombres, aunque las diferencias son menores entre los jóvenes. El porcentaje de fumadores es del 25,6 % en hombres y del 18,8 % en mujeres. Seis de cada 10 mujeres nunca han fumado, mientras que en hombres esta proporción es de 4 de cada 10. Son menores las diferencias por sexo entre los exfumadores, 3/10 hombres y 2/10 mujeres. El hábito tabáquico en los jóvenes entre 15 y 24 años afecta al 17,6 %, acentuándose levemente la diferencia por sexo (20 % de los hombres frente al 15,1 % de las mujeres). La prevalencia de fumadores diarios continuó descendiendo pero más lentamente. La caída es de 10 puntos desde 1993 hasta 2017, pero con respecto a 2014, en 2017 fue menos de un punto porcentual más baja (22,1 % vs 23 %), lo mismo que descendió entre 2011 y 2014. Desde 2006 el descenso siempre ha estado por debajo de un punto porcentual. El comportamiento es distinto en hombres y en mujeres. Entre 1993 y 2017, la proporción de hombres que fuma a diario ha caído 18 puntos, mientras que la proporción de mujeres ha caído 2 puntos. Mientras que en los hombres el año 2017 parece confirmar la tendencia a la baja que se había ralentizado en 2014 (27,6 % en 2014 y 25,6 % en 2017), en las mujeres no se observa mejora (18,6 % en 2014 y 18,8 % en 2017). En mujeres es la primera vez que no desciende este indicador desde 1997. El consumo de tabaco sigue siendo una de las principales causas de mortalidad prematura y se asocia de forma importante con la enfermedad pulmonar obstructiva crónica (EPOC), las enfermedades cardiovasculares y un gran grupo de cánceres como el cáncer de pulmón, vejiga, laringe, boca, etcétera.

Respecto de la obesidad, según datos de la misma encuesta, la prevalencia de personas obesas es del 17,4 %. Considerando la obesidad y el sobrepeso conjuntamente, más de la mitad (54,5 %) de los adultos tiene exceso de peso. En consonancia con la distribución de la prevalencia de las enfermedades cardiovasculares, en España existe una tasa mayor de obesos en las comunidades del sur y del levante, así como en Galicia y en Canarias, siendo Castilla y León la que presenta tasas más bajas, que concuerdan también con las tasas más bajas de mortalidad cardiovascular. La figura 13-43 muestra el mapa de distribución de la obesidad en España.

Más preocupantes son los datos de obesidad infantil. El estudio Aladino, referido al curso escolar 2010/2011, re-

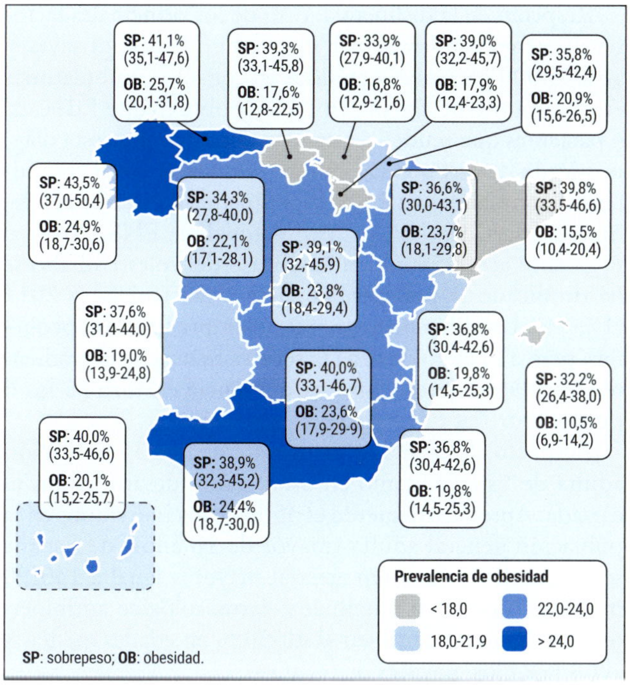

Figura 13-43. Mapa de distribución de la obesidad en España. Fuente: Estudio ENPE 2016; 2020; 2022. (Aranceta-Bartrina J et al., 2016; Aranceta-Bartrina J et al., 2020; Pérez-Rodrigo C et al. 2022.).

coge unas tasas de obesidad infantil del 17 % y un 26 % de sobrepeso, lo que resulta especialmente alarmante por presentar además una tendencia alcista. El estudio más reciente en la población pediátrica (Aladino 2019), en el que se utilizaron los criterios de la OMS (https://www.aesan.gob.es/AECOSAN/web/nutricion/detalle/aladino_2019.htm), señala que la prevalencia de sobrepeso infantil en España es del 23,3 % y el de obesidad infantil se encuentra en un 17,3 %. En España, la tasa de obesidad infantil al momento actual es una de las más altas de Europa. Dentro de la obesidad, un 4,2% de los escolares estudiados presentan obesidad severa (ver: https://www.aesan.gob.es/AECOSAN/docs/documentos/nutricion/observatorio/Informe_Breve_ALADINO2019_NAOS.pdf).

> El Estudio de Alimentación, Actividad física, Desarrollo Infantil y Obesidad en España (ALADINO 2019) es un estudio descriptivo transversal de las medidas antropométricas obtenidas por medición directa y de factores asociados obtenidos mediante cuestionarios en una muestra aleatoria de 16.665 escolares de 276 Centros de Educación Primaria, representativa de la población escolar de 6 a 9 años residente en España

Los malos hábitos alimentarios y la inactividad física explican estos preocupantes datos. La Encuesta Nacional de Salud muestra que, en España la vida laboral es ya principalmente sedentaria. Hombres y mujeres refieren que pasan la mayor parte de su actividad principal sentados, en proporciones similares (38 %). El aumento en las actividades principales mayoritariamente sedentes que se observó en 2011 se mantiene. En el tiempo libre, el 37,8% de la población de 15 y más años refiere que lo ocupa de forma casi completamente sedentaria (leer, ver la televisión, ir al cine, etc.), aunque en conjunto parece observarse una tendencia descendente. El sedentarismo en tiempo de ocio es mayor en mujeres (41,9 %) que en hombres (33,5 %). Esta diferencia a favor de los hombres ocurre en todos los grupos de edad excepto el de 45 a 54 años, y este menor sedentarismo en las mujeres de este grupo es la primera vez que se observa en la serie ENSE. El sedentarismo es más frecuente en las clases sociales menos favorecidas, pasando de un 24,3 % en la clase I a un 46,7 % en la clase VI. Esto ocurre tanto en hombres como en mujeres aunque es más acusado en estas últimas. El 35,3% de la población entre 15 y 69 años no alcanza el nivel de actividad física saludable recomendado por la OMS. El incumplimiento de las recomendaciones es mayor en mujeres (37 %) que en hombres (33,5 %) y en las clases sociales menos acomodadas (39% en clase VI vs 30,1 % en clase I), y las diferencias por clase social son mayores en las mujeres que en los hombres. Así, el tiempo medio diario que se pasa sentado es de 5 horas, algo mayor en hombres (5,2) que en mujeres (4,8). esta situación es muy similar en todos los grupos de edad excepto en el grupo de 15 a 24 años, mucho más elevado (6,4). Por otra parte, disminuye conforme desciende la clase social, de forma muy acusada en hombres. Finalmente, el 73,9 % de la población infantil (1-14 años) pasa a diario una hora o más de su tiempo libre entre semana frente a una pantalla, incluyendo ordenador, tablet, TV, vídeos, videojuegos o la pantalla del teléfono móvil. Más de uno de cada dos pequeños de 1 a 4 años pasa más de una hora.

En la web del Ministerio de Sanidad (https://www.mscbs.gob.es/estadEstudios/estadisticas/encuestaNacional/) se encuentra toda la información actualizada respecto a la Encuesta Nacional de Salud de España, así como la estadística incluida en el Plan Estadístico Nacional. En ella se alojan las encuestas de años anteriores, los microdatos anonimizados y se pueden consultar las encuestas de salud de las comunidades autónomas en la red. Al momento de editar este libro, se encuentra activa la Encuesta Nacional de Salud de España 2017 y se permite la consulta interactiva del SNS: Encuesta Nacional de Salud de España / Encuesta Europea de Salud en España. Serie 1987-2017. (Ver: http://www.infocoponline.es/pdf/ENSE17.pdf). Del mismo modo, se encuentra disponible la Encuesta Europea de Salud en España (EESE) 2020, realizada por el INE, que es la parte española de la European Health Interview Survey (EHIS), coordinada por la Oficina Europea de Estadística (Eurostat). Ver en: https://www.sanidad.gob.es/estadEstudios/estadisticas/EncuestaEuropea/Enc_Eur_Salud_en_Esp_2020.htm.

La figura 13-44, tomada del informe Estadísticas Sanitarias Mundiales 2018 de la OMS, muestra que el consumo de tabaco, el sedentarismo, la dieta malsana y el uso nocivo del alcohol son responsables de alrededor del 80 % de las coronariopatías y enfermedades cerebrovasculares. El mismo informe prevé para 2030 un aumento de las defunciones debidas a las enfermedades cardiovasculares y el

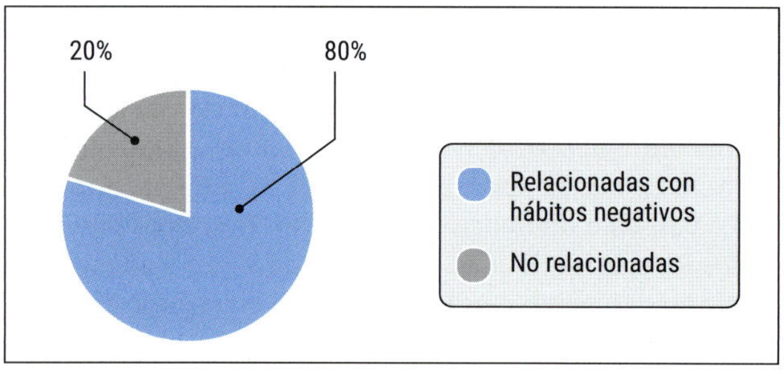

Figura 13-44. Relación entre enfermedades cardiovasculares y cerebrovasculares y los hábitos negativos de vida. Fuente: Informe Estadísticas Sanitarias Mundiales 2018 de la Organización Mundial de la Salud.

cáncer, que pasarían de 17 millones a 25 y de 7,6 millones a 13 millones, respectivamente (Fig. 13-45).

Respecto de la diabetes, y según la serie histórica de la Encuesta Nacional de Salud de España, la prevalencia de diabetes mellitus conocida (es decir, diagnosticada y declarada por los individuos) es de alrededor de un 6 % en adultos, y ha ido aumentando a lo largo de los últimos 15 años. Es más, la prevalencia de diabetes casi se ha doblado en España entre 1993 (4,1 %) y 2017 (7,8 %). El incremento se ha producido en hombres a partir de los 55 años y en mujeres de los 75 en adelante. Las personas en la clase social menos acomodada tienen una probabilidad dos veces mayor (9,4 %) de declarar diabetes que las de la clase más alta (4,3 %). Las diferencias por clase social son más marcadas en mujeres que en hombres en toda la serie, manteniéndose en torno a 6 puntos la diferencia entre la clase I y la clase VI en mujeres y en torno a 2-3 puntos en hombres. Este incremento puede ser debido a un aumento de la incidencia o del diagnóstico de la enfermedad. En cualquier caso, parece claro que el aumento ha ido en paralelo al ascenso epidémico de la obesidad.

Por otro lado, un metaanálisis de referencia señaló que en España la diabetes (glucemia basal superior a 126 mg/dL) afecta al 12,5 % de los varones adultos y al 7,9 % de las mujeres adultas en la población general. Por ello, la prevalencia poblacional de diabetes mellitus global (conocida e ignorada) debe de estar en torno al 10 % en la actualidad.

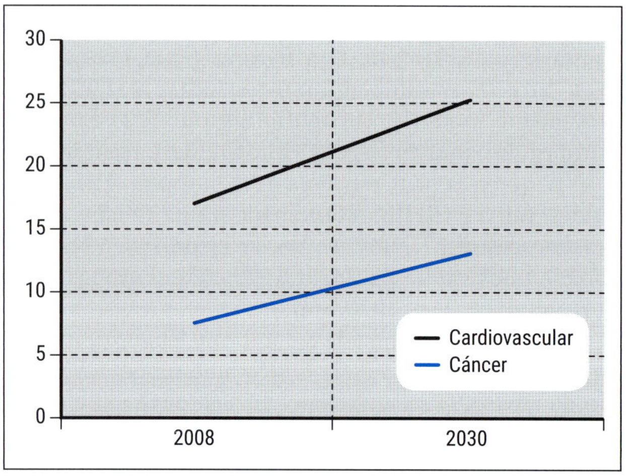

Figura 13-45. Previsión del informe Estadísticas Sanitarias Mundiales 2018 de la Organización Mundial de la Salud.

Respecto de la dislipemia, otro de los principales factores de riesgo cardiovascular, el estudio Hispalipid investigó a 33.000 pacientes atendidos en consultas ambulatorias en el conjunto de España en 1 año, y obtuvo que 1 de cada 4 pacientes que acuden a estas consultas médicas está diagnosticado de dislipemia. En este estudio, el 69 % eran hipercolesterolemias, el 26 %, hiperlipemias mixtas, y el 5 %, hipertrigliceridemias. Así, con datos de la ENS, 2017, al momento actual, también en el caso del colesterol alto se ha duplicado la prevalencia entre 1993 (8,2%) y 2017 (17,9%). Las diferencias por sexo siempre han sido pequeñas, pero a lo largo de toda la serie se mantiene el gradiente social en mujeres, con una diferencia en torno a los 6 puntos entre las clases sociales extremas.

Respecto de la HTA, la prevalencia en la población adulta de España, como en otros países desarrollados, es elevada. Aproximadamente el 35 % de los individuos en la población general adulta (mayor de 18 años) de España son hipertensos (presión arterial mayor o igual a 140/90 mm Hg) o están en tratamiento farmacológico antihipertensivo. Estas cifras suben al 40-50 % en edades medias y al 68 % en los mayores de 60 años.

Aunque la prevalencia de HTA en España, como en otros países, parece haber variado poco en las últimas pocas décadas, podríamos estar asistiendo a un cierto incremento de la misma, debido al envejecimiento poblacional, a la epidemia actual de obesidad y a los mejores tratamientos disponibles para la HTA y sus consecuencias. La cifra de HTA conocida se estima en un 35 % de la población según datos de la Sociedad Española de Arteriosclerosis. Por ello, la hipertensión es el problema de salud más frecuente, referido por el 19,8% de la población. Continúa su curso ascendente en ambos sexos, ya sin diferencias entre ellos. No se ha reducido la brecha entre la clase social más alta y la más desfavorecida, que se mantiene en 12 puntos porcentuales.

Respecto de la EPOC, el único estudio de prevalencia de ámbito nacional disponible era el IBERPOC, realizado en 1999 (DOI: 10.1016/S0300-2896(15)30272-6) para medir la prevalencia y la variación de la distribución de la enfermedad en siete zonas geográficas. La prevalencia de la EPOC fue del 9,1 % (el 14,3 % en hombres y el 3,9 % en mujeres). Según el hábito tabáquico, la prevalencia fue del 15,0 % en fumadores, del 12,8 % en exfumadores y del 4,1 % en no fumadores. El estudio IBERPOC encontró, además, diferencias muy importantes según el área geográfica, desde solo el 4,9 % en Cáceres hasta el 18 % en Manlleu (Barcelona), posiblemente relacionadas con factores ambientales o laborales no estudiados. En este sentido, el exceso de casos detectado en algunas áreas geográficas solía corresponder a mujeres mayores de 55 años, no fumadoras, con antecedentes de enfermedades respiratorias en la infancia y que no presentaban síntomas de expectoración o sibilantes. Un aspecto muy importante de los resultados del estudio IBERPOC fue el alto grado de infradiagnóstico, pues el 78,2 % de los casos confirmados por espirometría no tenían diagnóstico previo de EPOC.

Desde hace unos años se dispone de nuevos datos de la distribución actual de la EPOC en España, obtenidos del estudio EPI-SCAN, que se inició en 2007, cuando se publicaron los primeros datos epidemiológicos (DOI: 10.1016/S0210-5705(09)71003-9) y posteriormente se publicó en 2009 el resumen del protocolo del estudio para estimar la prevalencia de EPOC en personas de 40 a 80 años en España, (DOI: 10.1016/j.arbres.2008.06.001). La prevalencia actual de la EPOC es del 10,2 % (el 15,1 % en hombres y el 5,7 % en mujeres). Actualmente, y según EPI-SCAN, se estima que 2.185.764 de españoles presentan EPOC de entre los 21,4 millones con edades comprendidas entre los 40 y 80 años. Por sexos, las cifras corresponden a 1.571.868 hombres y 628.102 mujeres. Y ya que el 73 % aún no está diagnosticado, puede decirse que más de 1.595.000 de españoles aún no lo saben y, por tanto, no reciben ningún tratamiento para su EPOC. Por los motivos anteriormente mencionados de infradiagnóstico e infratratamiento , se planteó el estudio EPISCAN II, con el objetivo principal de actualizar los datos del primer estudio EPISCAN a 2017. Al momento actual, se dispone del nuevo estudio sobre la prevalencia de la EPOC en España (resumen del protocolo EPISCAN II, 10 años después de EPISCAN9. Ver: https://www.archbronconeumol.org/es-nuevo-estudio-sobre-prevalencia-epoc-articulo-S0300289618302011). Así, el EPISCAN II mantendrá actualizada la prevalencia, distribución y determinantes de la EPOC en nuestro país, y por primera vez permitirá comparar resultados espirométricos y otros aspectos de la EPOC en las 17 CC. AA. de España. Finalmente, del mismo modo, al momento de escribir este capítulo, se dispone de la actualización 2021 de la Guía Española de la EPOC (GesEPOC) (ver: https://www.archbronconeumol.org/en-actualizacion-2021-guia-espanola-epoc-articulo-S0300289621001034), que propone una evaluación del paciente en cuatro pasos:

1. **Diagnóstico de la EPOC.** Para establecer un diagnóstico de EPOC es necesario cumplir los criterios de exposición previa a factores de riesgo y síntomas respiratorios obstrucción en la espirometría postbroncodilatación (FEV1/FVC PBD < 0,7).
2. **Estratificación del riesgo.** Una vez establecido el diagnóstico, se debe evaluar el riesgo. La actualización de GesEPOC 2021 establece ahora que un paciente con mMRC = 2 es de alto riesgo. En la anterior GesEPOC 2017 era de bajo riesgo.
3. **Selección del tratamiento inhalado según los síntomas y el fenotipo clínico.** En lo que respecta al tratamiento farmacológico inicial, la guía GesEPOC propone un tratamiento basado en la administración de fármacos inhalados y guiado por síntomas en los pacientes de bajo riesgo y por fenotipo clínico en los de alto riesgo.
4. **Identificación y abordaje de los rasgos tratables.** Los **rasgos tratables más importantes y frecuentes** que se deben investigar en pacientes de alto riesgo son:
   - Disnea grave.
   - Déficit de alfa-1 antitripsina.
   - Enfisema grave e hiperinsuflación pulmonar.
   - Hipertensión pulmonar.
   - Insuficiencia respiratoria.
   - Hipercapnia crónica.
   - Bronquitis crónica.
   - Bronquiectasias.
   - Infección bronquial crónica.

PUNTOS CLAVE

- Las fases de la investigación epidemiológica son: observación, formulación de la hipótesis, verificación de la hipótesis, confirmación o rechazo de hipótesis, contraprueba y consecuencias no buscadas.
- Los métodos para elaborar hipótesis son: método de las diferencias, método de la concordancia, método de la variación concomitante y método de la analogía.
- Los estudios epidemiológicos diseñados para verificar hipótesis pueden dividirse en dos grupos: estudios explicativos observacionales y estudios explicativos experimentales.
- Se describen dos diseños básicos dentro de los estudios observacionales: estudios de cohortes y estudios de casos-controles.

BIBLIOGRAFÍA

Aranceta-Bartrina J, Gianzo-Citores M, Pérez-Rodrigo C. Prevalence of overweight, obesity and abdominal obesity in the Spanish population aged 3 to 24 years. The ENPE study. Rev Esp Cardiol (Engl Ed). 2020;73(4):290-299. doi: 10.1016/j.rec.2019.07.023.

Aranceta-Bartrina J, Pérez-Rodrigo C, Alberdi-Aresti G, Ramos-Carrera N, Lázaro-Masedo S. Prevalencia de obesidad general y obesidad abdominal en la población adulta española (25-64 años) 2014–2015: estudio ENPE. Rev Esp Cardiol. 2016;69:579-87. doi: 10.1016/j.recesp.2019.07.011

Celentano DD, Szklo M. Gordis. Epidemiología. 6ª edición. Elsevier; 2019.

Fletcher R, Fletcher G, Fletcher S. Epidemiología Clínica, 6.a edición. Seattle: Editorial Wolters Kluwer; 2020.

Moreno Altamirano L. Epidemiología Clínica. 3.ª Edición. McGraw Hill; 2013.

Pérez-Rodrigo C, Gianzo Citores M, Hervás Bárbara G, Aranceta-Bartrina J. Prevalence of obesity and abdominal obesity in Spanish population aged 65 years and over: ENPE study. Med Clin (Barc). 2022;158(2):49-57. doi: 10.1016/j.medcli.2020.10.025.

Ruiz Morales A, Gómez Restrepo C. Epidemiología Clínica. Investigación clínica aplicada. Madrid: Ed. Médica Panamericana; 2015.

Telerrehabilitación y *telehealth*

14

J. M. Pastora Bernal, R. Martín Valero y J. Seco Calvo

OBJETIVOS DEL APRENDIZAJE

- Adquirirá conocimiento sobre la conceptualización de los principales términos que designan estos nuevos procesos en fisioterapia, tales como: telemedicina, teleasistencia, telerrehabilitación, *telehealth* y eSalud.
- Sabrá cuáles son las principales ventajas e inconvenientes del uso de nuevas tecnologías.
- Conocerá los principales aspectos legales, clínicos, técnicos y éticos del uso de nuevas tecnologías.
- Aprenderá, desde la evidencia científica, cuáles son las aportaciones de la telerrehabilitación a las intervenciones sanitarias.
- Conocerá los principales aspectos de los distintos dispositivos, aplicaciones y programas utilizados en telerrehabilitación para la evaluación, asistencia, seguimiento, control y valoración.
- Conocerá los principales servicios de fisioterapia y telerrehabilitación *online*, así como las fuentes de información más importantes sobre salud, foros, blogs y redes sociales específicas.

TELERREHABILITACIÓN Y *TELEHEALTH*: LAS NUEVAS TECNOLOGÍAS EN LA RECUPERACIÓN FUNCIONAL

Se abordan en este apartado las nuevas tecnologías aplicadas a la recuperación funcional. En concreto *telehealth* y práctica digital: las nuevas tecnologías en la recuperación funcional. Aportación de la telerrehabilitación a las intervenciones sanitarias. Evidencias científicas. Dispositivos, aplicaciones y programas utilizados en telerrehabilitación para la evaluación, asistencia, seguimiento, control y valoración. Fuentes de información sobre salud, foros, blogs y redes sociales específicas.

Concepto de telerrehabilitación, *telehealth* y eSalud

El americano Thomas Bird fue probablemente el que introdujo por primera vez el término «telemedicina» en la década de los setenta del siglo pasado para describir el proceso de utilización de las tecnologías de telecomunicaciones en el examen de los pacientes a distancia.

No es hasta finales del siglo XX cuando aparece el concepto de «telerrehabilitación» como una nueva área dentro de la telemedicina. Con esta novedosa denominación, los servicios no solo consisten ya en la capacidad de recopilar, comunicarse y almacenar información médica pertinente, sino que se describe como la realización de procesos de rehabilitación física supervisada a distancia utilizando protocolos tecnológicos y herramientas de telecomunicación.

Mientras que la telemedicina en general está más centrada en el diagnóstico y monitorización, la telerrehabilitación se centra más en el tratamiento supervisado de forma remota.

En el desarrollo de este tema se presentan conceptos que pueden resultar nuevos o poco conocidos. Por eso, es importante revisar sus definiciones y situarse mejor en este ámbito:

- **eSalud (e-salud).** Es conocida también como cibersalud, *eHealth* o *telehealth*. La Organización Mundial de la Salud (OMS) la define del siguiente modo: «eSalud consiste en el apoyo que la utilización costo-eficaz y segura de las tecnologías de la información y las comunicaciones (TIC) ofrece a la salud y a los ámbitos relacionados con ella, con inclusión de los servicios de atención de salud, la vigilancia y la documentación sanitarias, así como la educación, los conocimientos y las investigaciones en materia de salud».
- **Telemedicina.** Es la prestación de servicios médicos a distancia, y para su implantación se emplean las TIC. La telemedicina puede ser tan simple como dos profesionales de la salud discutiendo un caso por teléfono, o la utilización de avanzada tecnología en comunicaciones e informática para realizar consultas, diagnósticos o cirugías a distancia y en tiempo real. Y como servicio puede beneficiar a todos los pacientes de un sistema sanitario, pero sobre todo a las personas mayores y los pacientes crónicos. Últimamente está produciéndose una revisión conceptual del término «telemedicina». Se en-

tiende que el término «eSalud» es mucho más apropiado, en tanto que abarca un campo de actuación más amplio, y algunos especialistas empiezan a considerar la telemedicina como un pilar de esta. La telemedicina estaría incluida como parte del concepto más amplio de la eSalud (*eHealth*).

- **Teleasistencia**. Es un término utilizado en la prestación de un servicio de carácter social que, con el soporte de la tecnología, facilita la atención y el apoyo personal y social continuo a personas en situaciones de fragilidad por limitaciones en la autonomía personal o la dependencia para las actividades de la vida diaria asociadas a la edad, la discapacidad o la enfermedad. Está especialmente indicada para aquellas personas que, encontrándose en situación de riesgo, viven solas o pasan mucho tiempo solas.
- **mSalud (m-salud)**. Término que se utiliza habitualmente como *eHealth* y que es la abreviatura de salud móvil. Se usa para referirse a la práctica de la medicina y salud pública mediada por dispositivos móviles. Es decir, que la m-salud se refiere al uso de los dispositivos de comunicación móvil (*smartphones*, *tablets*, etc.) para servicios e información sanitaria.

> La telerrehabilitación se centra en el tratamiento supervisado de forma remota.

El 20 de febrero de 2017 la WCPT (*World Confederation for Physical Therapy*) e INPTRA (*International Network of Physiotherapy Regulatory Authorities*) anunciaron una colaboración formal a través de un Memorando de Entendimiento para desarrollar una gama de iniciativas que incluyen la práctica global y la regulación de proporcionar práctica digital. Las organizaciones establecieron un Grupo de Trabajo Conjunto que denominaron «Práctica de Terapia Física Digital» debido a que a nivel mundial consideraron que el término «práctica digital» está reemplazando y abarcando el término «tele», siendo más representativo de la gama de tecnologías y el impacto que estas tecnologías están teniendo en los modelos de servicios y prácticas actuales y futuras.

Práctica digital de la fisioterapia es el término utilizado para describir los servicios de atención en salud, el apoyo y la información que se brinda de forma remota a través de dispositivos y comunicación digital cuyo propósito es facilitar la prestación efectiva de servicios de fisioterapia, mejorando el acceso a la atención e información y realizando la atención de fisioterapia en salud, a través de estos medios.

Antes de profundizar en el concepto de telerrehabilitación queremos recordar al lector la permanente innovación tecnológica y el aumento de las posibilidades en la prestación de servicios sanitarios, por lo que términos como «receta electrónica», «historia clínica digital», «*wearables*» (hace referencia al conjunto de aparatos y dispositivos electrónicos que se incorporan sobre alguna parte de nuestro cuerpo interactuando continuamente con el usuario y con otros dispositivos con la finalidad de realizar alguna función específica), «monitoreo remoto del paciente (RPM)» (recopilación personal de datos médicos y de salud de un individuo en un lugar a través de tecnologías de comunicación electrónica, que se transmite a un proveedor en un lugar diferente para su cuidado) y «videoconsulta» están cada vez más presentes en nuestro lenguaje y usos disponibles.

> - eSalud (e-salud): utilización de las TIC en el ámbito de la salud.
> - Telemedicina: prestación de servicios médicos a distancia.
> - Teleasistencia: prestación de un servicio social con el soporte de la tecnología.
> - mSalud (m-salud): práctica de la medicina y la salud pública mediada por dispositivos móviles.

El término **telerrehabilitación** comienza a darse a conocer en 1997 cuando el *National Institute on Disability and Rehabilitation Research* (*U. S. Department of Education*) emitió un conjunto de propuestas y prioridades para un nuevo centro de investigación en ingeniería de la rehabilitación en el área de lo que fue denominado telerrehabilitación. Encontramos diferentes aproximaciones a este concepto en la literatura científica:

- Término utilizado para describir la prestación de servicios de rehabilitación a distancia utilizando tecnologías de la comunicación.
- Prestación remota de servicios de rehabilitación como monitorización, entrenamiento y cuidados crónicos utilizando tecnologías de la comunicación.
- Aplicación clínica de consultas, acciones preventivas, diagnóstico y terapia con enlaces y componentes audiovisuales.

> La telerrehabilitación incluye la aplicación de servicios de rehabilitación a distancia, aplicación clínica de consultas, monitorización, terapia, entrenamiento y cuidados en casa de pacientes, que son prestados en varias localizaciones que incluyen el hogar, la comunidad, los servicios de salud y el puesto de trabajo. La prestación de estos servicios puede ser realizada de forma sincrónica (paciente y fisioterapeuta conectados en el mismo momento) y de forma asincrónica (diferentes momentos entre la entrega o prestación de servicios y su uso por parte del paciente).

En los últimos 15 años la telerrehabilitación ha sido utilizada para ayudar a las comunidades rurales, con énfasis en la población adulta, con el objetivo de facilitar el acceso a los cuidados y reducir las dificultades y costes de desplazamiento. Se ha desarrollado a partir de las disciplinas matrices de telemedicina y telesalud (*telehealth*), proporcionando una clara relación con el ámbito de la teleasistencia, lo que sugiere que se enfrenta a desafíos únicos diferentes de los conceptos de medicina y salud, que abordan aspectos más amplios.

Una de las diferencias que encontramos es que los procesos de rehabilitación se ofrecen habitualmente tanto en servicios sanitarios hospitalarios como en entornos comunitarios (atención primaria, centros de fisioterapia, rehabilitación y otros) que presentan diferentes estructuras de **financiación, organización y protocolos de actuación**. Otro de los desafíos es el desarrollar relaciones terapéuticas continuas entre los prestadores de servicios, los pacientes y sus familiares. Estos elementos diferenciales sugieren que los modelos y protocolos utilizados en telemedicina no pueden ser totalmente adaptables al concepto de telerrehabilitación.

Los elementos principales que impulsan el desarrollo de la telerrehabilitación son múltiples, aunque principalmente derivados de la percepción de que puede ofrecer beneficios a los pacientes, a los prestadores de servicios y al sector de la salud en general.

Hay también una variedad de formas en la que los terapeutas están utilizando la tecnología, y algunas de ellas incluyen las intervenciones terapéuticas, la monitorización de progresos en la recuperación, la educación y el entrenamiento de familiares y cuidadores, y las intervenciones con los profesionales de la rehabilitación coordinando los cuidados entre diferentes equipos de trabajo y aportando redes de contacto para pacientes con discapacidad.

> En la actualidad, con el avance de las nuevas tecnologías se encuentra disponible una amplia lista de aplicaciones de telerrehabilitación tanto en dispositivos informáticos como en dispositivos móviles, televisión o videojuegos, que abarcan múltiples usos. Su integración en los dispositivos habituales en la vida de los profesionales y los pacientes está permitiendo su rápido crecimiento y aceptación.

El informe *World Report on Disability* de la OMS identifica y amplía los ámbitos tradicionales de actuación de la telerrehabilitación incluyendo: servicios de telepsiquiatría, rehabilitación cardíaca, terapia del habla y del lenguaje, rehabilitación cognitiva para personas con lesión cerebral traumática, evaluaciones remotas para proporcionar servicios de modificación de vivienda a personas mayores desatendidas, formación y apoyo al personal sanitario, directrices computarizadas para ayudar a los profesionales a utilizar intervenciones apropiadas, consulta entre el hospital terciario y los hospitales comunitarios por problemas relacionados con prótesis, ortopedia y prescripción en silla de ruedas, o compartir la experiencia profesional entre los países, así como en momentos críticos, por ejemplo, después de un desastre, entre otros.

Ventajas e inconvenientes del uso de las nuevas tecnologías

Las funcionalidades que el desarrollo de las TIC en salud ofrece son muchas, y vienen recogidas en la tabla 14-1.

Partiendo de las funcionalidades aquí expuestas, se establecen diversas modalidades y nomenclaturas para describir el servicio que se presta, tales como la telemonitorización, el telediagnóstico, la telerrehabilitación o la teleformación, entre otras. Un informe sobre evaluación de tecnologías sanitarias del Ministerio de Sanidad muestra las posibles ventajas y desventajas de esta aplicación tecnológica.

Tabla 14-1. Funcionalidades del desarrollo de las tecnologías de la información y las comunicaciones en salud

- Comunicación directa con el paciente mediante videoconferencia en tiempo real
- Control de parámetros fisiológicos y biométricos (presión arterial, nivel de saturación de oxígeno, ritmo cardíaco)
- Asistencia y seguimiento continuo de pacientes crónicos o personas dependientes
- Rehabilitación remota y seguimiento de la misma
- Registro y almacenamiento de datos, bien de forma automática (mediante dispositivos) bien manual (introduciendo el paciente los datos en una web)
- Oportunidad concreta para aumentar la cantidad e intensidad de la rehabilitación experimentada por parte de los pacientes, un factor que puede ser considerado como positivo predictor de la recuperación

Las **potenciales ventajas** son las siguientes:

- **Facilita la equidad en el acceso** a los servicios sanitarios, proporcionando una atención universal de alta calidad, independientemente de la localización geográfica.
- Dota a los pacientes de atención especializada en aquellos lugares donde no disponen de ella, **reduciendo la necesidad de desplazarse** por parte de los pacientes y/o de los profesionales de salud.
- **Reducción de los tiempos de espera**. Menor tiempo en la realización del diagnóstico y, consecuentemente, menor tiempo en el tratamiento, evitando demoras en los casos graves que pudieran acarrear serios problemas para el paciente.
- Facilita el **manejo precoz** de pacientes, previo a la llegada de los equipos de emergencia o traslados en ambulancia convencional.
- Posibilidad de realizar **consultas remotas** desde atención primaria al hospital, permitiendo a los profesionales mantener un contacto continuo entre ellos, mejorando así su formación y competencias.
- **Reducción de pacientes derivados** a consultas especializadas, ofreciendo respuesta a sus problemas de salud desde las consultas de atención primaria, sin necesidad de demoras en tiempo y desplazamientos.
- **Reducción de gastos**, evitando al profesional y al paciente la necesidad de realizar desplazamientos.

Los **potenciales inconvenientes** son los siguientes:

- **Menor definición de ciertas imágenes** transmitidas en relación con las imágenes originales si las TIC no son las adecuadas.
- Aspectos ligados a la **seguridad** y la **confidencialidad** en la relación sanitario-paciente mediante interfaces.
- **Aumento de la demanda** a los especialistas, pudiéndose llegar a no poder satisfacer el elevado volumen asistencial de pacientes.
- Los programas utilizados deben compararse con otras opciones alternativas, asegurándose de que, además de ofrecer servicios de gran rapidez, son a su vez **servicios viables**.
- **Riesgo de pérdida de datos** e imágenes debido a la compresión de dichos datos para aumentar la velocidad de transmisión.

- La tecnología e infraestructura deben estar lo suficientemente desarrolladas para soportar la **implantación a gran escala**.
- La implementación de los sistemas depende de una **adecuada infraestructura de telecomunicaciones**.

Aspectos legales, clínicos, técnicos y éticos

El cambio del modelo de atención sanitaria que se está produciendo con el acceso a las nuevas tecnologías lleva a que se planteen nuevas formas de comunicación y tipos de práctica que plantean situaciones y problemas legales, clínicos, técnicos y éticos.

Aspectos legales

Respecto a los **aspectos legales**, al hablar de telerrehabilitación nos encontramos por una parte ante un servicio sanitario, y por otra, ante un servicio de la sociedad de la información, por lo que se rige por:

- El principio de libre prestación de servicios.
- La normativa de comercio electrónico.
- La directiva de derechos de los pacientes en la asistencia transfronteriza.

En España no existe una regulación expresa sobre esta materia, pero las normas que son de aplicación son: Ley 16/2003 de Cohesión y Calidad del Sistema Nacional de Salud, Ley Orgánica 15/1999, de 13 de diciembre, de Protección de Datos de Carácter Personal así como el Real Decreto 1720/2007 que desarrolla la misma; Ley 34/2002, de 11 de julio, de servicios de la sociedad de la información y de comercio electrónico; Ley 14/1986, General de Sanidad; Ley 41/2002 de Autonomía del Paciente; Ley 34/1988, General de Publicidad; Real Decreto Legislativo 1/2007, de la Ley General para la Defensa de los Consumidores y Usuarios; Real Decreto 81/2014, de 7 de febrero, por el que se establecen normas para garantizar la asistencia sanitaria transfronteriza (Tabla 14-2).

A pesar de la falta de una normativa expresa que regule la práctica profesional de la telerrehabilitación en nuestro país, en Europa se aprobó la Directiva 2011/24/UE, relativa a los derechos de los pacientes en la asistencia sanitaria transfronteriza, transpuesta al ordenamiento jurídico español mediante el Real Decreto 81/2014, de 7 de febrero, que sí recoge alguna mención a dicha actividad, y fundamentalmente regula los derechos de los pacientes, entre los que se incluyen:

- Recibir tratamiento en otro Estado miembro y ser reembolsado bajo determinadas condiciones.
- Tener acceso a una copia de su historial médico por escrito o por medios electrónicos.

Tabla 14-2. Normativa reguladora del uso de las tecnologías de la información y las comunicaciones en salud

- Ley 16/2003 de Cohesión y Calidad del Sistema Nacional de Salud
- Ley Orgánica 15/1999, de 13 de diciembre, de Protección de Datos de Carácter Personal
- Real Decreto 1720/2007
- Ley 34/2002, de 11 de julio, de servicios de la sociedad de la información y de comercio electrónico
- Ley 14/1986, General de Sanidad
- Ley 41/2002 de Autonomía del Paciente
- Ley 34/1988, General de Publicidad
- Real Decreto Legislativo 1/2007, de la Ley General para la Defensa de los Consumidores y Usuarios
- Real Decreto 81/2014 de 7 de febrero
- Directiva 2011/24/UE
- Real Decreto 81/2014 de 7 de febrero
- Directiva 2000/31/CE sobre comercio electrónico

De igual forma, esta Directiva es de aplicación respecto del registro de los profesionales de la salud que prestan servicios de telerrehabilitación, y a ella se le unen los artículos 56 y 57 TFUE y la Directiva 2000/31/CE sobre comercio electrónico.

En la inmensa mayoría de los países miembros, es la propia organización profesional quien establece las reglas del ejercicio profesional y el control deontológico, por lo que queda implícito que quien preste servicios de telerrehabilitación cumple con los requisitos de ejercicio profesional del Estado miembro en el que ejerzan su profesión. A esto hay que añadir y considerar como referencia las normativas en vigor respecto al procesamiento de datos relativos a salud, la responsabilidad y seguridad derivada de los productos/servicios sanitarios, las normas deontológicas, el intercambio de información sensible mediante medios telemáticos, el consentimiento informado para este tipo de intervenciones, la custodia, acceso y transmisión de la documentación generada, etcétera.

> La telerrehabilitación es un servicio remunerado, a distancia, llevado a cabo por medios electrónicos a solicitud individual y regido por el principio del país de origen, que debe cumplir y alinearse con los aspectos legales establecidos.

Aspectos clínicos

Los aspectos clínicos deben ser los mismos que ante una prestación de servicios clásica, incluyendo adicionalmente para las intervenciones de telerrehabilitación, entre otros, los siguientes **criterios**:

- Los profesionales se regirán por las **guías clínicas** existentes, que deben ser adaptadas principalmente de grupos de expertos y sociedades profesionales, tales como *The American Physical Therapy Association* (APTA), *American Telemedicine Association*, *Telemedicine and eHealth Forum of the Royal Society of Medicine*, *International Society for Telemedicine and eHealth* y la *American Telemedicine Association*. Estas se revisarán e incorporarán adecuadamente en la práctica. Dada la variabilidad de los clientes de rehabilitación, candidatura y la conveniencia de telerrehabilitación, los problemas deben ser resueltos en cada caso particular con selecciones firmemente basadas en el juicio clínico, la elección informada del paciente y normas profesionales de atención. Los profesionales fisioterapeutas responsables de la prestación de servicios de telerrehabilitación deben contar con procedimientos, **guías de ma-**

nejo o protocolos para las patologías que se van a atender bajo esta modalidad, incluida la realización de exámenes y/o procedimientos si hubiere lugar a ello, que deben ser conocidos por el personal que atiende bajo esta modalidad y se han de realizar actividades dirigidas a verificar su cumplimiento.
- Como en todos los ámbitos, los profesionales deben tener la **educación adecuada, capacitación, orientación y desarrollo profesional** para asegurar que poseen las competencias necesarias para la prestación segura de servicios de salud de calidad. Los fisioterapeutas proveedores de telerrehabilitación deben tener competencias en el uso del equipo, así como consideraciones relacionadas con los clientes con discapacidades cognitivas, físicas o perceptuales.
- La prestación de servicios a través de telerrehabilitación, ya sea interactiva, de almacenamiento o reenvío, puede requerir **modificaciones en los contenidos del tratamiento, técnicas, equipos y configuración**. En telerrehabilitación, estas modificaciones pueden ser: el uso de **personal de apoyo** adicional en el sitio remoto para ayudar al cliente con una actividad física o llevar a cabo una práctica en la evaluación, **reproducción de materiales** de tratamiento de forma digital para la entrega a través de intercambio de herramientas o la presentación de datos, o **modificación temporal del entorno** del cliente y **replanteamiento** del curso **del tratamiento** debido a cambios en la evolución del paciente.
- Los profesionales se asegurarán de que todas las personas en la sala de terapia en ambos sitios se identifican con todos los participantes antes de iniciar la sesión de telerrehabilitación. La inclusión de un individuo en la sesión debe ser identificada y consensuada entre ambas partes.
- Los servicios de telerrehabilitación se pueden realizar en un centro de referencia, en el hogar o en cualquier entorno que reúna las condiciones necesarias para la intervención.
- Sería adecuado brindarle al paciente, durante el período de la recuperación, un kit de fisioterapia con el material necesario, como pesas, bandas elásticas, pelota, etc., previamente seleccionado según la necesidad de la condición del paciente, de modo que le ayude a realizar los ejercicios en casa sin que sienta baja calidad de la sesión de telerrehabilitación comparada con una sesión presencial en un centro de rehabilitación completamente equipado. Este equipo debe ser custodiado por el usuario y devuelto en buenas condiciones al finalizar la recuperación.

Aspectos técnicos

Respecto a los aspectos técnicos, existen numerosos criterios que deben ser considerados:
- Las organizaciones y/o profesionales se asegurarán de que el **equipo** para realizar diagnósticos y/o necesidades de tratamientos está disponible y **funciona correctamente** en el momento de los encuentros clínicos. Más allá de las tecnologías de la comunicación, en la prestación de servicios de telerrehabilitación puede ser necesaria la utilización de equipos adicionales. Estos equipos pueden variar en función y aplicación y puede incluir, por ejemplo, herramientas y sensores de medición en línea para medir la fuerza o la posición durante una evaluación de terapia física. Un aspecto técnico importante es **garantizar el mantenimiento** de los equipos de captura, transmisión y almacenamiento de datos e imágenes para garantizar la calidad de la información, el seguimiento de protocolos y la continuidad del servicio. Esto implica unas necesidades de mantenimiento y revisiones periódicas de carácter preventivo que incluyen la calibración de equipos, de conformidad con los requisitos e indicaciones de los fabricantes.
- Las organizaciones y/o profesionales deben **cumplir** con todas las leyes, reglamentos y **normativas** en el uso de la tecnología y la seguridad técnica.
- Las organizaciones y/o profesionales deberán cumplir con los reglamentos y leyes para la **protección de la información de salud del cliente**, la seguridad electrónica de los datos de almacenamiento, recuperación y transmisión. De forma genérica, los métodos para la protección de la información de salud incluyen el uso de la autenticación y/o encriptación tecnológica y la limitación del acceso.
- Las organizaciones y/o profesionales deben asegurar que **todo el personal** que utiliza los servicios de telerrehabilitación está **capacitado** en el manejo del equipo y la resolución de problemas con periféricos (cámaras, audio, videoconferencia, documentos, intercambio de datos, etcétera).
- Las organizaciones y/o profesionales tendrán diseñadas estrategias para abordar aspectos de accesibilidad física del espacio de tratamiento, así como la **facilidad de uso de los equipos**. Estas consideraciones son para los pacientes que tienen una variedad de deficiencias en áreas como la habilidad fina/motor grueso, la cognición, el habla, el lenguaje, la visión o la audición.

Aspectos éticos

Por último, los aspectos éticos para la prestación de servicios de telerrehabilitación deben regirse por los mismos principios y códigos deontológicos de la profesión de fisioterapia definidos en los diferentes colegios profesionales y organizaciones internacionales para la práctica de la fisioterapia.

El uso de la tecnología para ofrecer servicios de rehabilitación requiere, por tanto, la consideración de unos principios éticos profesionales, que se enumeran en la tabla 14-3.

Tabla 14-3. Principios éticos de la telerrehabilitación
• Las actuaciones se sujetarán a las disposiciones y normas que las reglamenten, modifiquen, adicionen o sustituyan en el ámbito de la telerrehabilitación • Cumplir con los códigos de ética profesional • Informar a los pacientes de sus derechos y responsabilidades cuando se reciben servicios de telerrehabilitación, incluyendo su derecho a negarse y a prestar consentimiento informado • Contar con un proceso formal para la resolución de cuestiones éticas, así como de las políticas para identificar, eliminar y reducir los conflictos de intereses relacionados con la prestación de servicios de telerrehabilitación

La práctica de servicios de telerrehabilitación lleva implícito considerar todos los aspectos legales, clínicos, técnicos y éticos para su integración en los servicios sanitarios.

APORTACIÓN DE LA TELERREHABILITACIÓN A LAS INTERVENCIONES SANITARIAS. INVESTIGACIÓN EN TELERREHABILITACIÓN. OPORTUNIDADES EMERGENTES Y EVIDENCIAS CIENTÍFICAS

Existe evidencia científica que avala el uso de la telerrehabilitación por sus distintas aportaciones en las intervenciones sanitarias.

Recientes publicaciones confirman la necesidad de explorar las intervenciones de telerrehabilitación integrando los aspectos clínicos, tecnológicos, económicos, políticos y sociales con una visión explícita hacia las preferencias y aceptación de los pacientes.

Los estudios y publicaciones científicas con intervenciones de telerrehabilitación han representado una oportunidad emergente de investigación, presentando diferentes enfoques que han ido abordando desde su efectividad y eficacia en diferentes patologías, pasando por estudios de satisfacción en su uso tanto en profesionales como en pacientes, y estudios de análisis económico, entre otros. La comunidad científica cree que la telerrehabilitación desempeñará un papel importante en mejorar, o al menos mantener, la continuidad de la atención y los servicios de rehabilitación a medida que se reorganicen, ya que puede aumentar la eficiencia de los servicios y al mismo tiempo contener los costes. Aunque continúan surgiendo estudios y publicaciones que apoyan el papel de la telerrehabilitación, su implementación está siendo generalmente lenta.

Una de las discusiones más frecuentes y recomendadas en las diferentes publicaciones es que los estudios con intervenciones de telerrehabilitación deben continuar y mejorar metodológicamente, abordando nuevas afecciones, validando los resultados y conclusiones, y orientándose a estandarizar procedimientos e integrarse dentro de las políticas de cuidados de salud. En el año 2010 un informe del Instituto de Salud de Canadá indicaba las evidencias de la telerrehabilitación en numerosos grupos de población que incluían: cardiología, neurología, cáncer, urología, reumatología, dolor crónico, deterioro de la movilidad, ortopedia, obesidad infantil y varias morbilidades.

De los resultados presentados en estas primeras revisiones se han realizado posteriores matizaciones a través de numerosas revisiones sistemáticas y metaanálisis que en términos generales acotan los resultados y expectativas y aclaran las evidencias contrastadas respecto a los mismos. En una **evaluación de la calidad metodológica de dichas revisiones de 2015** se emite un informe con las **conclusiones** que se relacionan a continuación.

Con respecto a las **personas afectadas por lesión de la médula espinal**, los resultados fueron prometedores respecto al seguimiento psicológico rutinario de los individuos. Sin embargo, el estudio pone de relieve la falta de pruebas relativas tanto a los efectos a largo plazo, los correspondientes análisis de costes y las medidas de resultados en otros parámetros físicos y de función.

Con respecto al uso de telerrehabilitación mediante videoconferencia con **pacientes afectados por condiciones crónicas**, se mostraron resultados clínicos similares en comparación con el tratamiento de forma tradicional presencial.

Respecto a la población infantil y adolescente, la patología principal para la cual la tecnología de telerrehabilitación ha sido utilizada es el **asma**, con resultados al menos tan efectivos como el tratamiento tradicional, considerándose una estrategia posible, eficaz y segura para el tratamiento de enfermedades comunes en la población infantil con asma.

En la población de **pacientes con accidente cerebrovascular**, a pesar de las ventajas que se describen en el uso de la telerrehabilitación, la evidencia es actualmente insuficiente para llegar a conclusiones sobre su eficacia. Una revisión Cochrane de 2013 concluye que en este momento no hay estudios de investigación suficientes para mostrar si la telerrehabilitación es una forma efectiva de proporcionar servicios de rehabilitación.

Los estudios de telerrehabilitación con personas que habían sufrido **lesiones cerebrales traumáticas** mostraron beneficios para aliviar los síntomas depresivos, mejorar los resultados conductuales y aumentar la probabilidad de volver al empleo.

Recientes revisiones confirman que la rehabilitación cardíaca remota puede ser considerada como factible, incluso en comparación con la rehabilitación convencional cara a cara. Esto proporciona apoyo para el desarrollo de programas de **telerrehabilitación cardíaca** que podrían ser usados en la casa del paciente. El reto futuro es crear investigaciones multicentro que evalúen la utilidad, seguridad, efectividad, grado de cumplimiento, aceptación del paciente, así como su efectividad en función de los costes. Los resultados podrían permitir la introducción de programas de telerrehabilitación en las guías de práctica clínica como alternativa a la rehabilitación cardíaca ambulatoria para grupos seleccionados de pacientes con patologías cardíacas.

Respecto a la evaluación de los **trastornos musculoesqueléticos** utilizando herramientas de telerrehabilitación, una revisión de la literatura sobre su validez y fiabilidad concluía que la mayoría de los enfoques eran válidos si se aplicaban para algunas enfermedades físicas, excepto para la postura de la columna lumbar, donde la puntuación final no fue concluyente.

En siguientes revisiones se presentaron efectos positivos en pacientes que se sometieron a cirugía ortopédica, lo que sugería que la telerrehabilitación es efectiva en la mejora de la función para condiciones musculoesqueléticas. Los análisis de subgrupos revelaron que la telerrehabilitación añadida a la atención habitual es más favorable que la atención habitual sola, mientras que el tratamiento administrado únicamente a través de la telerrehabilitación es equivalente a un tratamiento cara a cara. La mejoría del dolor también se consideró comparable. Todas estas afirmaciones respecto a las patologías musculoesqueléticas han sido matizadas en posteriores y recientes revisiones del año 2017,

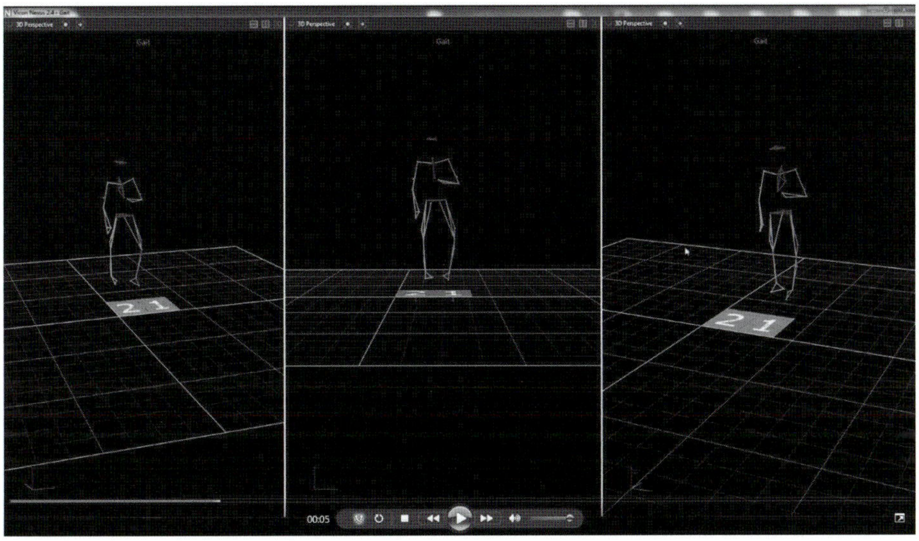

Figura 14-1. Análisis biomecánico de la marcha en 3D mediante un dispositivo *Vicon Motion System*® de captura óptica del movimiento. Vista en pantalla del modelo en 3D elaborado por el *software* en el que se reproduce el movimiento analizado. Inicio del movimiento. Tomado de: Seco J. Sistema nervioso. Métodos de intervención, fisioterapia clínica y afecciones para fisioterapeutas. Madrid: Editorial Médica Panamericana; 2018.

donde se confirman evidencias sólidas a favor de la telerrehabilitación en los pacientes después de la artroplastia total de rodilla y cadera, y evidencias moderadas y débiles en las intervenciones de los miembros superiores, concluyendo que esta evidencia no es extrapolable a las intervenciones en otros segmentos corporales.

Otro aspecto digno de mención es que la mayor parte de las reseñas seleccionadas presentaban alta satisfacción y aceptabilidad tanto para los pacientes como para los profesionales sanitarios, sin presentar pruebas suficientes para afirmar que la telerrehabilitación es un enfoque económico o rentable debido a la falta de datos contrastables.

> La telerrehabilitación es prometedora en muchos campos, pero la evidencia convincente del beneficio y el impacto en los programas de rehabilitación rutinarios en la práctica clínica sigue siendo limitada. Se necesitan estudios detallados y de mejor calidad, estudios sobre el uso de la telerrehabilitación en la atención habitual y contrastar datos de enfoque económico.

DISPOSITIVOS, APLICACIONES Y PROGRAMAS UTILIZADOS EN TELERREHABILITACIÓN PARA LA EVALUACIÓN, ASISTENCIA, SEGUIMIENTO, CONTROL Y VALORACIÓN

La explotación de Internet, las nuevas tecnologías y las soluciones móviles en el entorno sociosanitario han catapultado las posibilidades de mejora en la calidad del cuidado de la salud y la gestión sanitaria del paciente, proporcionando nuevas modalidades de asistencia y herramientas de diagnóstico. A tal respecto, existe un amplio espectro de dispositivos destinados al ámbito domiciliario y personal del ciudadano que pueden enmarcarse en el entorno de la eSalud, el bienestar personal, ambientes asistidos y tecnologías de ayuda a la discapacidad. Su aplicación en el ámbito de la atención sanitaria posibilita actuaciones como la asistencia en situaciones de accidentes o emergencias de salud, la medición y seguimiento de parámetros físicos y fisiológicos del usuario en tiempo real y no real, así como el diagnóstico, tratamiento, prevención y promoción de la salud del paciente.

En las figuras 14-1 a 14-13 se muestran algunos ejemplos de la aplicación de las nuevas tecnologías en el ámbito sanitario y de la telerrehabilitación.

Existe una enorme y creciente variabilidad de aplicaciones que están siendo utilizadas en el contexto de la telerrehabilitación, por lo que resulta inviable realizar una descripción de todas las existentes. En este tema, y con el objetivo de que el lector pueda identificar la variedad de posibilidades y acciones disponibles, nos limitaremos a una somera descripción de las áreas abordadas por algunas de las aplicaciones sin profundizar en el análisis de resultados de cada una de ellas. Diariamente surgen novedosos sistemas, interfaces y aplicaciones que perfectamente podrían mostrarse en este apartado y que integran las novedades tecnológicas haciéndolas accesibles a los diferentes grupos de población.

Dispositivos y aplicaciones en telerrehabilitación

Un ejemplo de **telerrehabilitación aplicada a enfermedades es el sistema cardiovascular** es el sistema SAPHIRE. Consta de una bicicleta con una pantalla táctil y sensores inalámbricos para comprobar el estado de los pacientes. Muestra datos de electrocardiograma, presión arterial y saturación de oxígeno en tiempo real. En el hospital, el personal de supervisión puede conectarse a distancia con la pantalla táctil de la computadora del paciente para personalizar los ejercicios basados en los resultados de una prueba previa de esfuerzo. Pueden monitorizar el estado de salud del paciente en tiempo real durante el procedimiento de rehabilitación, y pueden detener los ejercicios si son anormales. En particular, el sistema dispone de tres diferentes formas de entrenamiento: carga constante, intervalos y frecuencia cardíaca control. Si se excede algún límite, el paciente es alertado a través de un icono para reducir la carga o interrumpir inmediatamente los ejercicios.

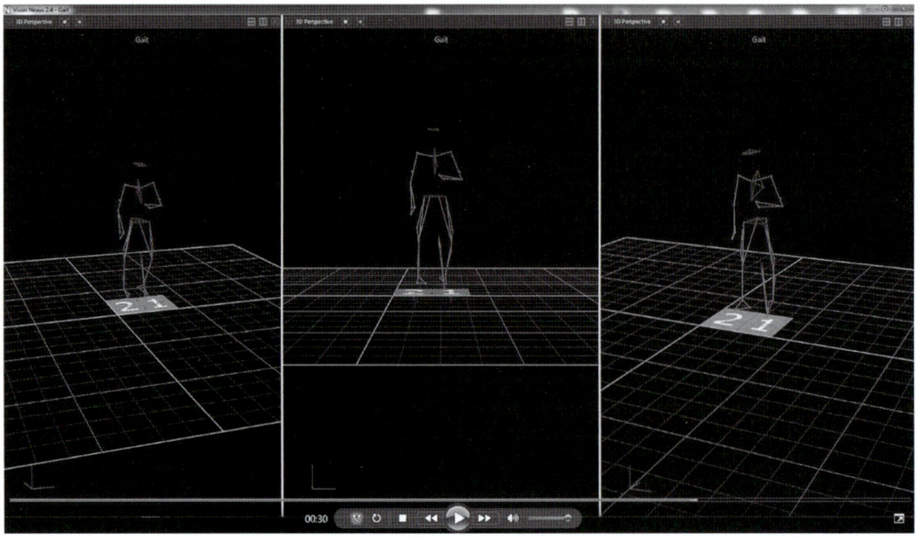

Figura 14-2. Análisis biomecánico de la marcha en 3D mediante un dispositivo *Vicon Motion System*® de captura óptica del movimiento. Vista en pantalla del modelo en 3D elaborado por el *software* en el que se reproduce el movimiento analizado. Final del movimiento al paso por la plataforma de fuerza. Nótese la línea central que representa el eje corporal. Tomado de: Seco J. Sistema nervioso. Métodos de intervención, fisioterapia clínica y afecciones para fisioterapeutas. Madrid: Editorial Médica Panamericana; 2018.

La ventaja más importante de este tipo de telerrehabilitación es común a otros sistemas y se basa principalmente en que los pacientes pueden seguir su programa de rehabilitación a distancia (por ejemplo, en casa) ahorrando tiempo y dinero, y evitando viajes innecesarios e incomodidades. Las desventajas también son comunes entre los diferentes sistemas de telerrehabilitación, incluyendo los fallos y errores de sensores y la flexibilidad en el uso de las distintas tecnologías sanitarias adecuadas a las diferentes necesidades de los pacientes.

El estudio introduce el concepto de HTCR (*home-based telemonitored cardiac rehabilitation*), es decir, rehabilitación cardíaca basada en telemonitorización en el hogar, como un nuevo método de rehabilitación para pacientes con insuficiencia cardíaca estable.

En **telerrehabilitación neurológica**, las investigaciones han evaluado interfaces hombre-ordenador incluyendo actividades de realidad virtual y realidad aumentada con características gráficas específicas de un verdadero medio ambiente; sistemas que pueden interconectarse con dispositivos como brazos robóticos, patas robóticas, guantes de datos y gafas inteligentes. Estos dispositivos inteligentes se pueden utilizar en un entorno de simulación tridimensional y pueden permitir un mayor sentido de inmersión en el entorno virtual.

Un ejemplo es el proyecto *Global Tele Rehabilitation System* (GTRS), que ha desarrollado una solución para que pacientes que han sufrido un ictus puedan hacer los ejercicios de rehabilitación en su propio domicilio y bajo el control del equipo sanitario. Se basa en un conjunto de dispositivos que se instala en casa de los pacientes, compuesto por un ordenador con pantalla táctil (*Touch Screen*), una consola *Microsoft Kinect* y un módem USB para garantizar una buena calidad en la conexión **(OPE VC, 2007, P008)**. A partir del sistema *Kinect* se desarrolla la integración de los movimientos detectados por la cámara con la consola de telerrehabilitación. Se diseñan diferentes ejercicios para las extremidades superiores e inferiores, combinándolos en un programa de tipo «juegos» que se muestra en la televisión del domicilio del paciente. El proyecto ayuda a mejorar la situación de los pacientes de ictus durante la fase de rehabilitación a domicilio. Los pacientes pueden realizar los ejercicios planificados y pueden mantener el contacto

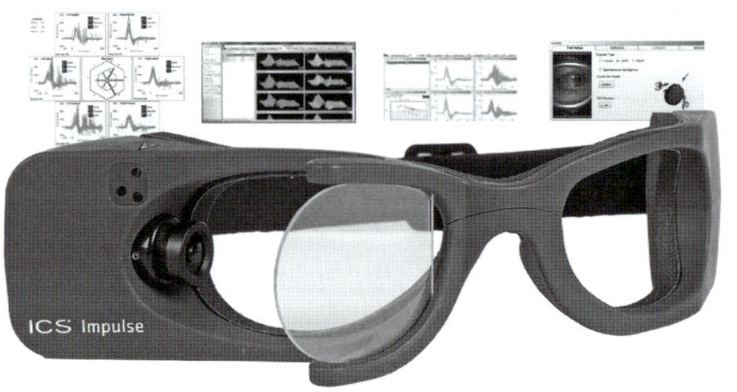

Figura 14-3. Dispositivo de vídeo *Head Impulse Test*®. (Cortesía de Optomic© España S.A., c/ Madroño 4, Colmenar Viejo, Madrid, España). Tomado de: Seco J. Sistema nervioso. Métodos de intervención, fisioterapia clínica y afecciones para fisioterapeutas. Madrid: Editorial Médica Panamericana; 2018.

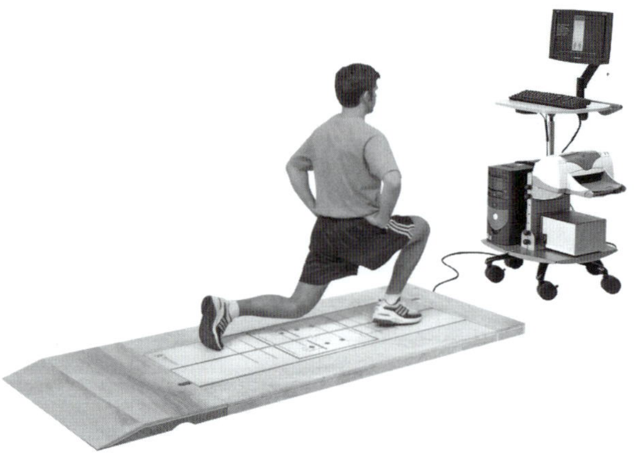

Figura 14-4. Rehabilitación mediante posturógrafo. (Cortesía de Optomic© España S.A.). Tomado de: Seco J. Sistema nervioso. Métodos de intervención, fisioterapia clínica y afecciones para fisioterapeutas. Madrid: Editorial Médica Panamericana; 2018.

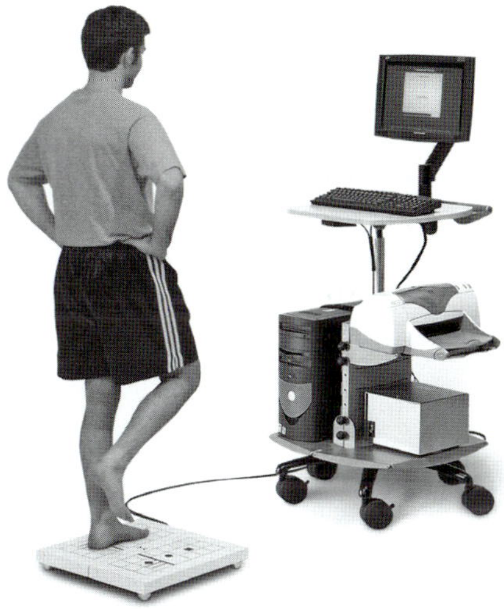

Figura 14-5. Evaluación de la estancia unipodal mediante posturógrafo. (Cortesía de Optomic© España S.A.). Tomado de: Seco J. Sistema nervioso. Métodos de intervención, fisioterapia clínica y afecciones para fisioterapeutas. Madrid: Editorial Médica Panamericana; 2018.

con los médicos, que hacen el seguimiento desde el hospital de referencia.

Respecto a la **evaluación de patologías**, incluimos aquí el sistema de telerrehabilitación *Ehab*, que ha sido utilizado como servicio alternativo para las evaluaciones de personas con enfermedad de Parkinson que viven en zonas donde los servicios de rehabilitación tradicionales no son fácilmente accesibles. Su uso permite obtener medidas de resultado con precisión clínicamente aceptable, lo que indica que es posible evaluar la capacidad física de las personas con enfermedad de Parkinson a través de sistemas de telerrehabilitación.

Cabe mencionar a continuación el proyecto *Habilis Europe* bajo el programa de la Comisión Europea y en colaboración con un consorcio europeo, que han desarrollado

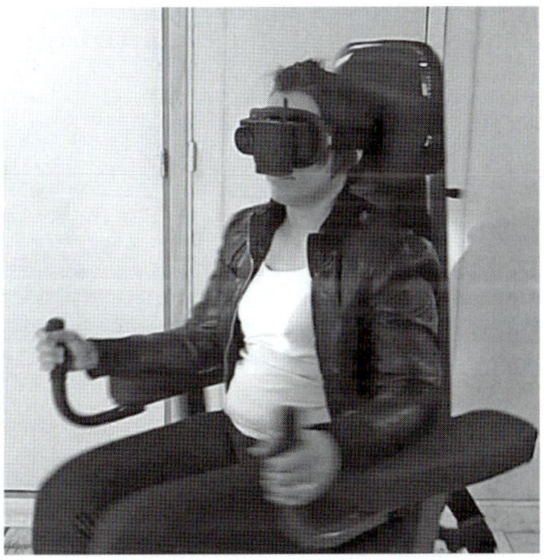

Figura 14-6. Estimulación optocinética mediante *software* para un casco de realidad virtual. Visión general. (Cortesía de Vestibulus©, Clermont-Ferrand, Francia, www.vestibulus.com). Tomado de: Seco J. Sistema nervioso. Métodos de intervención, fisioterapia clínica y afecciones para fisioterapeutas. Madrid: Editorial Médica Panamericana; 2018.

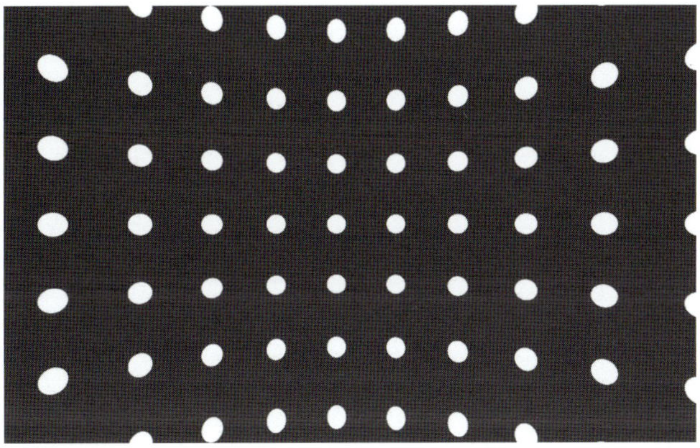

Figura 14-7. Estimulación optocinética mediante *software* para casco de realidad virtual. Detalle estímulo. (Cortesía de Vestibulus©. Clermont-Ferrand (France). www.vestibulus.com). Tomado de: Seco J. Sistema nervioso. Métodos de intervención, fisioterapia clínica y afecciones para fisioterapeutas. Madrid: Editorial Médica Panamericana; 2018.

el proyecto CLEAR (*Clinical Leading Environment for the Assessment of chabilitación protocols in home care*) para implantar y evaluar nuevos servicios de telerrehabilitación en cuatro países miembros de la Unión Europea: España, Italia, Países Bajos y Polonia. El objetivo del estudio es la puesta en marcha de la plataforma europea de telerrehabilitación *Habilis*, que ayudará a la estandarización de eSalud y los servicios de rehabilitación en la Unión Europea. CLEAR pretende establecer un servicio de eSalud innovador, basado en el desarrollo de protocolos para terapias de rehabilitación y enfermedades crónicas. Todo ello estará destinado a mejorar la calidad de vida de los pacientes, reduciendo la necesidad de desplazarse a los centros de salud y mejorando la efectividad y utilización de los recursos de los centros sanitarios, cada vez más limitados.

Las **aplicaciones en teléfonos inteligentes** permiten una enorme variedad de registros y asistencia a numerosas

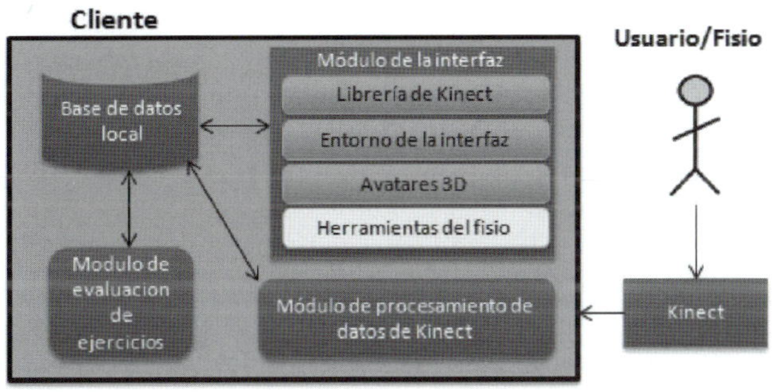

Figura 14-8. Telerrehabilitación mediante Kinect® para Xbox 360®. Uso del Kires®. Cuenta con cámara de vídeo, cámara de profundidad basada en infrarrojos y una serie de micrófonos. Los datos obtenidos permiten visualizar la escena en tres dimensiones y proporcionan información sobre la posición y las articulaciones del usuario. Arquitectura del sistema. Tomado de: Antón D, Goñi A, Illarramendi A, Torres-Unda J, Seco J. KiReS: A Kinect-based telerehabilitation system. 2013 IEEE 15th International Conference on e-Health Networking, Applications and Services (Healthcom 2013). Disponible en: https://ieeexplore.ieee.org/document/6720717/ [último acceso: mayo 2018].

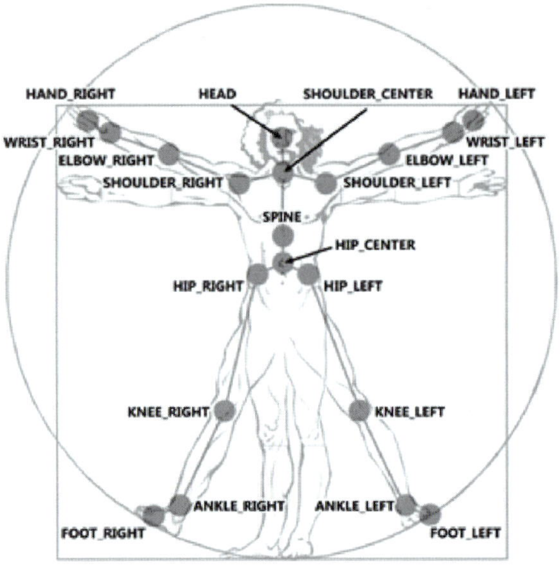

Figura 14-9. Telerrehabilitación mediante Kinect® para Xbox 360®. Uso del Kires®. Cuenta con cámara de vídeo, cámara de profundidad basada en infrarrojos y una serie de micrófonos. Los datos obtenidos permiten visualizar la escena en tres dimensiones y proporcionan información sobre la posición y las articulaciones del usuario. Mapa del esqueleto. Tomado de: Antón D, Goñi A, Illarramendi A, Torres-Unda J, Seco J. KiReS: A Kinect-based telerehabilitation system. 2013 IEEE 15th International Conference on e-Health Networking, Applications and Services (Healthcom 2013). Disponible en: https://ieeexplore.ieee.org/document/6720717/ [último acceso: mayo 2018].

patologías y afecciones. Un ejemplo de ellas es *UH Moment*, desarrollada por investigadores de la Universidad de Houston para ayudar a los pacientes de Parkinson a realizar ejercicios de rehabilitación en su propia casa. La aplicación registra y crea un movimiento personalizado para la inclinación del cuerpo basado en sus límites individuales de estabilidad.

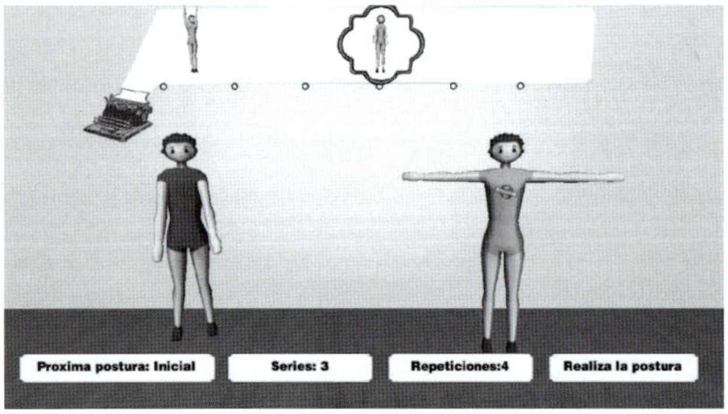

Figura 14-10. Telerrehabilitación mediante Kinect® para Xbox 360®. Uso del Kires®. Cuenta con cámara de vídeo, cámara de profundidad basada en infrarrojos y una serie de micrófonos. Los datos obtenidos permiten visualizar la escena en tres dimensiones y proporcionan información sobre la posición y las articulaciones del usuario. Escena de realización de ejercicios. Tomado de: Antón D, Goñi A, Illarramendi A, Torres-Unda J, Seco J. KiReS: A Kinect-based telerehabilitation system. 2013 IEEE 15th International Conference on e-Health Networking, Applications and Services (Healthcom 2013). Disponible en: https://ieeexplore.ieee.org/document/6720717/ [último acceso: mayo 2018].

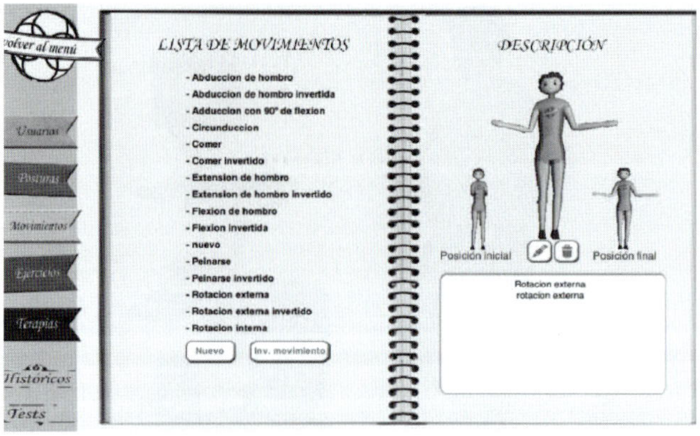

Figura 14-11. Telerrehabilitación mediante Kinect® para Xbox 360®. Uso del Kires®. Cuenta con cámara de vídeo, cámara de profundidad basada en infrarrojos y una serie de micrófonos. Los datos obtenidos permiten visualizar la escena en tres dimensiones y proporcionan información sobre la posición y las articulaciones del usuario. Gestión de ejercicios. Tomado de: Antón D, Goñi A, Illarramendi A, Torres-Unda J, Seco J. KiReS: A Kinect-based telerehabilitation system. 2013 IEEE 15th International Conference on e-Health Networking, Applications and Services (Healthcom 2013). Disponible en: https://ieeexplore.ieee.org/document/6720717/ [último acceso: mayo 2018].

Las **aplicaciones de realidad virtual** también han sido utilizadas en diferentes contextos, como es el caso de recientes estudios sobre su influencia en el dolor utilizando las *VR Goggles* (gafas de realidad virtual).

Por último, las grandes marcas de **consolas de videojuegos** de implantación internacional han orientado parte de sus servicios a ofrecer juegos específicos y servicios de apoyo a la recuperación y rehabilitación de patologías. No solo cabe mencionar el uso que las consolas como *Kinect* y *Wii* han ofrecido, sino que merece la pena resaltar en este aspecto otras aplicaciones de menor soporte y recorrido como *Play for Health (P4H), Oovit PT, Ubiquitous multi-device personalised telerehabilitation platform* o el proyecto PERSSILAA, que ofrece una gama de juegos *online* orientados a personas mayores.

La implementación del uso de consolas permite realizar un tratamiento seguro mediante el que trabajar las funcio-

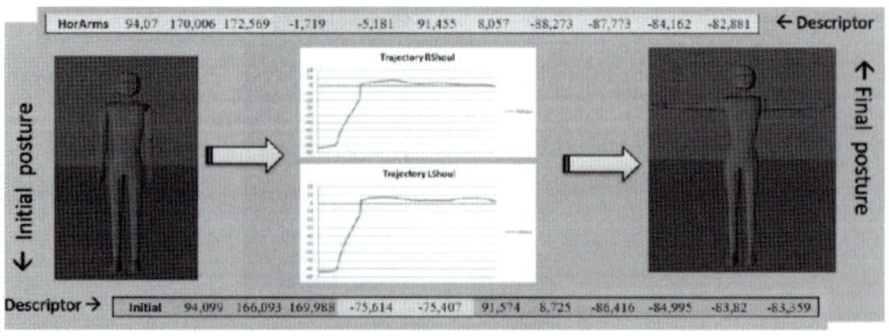

Figura 14-12. Telerrehabilitación mediante Kinect® para Xbox 360®. Uso del Kires®. Cuenta con cámara de vídeo, cámara de profundidad basada en infrarrojos y una serie de micrófonos. Los datos obtenidos permiten visualizar la escena en tres dimensiones y proporcionan información sobre la posición y las articulaciones del usuario. (E) Estructura de un movimiento. Tomado de: Antón D, Goñi A, Illarramendi A, Torres-Unda J, Seco J. KiReS: A Kinect-based telerehabilitation system. 2013 IEEE 15th International Conference on e-Health Networking, Applications and Services (Healthcom 2013). Disponible en: https://ieeexplore.ieee.org/document/6720717/ [último acceso: mayo 2018].

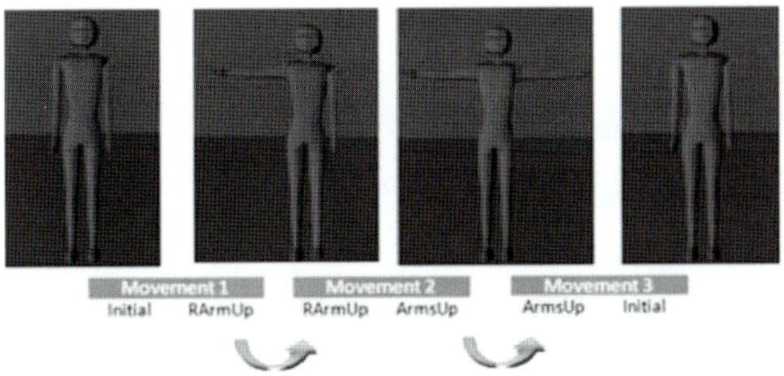

Figura 14-13. Telerrehabilitación mediante Kinect® para Xbox 360®. Uso del Kires®. Cuenta con cámara de vídeo, cámara de profundidad basada en infrarrojos y una serie de micrófonos. Los datos obtenidos permiten visualizar la escena en tres dimensiones y proporcionan información sobre la posición y las articulaciones del usuario. Ejemplo de un ejercicio compuesto de movimientos simples. Tomado de: Antón D, Goñi A, Illarramendi A, Torres-Unda J, Seco J. KiReS: A Kinect-based telerehabilitation system. 2013 IEEE 15th International Conference on e-Health Networking, Applications and Services (Healthcom 2013). Disponible en: https://ieeexplore.ieee.org/document/6720717/ [último acceso: mayo 2018].

nes motoras, visuales y cognitivas. Un ejemplo es la consola *Wii*, donde se requiere de movimientos de cierta precisión para hacer andar los juegos y permite que los usuarios puedan tratarse desde una sola habitación, aumentando así las prestaciones de este tratamiento.

Otro de los beneficios que pueden encontrarse en este caso es su uso para combatir el sedentarismo en personas mayores de 65 años, un mal que aqueja a la tercera edad en la actualidad. Este tipo de tratamiento es reconocido y fomentado por la OMS en su *Guía regional para la promoción de la actividad física*, donde se enuncia que los videojuegos son una buena herramienta, en tanto proporcionen el movimiento necesario para considerarse una actividad física como cualquier otra.

Pero no solamente se experimenta en el campo de la motricidad, pues también existen tratamientos para otros problemas, como aquellos que aquejan las vías respiratorias. La *American Thoracic Society* utiliza un *software* específico de PC basado en juegos que ayuda a pacientes que padecen de enfermedad pulmonar obstructiva crónica.

Diariamente nos encontramos con novedosas aplicaciones disponibles, como *Leap Motion*, el dispositivo para controlar Windows 8 por gestos, o como *Rehametrics*, plataforma *software* de rehabilitación virtual diseñada específicamente para rehabilitar conjuntamente aspectos físicos y cognitivos en cualquier entorno asistencial.

Todo lo expuesto en este tema es solo un ejemplo de los dispositivos, aplicaciones móviles y oportunidades que el uso de las tecnologías representa y que diariamente evolucionan hacia novedosas integraciones o uso sanitario.

> Existe una enorme y creciente variabilidad de aplicaciones utilizadas en telerrehabilitación. Diariamente surgen novedosos sistemas, interfaces y aplicaciones que integran las novedades tecnológicas haciéndolas accesibles a los diferentes grupos de población.

Servicios de fisioterapia y telerrehabilitación *online* (síncronos y asíncronos)

Los primeros servicios de telerrehabilitación que la comunidad de fisioterapeutas comenzó a utilizar se podrían situar en el uso de las llamadas telefónicas, la mensajería electrónica y el envío de documentos digitales.

En la actualidad encontramos profesionales que ofrecen sus servicios de consulta por mensajería, sugerencias y seguimiento a través de contenidos en vídeo, videoconferencias, *chat-online* o descargas de protocolos predefinidos, e incluso organismos e instituciones que han integrado este tipo de servicios entre su oferta.

Un buen ejemplo es la clínica de servicios de telerrehabilitación ofrecida por la Universidad de Queensland en Australia o la web telereadaptation.com, entre otras muchas posibilidades que hoy en día encontramos con una simple búsqueda en Internet.

En abril de 2021 la WCPT ha publicado los resultados de un cuestionario realizado a organizaciones miembros, subgrupos y 148 fisioterapeutas individuales, de 48 países/territorios diferentes. En la citada encuesta se consultaba sobre las experiencias de la práctica digital derivadas de las consecuencias de COVID-19 en 2020. Sus respuestas proporcionaron información sobre cómo ha evolucionado la práctica para responder a los retos inmediatos y explorar las implicaciones para el futuro de la práctica. Dicho documento está disponible en la web de la organización.

Como mensajes clave concluyen que antes de la declaración de pandemia mundial, los servicios más comunes en el uso de la práctica digital eran en el área musculoesquelética y que los proveedores de seguros no apoyaban necesariamente el reembolso de los servicios de la consulta digital. Durante el período COVID-19 se han producido principalmente los siguientes cambios:

- Muchos proveedores y usuarios de servicios se han adaptado a los servicios digitales.
- La práctica digital ha permitido la continuidad de los servicios.
- La importante expansión de la prestación de servicios digitales ha permitido llegar a un grupo más amplio de usuarios de servicios; los servicios cardiorrespiratorios, la pediatría y las personas de larga duración fueron áreas de crecimiento particulares (v. Fig. 14-14).
- Los esfuerzos de promoción fueron importantes para lograr la adaptación de estos cambios.
- Las infraestructuras tecnológicas y su disponibilidad no son universales y puede ser un obstáculo para su aplicación.

> En la actualidad se están ofreciendo servicios profesionales de fisioterapia a través del uso de las TIC tanto por profesionales independientes como por organismos e instituciones sanitarias, que incluyen apoyo a la evaluación, tratamiento, recomendaciones terapéuticas y otras modalidades de intervención tanto en España como en el entorno internacional. La pandemia COVID-19 ha provocado un exponencial aumento en su uso y acceso.

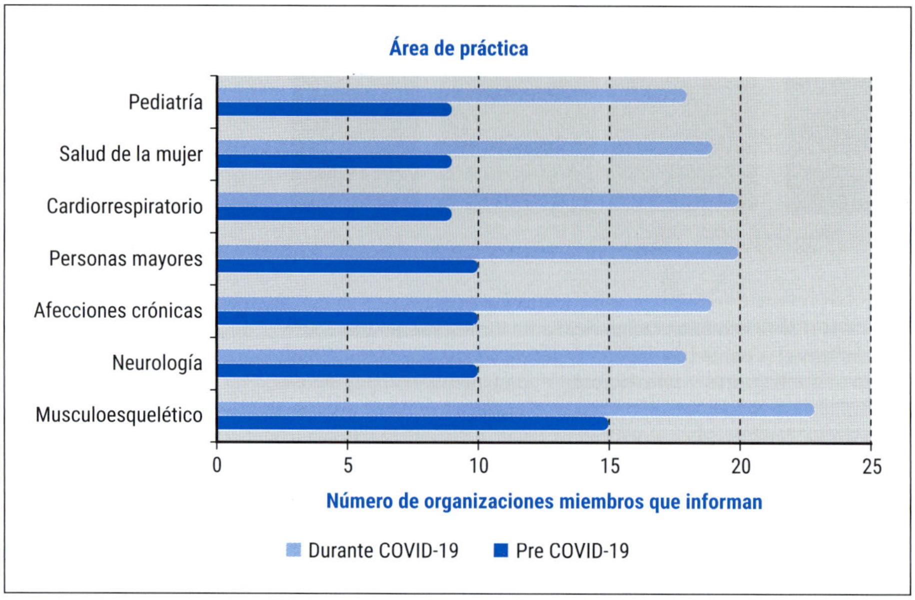

Figura 14-14. Áreas de crecimiento pre-post COVID-19 en la práctica digital de la fisioterapia.

FUENTES DE INFORMACIÓN SOBRE SALUD, FOROS, BLOGS Y REDES SOCIALES ESPECÍFICAS

La eSalud es un elemento crucial en el ámbito sanitario nacional actual. Son muchas las instituciones, asociaciones, profesionales sanitarios, empresas y pacientes que demandan una mayor implantación de los avances en las TIC en el sistema sanitario como elemento que puede mejorar su desarrollo y el acceso a sus servicios y prestaciones.

Aunque queda mucho por hacer, en la última década se ha experimentado un gran avance en este ámbito, impulsando en gran medida que este tipo de tecnologías se incorpore a la sanidad.

El **ONTSI** (Observatorio Nacional de las Telecomunicaciones y de la Sociedad de la Información) es uno de los principales analistas de este proceso, pues desde hace más de una década viene desarrollando iniciativas para analizar y estudiar el uso de las TIC en todos los ámbitos de la sociedad española, siendo la sanidad uno de sus principales ejes.

Los recientes informes y estudios inciden en una tendencia creciente en el uso de Internet en salud por parte de los usuarios. En estos momentos, en España podemos hablar de los siguientes datos:

- El 61,9 % de la población puede ser considerada internauta.
- El 48,3 % de los internautas usa la red como fuente de información en salud.
- Ocho de cada 10 personas de entre 18 y 55 años utilizan las redes sociales.
- El 12,8 % utiliza las redes sociales como fuente de información en salud.

Fuentes de información en salud, foros y blogs

La salud es una de las cuestiones más importantes en la vida de las personas, siendo una prioridad para mucha gente. Día a día muchas personas recurren a muy variadas fuentes de información para conocer diferentes aspectos del cuidado de su salud o de otro tipo de cuestiones relacionadas con el ámbito sanitario. De ellas, más del 60 % utiliza Internet como fuente de información y el 22,3 % utiliza las redes sociales, según el estudio del ONTSI.

Los datos muestran una forma clara de acceder a la búsqueda de información: se observa que los buscadores son la primera opción para informarse, con un 82 %. Aunque una parte de la población destacable también utiliza la Wikipedia (u otras wikis) y/o páginas web especializadas: 23,5 % y 20,8 %, respectivamente. También destaca que el 11,4 % se informa a través de las redes sociales y el 9,7 % a través de blogs y otras comunidades virtuales. El resto de las opciones son muy poco utilizadas.

A la afirmación de que Internet contiene información fiable en temas de salud, la mayoría de la población se reparte casi equitativamente entre los que están bastante de acuerdo (29,3 %) y los que están poco de acuerdo (28,3 %). Es decir, se tiene cierto recelo ante los contenidos que aparecen en Internet, algo que se pudo constatar en los grupos de discusión realizados con pacientes. En general, podemos concluir que un usuario más avanzado de Internet tiende a confiar más en la información que conoce a través de este medio para temas de salud.

En este permanente flujo de información continuo aparece también el uso de herramientas como blogs y redes sociales, ya sea de los profesionales con los pacientes, de los profesionales entre ellos y de los pacientes entre ellos.

La tecnología disponible permite conectar con inmediatez y compartir información sobre salud a nivel mundial. De forma instantánea podemos compartir un hallazgo con colegas al otro lado del mundo, generar debate, comentarios, compartir contenidos, hacer crecer la información entre todos.

Es una magnífica forma de que los pacientes, que suelen buscar sus afecciones en Internet, se topen directamente con la información que dan los profesionales sanitarios. Pero no solo a nivel divulgativo, sino que pueden preguntar directamente a los profesionales, recibir orientación y consejo, y acudir a su profesional sanitario de referencia con la mente más clara y sin miedos o ideas imprecisas adquiridas en cualquier lugar oscuro de la Red.

Encontramos que los profesionales debaten, incluso crean y proponen iniciativas de las que luego surgen medidas que se plasman en el día a día de la atención a los pacientes. Esta información generalizada es un medio para fomentar eso que llamamos «inteligencia colectiva» y que consiste en que entre todos somos capaces de pensar mejores soluciones que cada cual por separado.

Los profesionales abren su mente e interactúan con colegas de otros ámbitos, también de otros países. Pero además es posible acceder a opiniones e información de la mano de profesionales de otras ramas de la salud, haciendo también posible la colaboración interdisciplinar.

En cuanto a los pacientes, con solo pulsar un botón pueden encontrar a los profesionales sanitarios, pero también a otros pacientes, en foros y blogs gestionados por entendidos en la materia, donde se realizan labores de apoyo, motivación y ayuda para convivir con enfermedades y superarlas. Todos juntos somos más fuertes, y conectados llegamos más lejos. Unos ejemplos serían cuidadoras.net o la escuela de pacientes (**Tabla 14-4**).

Pacientes y redes sociales

Si Internet es un medio totalmente integrado en nuestra vida cotidiana, las redes sociales virtuales son una de las herramientas del ciberespacio más utilizadas. En la última década se han convertido en una parte muy importante de nuestro día a día, una extensión de nuestras prácticas sociales cotidianas trasladadas a un plano *online*.

Las redes sociales han supuesto una evolución en el uso de Internet, dotando a la red de una capa social, la cual ha permitido que esta se centre en las personas y no en los contenidos.

Los pacientes quieren tener un papel cada vez más relevante en este nuevo escenario y compartir experiencias propias sobre su salud, por lo que están proliferando espacios y comunidades en los que personas con mismos intereses o condiciones de salud comparten información y generan conocimientos.

Tabla 14-4. Tipos de páginas para informarse sobre salud

Tipos de página	Porcentaje
Buscadores	82,0%
Wikis (Wikipedia)	23,5%
Páginas web informativas sobre salud	20,8%
Redes sociales	11,4%
Comunidades virtuales/blogs	9,7%
Páginas web de asociaciones de páginas	6,1%
Aplicaciones para móvil o *tablet*	3,8%
Revistas y bases de datos especializadas	0,4%
Recomendaciones de médicos	0,4%

Tabla 14-5. Ventajas en salud del uso de las redes sociales

- La comunidad virtual se nutre de personas que comparten un problema o enfermedad, la cual sirve de nexo o «pegamento» que mantiene unido al grupo
- Son redes muy específicas, ya que cada grupo dentro de la comunidad suele estar muy bien delimitado, centrándose toda la información alrededor de un mismo tema
- Permiten el apoyo mutuo entre pares. Las personas que ya han vivido ciertos aspectos de una enfermedad pueden ayudar con su experiencia a otras que están empezando
- Permiten la participación de profesionales, que en mayor o menor grado intervienen y aportan su punto de vista, beneficiándose también del aprendizaje de los propios pacientes
- Aglutinan conocimiento sobre una enfermedad en un mismo espacio: los propios pacientes aportan conocimientos obtenidos de otras redes (virtuales y reales) a la comunidad, favoreciendo el aprendizaje y la educación sanitaria de sus miembros
- Ayudan al filtrado de información específica, aislándola del ruido que genera el gran crecimiento de contenidos que vive Internet
- Permiten la creación de conexiones entre sus miembros

Las redes sociales de pacientes constituyen un buen ejemplo de lo que se puede conseguir con la fusión de salud e Internet, ya que facilitan la unión de personas alrededor de temas relacionados con la salud. Y no solo están compuestas por pacientes, sino que en ellas también participan profesionales e instituciones sanitarias.

En general, los pacientes usan las redes sociales de distintas formas:

- **Redes sociales generalistas**: es el caso de redes que fueron creadas con fines generales y que son usadas fundamentalmente para ocio y comunicación con otras personas, aunque en algunos casos han sido adaptadas y reconvertidas en comunidades de salud.
- **Redes sociales específicas**: creadas con el fin de aglutinar a personas que comparten una condición sanitaria, enfermedad o problema de salud específicos.

Tabla 14-6. Uso de las redes sociales para temas de salud

Usos	Porcentaje
Buscar información sobre temas de salud	31,4 %
Adquirir nuevos conocimientos para cuidarme y cuidar mi estado de salud	26,5 %
Compartir y difundir información sobre temas relacionados con la salud	21,4 %
Búsqueda de contactos sobre profesionales (médicos, clínicas, etc.)	14,2 %
Compartir mis preocupaciones o problemas de salud con otras personas. Estar en contacto con personas o grupos de personas que tienen problemas o preocupaciones sobre temas de salud similares a los míos, buscar consejo	6,8 %
Búsqueda de una segunda opinión médica	6,1 %

- **Redes sociales informales**: no fueron concebidas como tales, pero han surgido como consecuencia de la aplicación de la capa social que cubre hoy en día Internet. Es el caso de espacios de participación en blogs, foros de debate o aplicaciones móviles.

Como ejemplos de foros y redes específicas están: escueladepacientes.es, redpacientes.com, somospacientes.com, cuidadoras.net, tudiabetes.org y *patientslikeme.com*, entre otras.

Las **ventajas** que presentan las redes sociales específicas de pacientes frente a otras como las generalistas o las informales se recogen en la tabla 14-5.

A todos los aspectos mencionados en este tema habría que añadir el impacto cada día mayor de las aplicaciones y redes sociales basadas en contenidos en vídeo e imágenes y su relación con la eSalud, elementos todos que están siendo objeto de interés de los grupos de análisis e investigación del Ministerio de Industria, Energía y Turismo y de la entidad pública empresarial Red.es (v. Tabla 14-6).

PUNTOS CLAVE

- La telerrehabilitación se centra en el tratamiento supervisado de forma remota. eSalud (e-salud): utilización de las TIC en el ámbito de la salud. Telemedicina: prestación de servicios médicos a distancia. Teleasistencia: prestación de un servicio social con el soporte de la tecnología. mSalud (m-salud): práctica de la medicina y la salud pública mediada por dispositivos móviles.
- La telerrehabilitación incluye la aplicación de servicios de rehabilitación a distancia, aplicación clínica de consultas, monitorización, terapia, entrenamiento y cuidados en casa de pacientes, que son prestados en varias localizaciones que incluyen el hogar, la comunidad, los servicios de salud y el puesto de trabajo. La prestación de estos servicios puede ser realizada de forma sincrónica (paciente y fisioterapeuta conectados en el mismo momento) y de forma asincrónica (diferentes momentos entre la entrega o prestación de servicios y su uso por parte del paciente).
- En la actualidad, con el avance de las nuevas tecnologías se encuentran disponibles una amplia lista de aplicaciones de telerrehabilitación tanto en dispositivos informáticos como en dispositivos móviles, televisión o videojuegos, que abarcan múltiples usos. Su integración en los dispositivos habituales en la vida de los profesionales y los pacientes está permitiendo su rápido crecimiento y aceptación.
- La telerrehabilitación es un servicio remunerado, a distancia, llevado a cabo por medios electrónicos a solicitud individual y regido por el principio del país de origen, que debe cumplir y alinearse con los aspectos legales establecidos.
- La práctica de servicios de telerrehabilitación lleva implícito considerar todos los aspectos legales, clínicos, técnicos y éticos para su integración en los servicios sanitarios.
- La telerrehabilitación es prometedora en muchos campos, pero la evidencia convincente del beneficio y el impacto en los programas de rehabilitación rutinarios en la práctica clínica sigue siendo limitada. Se necesitan estudios detallados y de mejor calidad, estudios sobre el uso de la telerrehabilitación en la atención habitual y contrastar datos de enfoque económico.
- Existe una enorme y creciente variabilidad de aplicaciones utilizadas en telerrehabilitación. Diariamente surgen novedosos sistemas, interfaces y aplicaciones que integran las novedades tecnológicas haciéndolas accesibles a los diferentes grupos de población.
- En la actualidad se están ofreciendo servicios profesionales de fisioterapia a través del uso de las TIC tanto por profesionales independientes como por organismos e instituciones sanitarias, que incluyen apoyo a la evaluación, tratamiento, recomendaciones terapéuticas y otras modalidades de intervención tanto en España como en el entorno internacional.

BIBLIOGRAFÍA

Antón D, Goñi A, Illarramendi A, Torres-Unda J, Seco J. KiReS: A Kinect-based telerehabilitation system. 2013 IEEE 15th International Conference on e-Health Networking, Applications and Services (Healthcom 2013). Disponible en: https://ieeexplore.ieee.org/document/6720717/ [último acceso: mayo 2018].

Koutsourais Fernández I. Nuevas modalidades de servicios médicos. e-health y m-health: fronteras legales y espacios de ejercicio. Centro de Estudios y Consumo; 22 de abril de 2015. Disponible en: https://blog.uclm.es/cesco/files/2015/04/Nuevas-modalidades-de-servicios-m%C3%A9dicos.pdf [último acceso: mayo 2018].

Pastora-Bernal JM, Martín-Valero R, Barón-López FJ, Estebanez-Pérez MJ. Evidence of Benefit of Telerehabitation After Orthopedic Surgery: A Systematic Review. J Med Internet Res. 2017;19(4):e142.

Peretti A, Amenta F, Tayebati SK, Nittari G, Mahdi SS. Telerehabilitation: Review of the State-of-the-Art and Areas of Application. JMIR Rehabil Assist Technol. 2017;4(2):e7.

Rogante M, Kairy D, Giacomozzi C, Grigioni M. A quality assessment of systematic reviews on telerehabilitation: what does the evidence tell us? Ann Ist Super Sanita. 2015;51(1):11-8.

Vázquez R, Martínez M. Los ciudadanos ante la e-Sanidad. Opiniones y expectativas de los ciudadanos sobre el uso y aplicación de las TIC en el ámbito sanitario. ONTSI; 2016. Disponible en: https://www.ontsi.red.es/ontsi/sites/ontsi/files/los_ciudadanos_ante_la_e-sanidad.pdf [último acceso: mayo 2018].

Wcpt. REPORT OF THE WCPT/INPTRA DIGITAL PHYSICAL THERAPY PRACTICE TASK FORCE. 2019. http://www.inptra.org/portals/0/pdfs/ReportOfTheWCPTINPTRA_DigitalPhysicalTherapyPractice_TaskForce.pdf

WCPT. PHYSIOTHERAPY DIGITAL PRACTICE EXPERIENCES AND INSIGHTS DURING COVID-19 Acknowledgement. 2021. https://world.physio/sites/default/files/2021-04/COVID19_Briefing_Paper_6_Digi_Practice_FINAL.pdf

Índice analítico

Los números de página seguidos de una «t» o una «f» hacen referencia a tablas o figuras, respectivamente.